Parkinson's Disease

図説
パーキンソン病の理解とリハビリテーション

山永裕明　野尻晋一

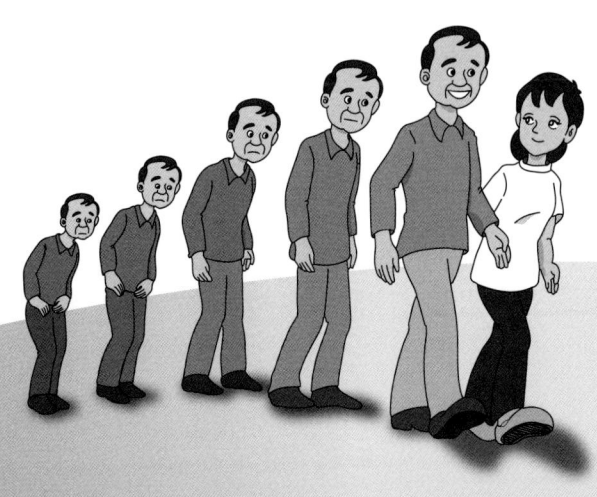

出版に寄せて

　著者の山永裕明先生は熊本機能病院（整形外科，循環器内科，神経内科，リハビリ科，脳神経外科など12部門，ベッド数410床，職員数647名）に併設された介護老人保健施設清雅苑の施設長であり，野尻晋一君は理学療法士で山永先生の下で副施設長として働いておられる。

　彼らは「地域リハビリテーション」（三輪書店）に2007年1月号より2008年12月号まで24回にわたり連載しておられたが，今度それらを一冊にまとめて「図説　パーキンソン病の理解とリハビリテーション」として出版された。御覧になられたらわかるが，パーキンソン病の疾病像，病態生理，大脳基底核の微量神経伝達物質などが詳細に多岐にわたって解説してある。圧巻はリハビリテーションの実際の取り組み方である。お二人が長い間コンビとして勉強してこられた成果である。

　連載中はそれほどではなかったが，この一冊を通読するとなると骨が折れると感じるのは私だけではないかもしれない。しかし，図説としてわかりやすく解説することを心がけてこられたので，パーキンソン病のことを更に詳しくと考えておられる方々には絶好の読み物である。因みに本書の随所に野尻画伯の挿図が出てくるのも彼を知るものには楽しみである。いずれにしろ，他に類を見ない書物である。

　山永先生は神経内科専門医，リハビリテーション専門医として，内科系の医師が少なかった時代からリハ医として活躍してこられたが，その端緒はわが国のリハビリテーション医学のパイオニアであられた故・服部一郎先生の薫陶を受けられたことに始まる。服部先生は非常に彼を信頼され，その理解力と仕事の速さを褒めておられた。その後，熊本最初のリハビリテーション専門病院である湯の児病院で修業をつまれた。その間，水俣病の診療という貴重な体験をつまれた。いわゆるハンターラッセル症候群を示す典型的水俣病の患者さんたちで，私どもの恩師徳臣晴比古先生の患者さんを引き継いだのである。彼は患者さんから厚い信頼を得た相談できる先生だったのである。私はその間の彼の行動にその信念の強さと豊かな人間性を感じている。

　私は現在熊本機能病院で専らパーキンソン病の診療に従事しているが，本書は多くの新しい学説を整理してあり，実地においてもいろいろと示唆に富むところが多く，パーキンソン病の専門医にとって本当に刺激的である。本書は図説，解説書の体裁をとっているが，内容はそのレベルを超えている。初心者のみでなく，専門医を含めて広く愛読されることを願っている。

　　　　　　　　　　　　　　　出田　透（熊本大学名誉教授，熊本機能病院神経難病センター長）

序

　21世紀に入り脳神経科学の発展は著しく，新たな事実が次々と発見されています。それに伴いパーキンソン病の原因や症状のメカニズムが少しずつ明らかになってきました。治療も新しい薬や手術療法をはじめ，幹細胞移植，神経栄養因子注入療法や遺伝子治療が今後期待されています。本書はパーキンソン病にかかわる脳科学の基礎から原因，治療，リハビリテーション，在宅支援まで一貫した流れで理解できるよう工夫しました。脳神経科学のパートは最新の事実に基づき，またリハビリテーションや在宅支援は，パーキンソン病患者さんのリハビリテーションや在宅生活で永年培ってきた経験をもとに，基本的考え方から支援方法について具体的に解説しています。

　本書がパーキンソン病にかかわる基本事項の理解とこれまでの経験に基づいたリハビリテーション・ケアにおける効果の科学的裏付けに役に立つだけでなく，症状のメカニズムを知ることにより，新たなリハビリテーション・ケアや環境支援の方法を創造する一助となることを希望します。

　また保健・医療・福祉に携わる専門職種の入門書，養成校の教科書として，あるいは詳しくパーキンソン病のことを知りたいと考えておられる患者さんやご家族の方々に読んでいただければ幸いです。

著者　山永裕明　野尻晋一

謝辞

　本書を出版するにあたり，「図説脳卒中のリハビリテーション」の著者 故・長尾病院元院長 服部一郎先生に深い敬意と感謝の意を表します．

　永年にわたり御指導，御助言を賜りました熊本大学医学部名誉教授・徳臣晴比古先生，熊本大学医学部付属病院神経内科教授・内野誠先生に深謝したします．

　医療法人社団寿量会熊本機能病院理事長・米満弘之先生，同院神経難病センター長並びに熊本大学名誉教授・出田透先生，同院副院長・中西亮二先生には永年にわたる御指導ならびにひとかたならぬ御配慮と御支援を賜りまして心より感謝の意を表します．

　また同院院長・中根惟武先生，神経内科部長・渡邊進先生並びに神経内科，リハビリ科の先生方には日ごろより御協力，御助言をいただき心より感謝いたします．

　熊本機能病院併設介護老人保健施設清雅苑リハビリテーション部主任の大久保智明氏，今田吉彦氏，百留あかね氏，坂本佳氏はじめ清雅苑リハビリテーション部の皆様，ならびに熊本機能病院総合リハビリテーション部，訪問看護ステーション清雅苑のスタッフの皆様には事例紹介や臨床場面でのヒントをはじめ言い尽くせないご協力をいただき心より感謝の意を表します．

　また地域ケア支援センターの加来克幸副センター長はじめスタッフの皆様には神経難病に関わる支援体制の面で御助言ご指導いただきました．心より感謝の意を表します．

　最後になりましたが，日々の臨床を通じてたくさんのヒントと御助言をいただきましたすべてのパーキンソン病患者さんと御家族に深謝いたします．

著者　山永裕明　野尻晋一

図説 パーキンソン病の理解とリハビリテーション　目次

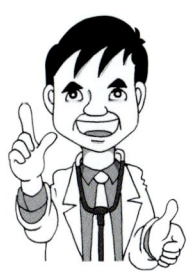

第1章　パーキンソン病の概要と歴史 …… 2

第2章　パーキンソン病を理解する …… 8
1. 神経科学の基礎知識　大脳基底核の仕組み …… 8
   1. 解剖 …… 8
   2. 構成 …… 10
   3. 神経伝達物質と受容体 …… 12
   4. 神経回路 …… 16
2. パーキンソン病の原因 …… 20
3. パーキンソン病の病態—神経回路の異常と進行に伴う病理学的変化 …… 24
4. パーキンソン病の治療 …… 28
   1. 早期パーキンソン病の薬物療法 …… 28
   2. 進行期パーキンソン病の薬物療法 …… 32
   3. 進行期パーキンソン病の治療—手術療法，遺伝子治療ほか …… 36

第3章　パーキンソン病の主要症状のメカニズムとリハビリテーションの視点 …… 42
1. 無動 …… 42
2. 姿勢保持障害 …… 46
3. 筋強剛・振戦 …… 50
4. 自律神経障害 …… 54
5. 睡眠障害 …… 58
6. 強化学習・認知障害 …… 62

第4章　パーキンソン病のリハビリテーション …… 68
1. リハビリテーションの概要 …… 68
2. 歩行障害 …… 72
3. 嚥下障害 …… 76
4. 在宅生活支援とリハビリテーション（1） …… 80
5. 在宅生活支援とリハビリテーション（2） …… 84
6. 在宅生活支援とリハビリテーション（3） …… 88
7. 在宅生活支援事例（1）早期経過例 …… 92
8. 在宅生活支援事例（2）手術例（DBS） …… 96
9. 在宅生活支援事例（3）長期経過例 …… 100

第5章　パーキンソン病患者を支える制度 …… 106

文献 ……………………………………………………………………………………… **111**

付録 ……………………………………………………………………………… **117**
 1．UPDRS；パーキンソン病統一スケール ……………………………………… **117**
 2．パーキンソン病による活動制限の特徴と評価・観察のポイント …………… **120**
 3．活動制限（食事）に対する課題分析へのICF応用例 ………………………… **122**
 4．パーキンソン病の活動制限に対する治療目標の設定 ………………………… **123**
 5．パーキンソン病の病期とセルフケア，移動に対する環境整備 ……………… **124**

索引 ……………………………………………………………………………………… **125**

第1章
パーキンソン病の概要と歴史

第1章 パーキンソン病の概要と歴史

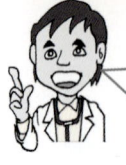

ジェームス・パーキンソンは開業医として地域住民の診療に携わっただけでなく，地域住民の暮らしやすい環境を求め政治活動や医学に関する啓発活動など現代の地域リハビリテーションにも通じる活動に生涯をささげています。

パーキンソン病のアウトライン

　パーキンソン病はイギリスのジェームス・パーキンソン（James Parkinson）が1817年に「振戦麻痺」（『AN ESSAY ON THE SHAKING PALSY』）として報告したものを，フランスの神経病学者ジャン・マルティン・シャルコー（Jean-Martin-Charcot）が約70年後に彼の業績を評価して命名したものです。進行性疾患であり運動系の障害として振戦，筋強剛，無動，姿勢保持障害（4大徴候）があります。精神系の障害としては抑うつ，認知機能障害，幻覚，妄想，REM期睡眠行動障害などがみられ，自律神経系の障害として便秘，起立性低血圧，排尿障害，脂漏，性機能障害，嚥下障害などがみられます。睡眠障害としては不眠，悪夢，覚醒リズム障害などがあり，感覚障害も痛みや嗅覚低下を生じます。進行期になると上記の多彩な障害が出現し，リハビリテーションやケアの大きな課題となります。

　発症は20～80歳代までの報告がありますが，好発年齢は50～60歳です。40歳未満の発症は若年性パーキンソニズムと呼ばれます。有病率は人口10万人に対し約100～150人と神経疾患の中でも有病率が高くなっています。日本の患者数は，141,000人（平成14年度厚生労働省患者調査）といわれています。

　本症は，黒質緻密部や腹側被蓋領域のドパミンニューロンの変性が病態の基幹となっているほか，迷走神経背側運動核，嗅球，青斑核，縫線核，マイネルト基底核，扁桃体，大脳皮質などの障害が多彩な症状に関与しています。また孤発性と家族性（遺伝性）に大別され，ほとんどが孤発性です。原因はいまだ不明です。孤発性については，神経毒説，酸化ストレス説などがあります。家族性のパーキンソン病については原因遺伝子が同定され，ユビキチンプロテアソームシステム（細胞の不要なタンパク，不正なタンパク，毒性のタンパクを分解させるシステム）の障害による神経変性のメカニズムが明らかにされつつあります。

　治療はL-ドパによるドパミン補充療法やドパミンアゴニスト（ドパミン受容体作動薬），MAO-B阻害薬などによる薬物療法が中心となっていますが，L-ドパ長期服用による副作用が問題となっています。定位脳手術による破壊術や深部脳刺激療法（DBS），脳内細胞移植などの手術療法，磁気刺激療法，リハビリテーションなどが実施されているほか，幹細胞移植，神経栄養因子注入療法や遺伝子治療が今後期待されています。

　パーキンソン病の平均寿命は一般平均と差がなく，天寿を全うできる疾病です。発症初期は運動系の障害がほとんどなく，腰痛やうつ傾向で整形外科や精神神経科を受診している例も少なくありません。最近ではパーキンソン病の補助診断としてMIGB心筋シンチグラフィやSPECT，PETなどによる画像診断も行われるようになってきています。進行のスピードは個人差がありますが，長期にわたって治療，リハビリテーション，ケアが必要となります。病状が進行すると長期薬物療法による副作用や運動障害の進行に加え，認知機能や精神機能の障害により，在宅生活の継続が困難となりやすく，医療機関入院，施設入所を繰り返しながらの在宅生活となります。几帳面で無趣味，内向的な人が多く，在宅生活では閉じ込もりになりやすいため，通所，訪問によるさまざまな活動支援も難渋します。ほかの神経難病と比較すると，全国パーキンソン病友の会をはじめ各地域で本人・家族を支援する会やネットワークが整っています。

ジェームス・パーキンソン（James Parkinson）とパーキンソン病

　偉大な発見や研究成果は類まれな探究心と地道な努力に，必然ともいえるような偶然の出会いや出来事が重なり生まれています。パーキンソン病の発見から今日の治療方法の開発に至る歴史も多くのセレンディピティがみられます。

　当時パーキンソンは，ロンドンのショアディッチで外科医として開業していました。彼は，堅実でまじめな庭師が徐々に左手の振戦が進行し，仕事が困難となった話を偶然耳にして強い関心を示しました。そして自分の担当地域に同様な症状を呈する者はいないか詳細に調査したところ6例の事例が見つかりました（うち，パーキンソン自身が主治医として担当したケースは1例といわれています）。この6例を長期間詳細に観察し，1817年（彼が62歳のとき）に66頁の論文としてまとめたものが『AN ESSAY ON THE SHAKING PALSY（振戦麻痺に関する論文）』です（**写真1**）。現在パーキンソン病の4大徴候として知られている障害のうち，筋強剛を除いて詳細に記述されています。

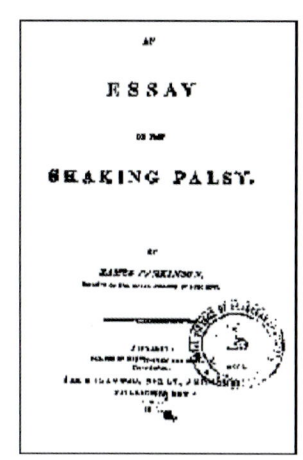

写真1　世界に5冊しかないといわれるジェームス・パーキンソンの原著

地域リハビリテーションとジェームス・パーキンソン

　パーキンソンの人となりをみてみると，医者としてだけでなく地域に密着したさまざまな活動に取り組んでいます。彼は1755年4月11日にロンドンで生まれ（この日にちなんで，現在4月11日は世界パーキンソンデーとなっています），26歳で結婚しています（**写真2, 3**）。父のジョン・パーキンソンは外科医で，彼は父を師匠として医師としての教育を受けました。父のジョンは彼が29歳のときに他界しましたが，その年にロンドン外科医協会に入り，30歳のときにイギリス近代外科医の祖と呼ばれているジョン・ハンターの講義を受けています。

　フランス革命勃発後，彼は改革団体ロンドン通信会へ入会し，オールド・ヒューバート（Old Hubert）の仮名で政治論文を12編ほど執筆しています。貧困や税・賃金の不公平，不当な拘留，刑務所の環境，高齢者や障害者のケアを社会問題として取り上げ，約3年間反政府運動に関与しています。

　政治活動に終止符を打った後，1799～1809年の10年間は地域住民に対し医学や科学に関する教育や啓発活動を積極的に行っています。病気の簡単な解説や医者へのかかり方，医療資源の有効利用まで言及した本『医学のおしえ』『村人の友人としての医者』をはじめ，子どもがけがをしないように書いた『危ない遊び』，医学教育について論じた『病院での修業』，化学に関する知識をまとめた『化学ポケットブック』（1～4版）などがあります。

　また当時，多くの労働階級の人々は過酷な労働からくる脱腸で苦しんでいました。極貧で脱腸帯を買えない人々に対し，家庭にあるもので簡易に作成できる脱腸帯を図入りで解説した「脱腸帯改善のためのヒント」（パンフレット）なども作成しています。

　ジェームス・パーキンソンは開業医として地域住民の診療に携わっただけでなく，地域住民の暮らしやすい環境を求め政治活動や医学に関する啓発活動など，現代の地域リハビリテーションに通じる活動に生涯を捧げています。一部のウェブサイトで彼の顔写真として別のパーキンソン氏が紹介されていますが，彼の業績は没後に評価されたためか写真も肖像画も残っていません。

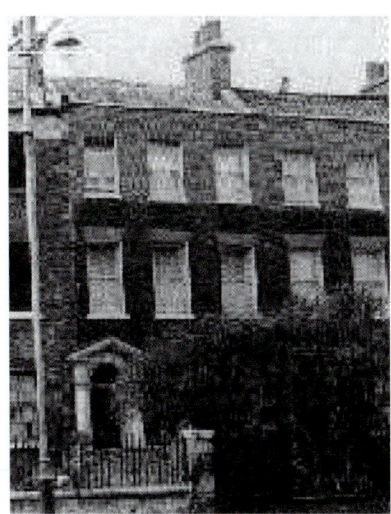

写真2　ジェームス・パーキンソン自宅（復元前）

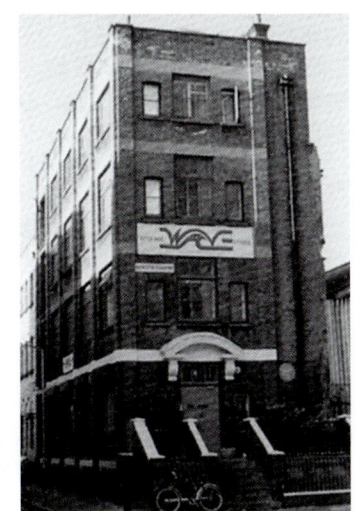

写真3　ジェームス・パーキンソン自宅（復元後）

ロンドンのショアディッチのホックストンストリートにあるパーキンソンの家は現在も復元され残っています。現在1階はパブになっています。

図説 パーキンソン病の理解とリハビリテーション

パーキンソン病の歴史

出来事

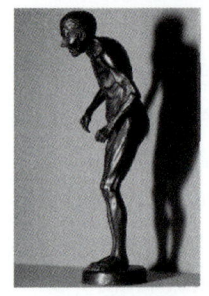

（1825～1893）
近代神経学の父といわれるジャン・マルティン・シャルコー。パーキンソン病の名づけの親でもあり，初めて本症に抗コリン薬を使用したといわれている

シャルコーの弟子で画家でもあるポール・リッシェが作製したパーキンソン病者のブロンズ像。実によく観察されている

ジェームス・パーキンソン「AN ESSAY ON THE SHAKING PALSY」を発表。 — 1817年

ジャン・マルティン・シャルコーが本症をパーキンソン病と命名。 — 1900年代

1912年 ドイツの医師レビーがレビー小体発見。

1916年～ エコノモ脳炎流行。
（多くの若者がパーキンソン様症状に苦しんだ）

1919年 トレチャコフがパーキンソン病の病巣が黒質であることを発表。

1958年 アルビド・カールソンがドパミンが神経伝達物質であることを立証。パーキンソン病との関連を示した。共同受賞者のエリック・カンデル，ポール・グリーンガードと共に2000年のノーベル生理学・医学賞を受賞。

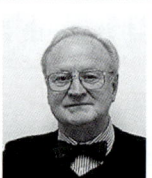

— 1960年

佐野勇およびエーリンガーとホルニケビッチがパーキンソン病患者での脳の中の線条体でドパミンの減少を報告。

— 1970年代

1978年 アハロン・ツィハノヴェルがユビキチン依存性タンパク質分解機構を発見（2004年にノーベル化学賞受賞）

1983年 MPTPパーキンソニズム発症。 — 1980年代
北カルフォルニアで学生が不法に麻薬を合成中に不純物が混入しパーキンソン様症状を発症。ラングストンがMPTPを原因物質として同定。 — 1983年

1983年 デロングが大脳皮質ー大脳基底核のループ概念を提唱

1990年 アレキサンダー，クラチャーが基底核ー視床ー大脳皮質の神経回路網を発表。直接路と間接路の概念を示し，パーキンソン病メカニズムの解明に貢献。 — 1990年代

1997年 若年性パーキンソニズムは，シナプス前部にあるタンパク質，α－シヌクレインの遺伝子変異によって引き起こされることをポリメラポラウスが解明。

1998年 若年性パーキンソニズムの原因遺伝子パーキンを慶應大学，順天堂大学の共同チームにより同定。

2000年 東京都臨床医学総合研究所，順天堂大学，理化学研究所脳科学総合研究センター，米国のジョンスホプキンス大学のグループらは，パーキンソン病の原因遺伝子パーキンが，"タンパク分解に関わるユビキチンリガーゼを活性化するが，パーキンソン病ではその酵素がないこと"を発見。 — 2000年代

— 近未来

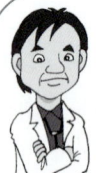

まだ生存していたエコノモ脳炎後のパーキンソニズムの患者にもL-ドパが使われました。当時勤務医であったオリバーサックス博士がL-ドパ療法の結果を物語にしたものが『レナードの朝』です。映画化もされロバート・デ・ニーロ，ロビン・ウイリアムスが出演しています。

神経毒説：MPTP（自然界には存在しない物質）は脳内に取り込まれる過程でMAO-Bという酵素によってMPP^+という神経毒に変えられます。これが黒質線条体ニューロンのミトコンドリアに取り込まれ神経が変性するという説
フリーラジカル説：脳内で発生する活性酸素によって神経細胞が傷つけられるという説。パーキンソン病者の脳では，フリーラジカルを除去するシステムに異常があることがわかっています。

幹細胞移植には，パーキンソン病者の幹細胞に栄養を与え分化させる方法と培養された神経幹細胞を移植する方法があります。
遺伝子治療は酵素をベクター（病原性のないウイルス）に組み込んで線条体に注入する方法が試みられています。

History of Parkinson's Disease

薬物療法

インドでは，紀元前にパーキンソン病と思われる患者の治療にL-ドパを含む植物(Atmagupta)の種が治療薬として使われた記録がある。

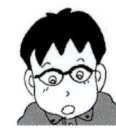
Atmagupta

抗コリン薬のみの時代

1905年　イギリスで抗コリン薬のスコポラミンの治療が始まる。
1928年　日本でスコポラミンの治療が始まる。

ワルタービルクマイヤーらによって，ドパミンの前駆物質L-ドパによる治療が試みられる。

1949年　合成抗コリン薬トリヘキシフェニジル（商品名アーテン®）が使われる。

1961年　初めてL-ドパの静脈注射治療が行われる。
1969年　米国のコチャス博士らはL-ドパの内服の漸増大量投与によりパーキンソン症状に劇的な改善効果のあることを報告した。

L-ドパ中心の治療

1972年　日本でL-ドパ製剤の発売が開始される。
1974年　ドパミンアゴニストが初めて臨床応用される。

ドパミンアゴニストの登場

1980年　L-ドパDCI合剤（マドパー®）の発売が開始される。ロバート・S・シュアブによって塩酸アマンタジン（商品名シンメトリル®）が使われる。
1985年　日本初ドパミンアゴニスト（ブロモクリプチン）が発売開始。
1989年　米国でMAO-B阻害薬（塩酸セレギニン）承認。日本でドロキシドパ（商品名ドプス）が発売開始。
1989年　COMT阻害薬トルカポンとエンタカポンが開発される。

MAO-B阻害薬、COMT阻害薬の登場

1994年　ペルゴリド（ペルマックス®）が発売開始。
1996年　日本でタリペキソール（ドミン®）が発売開始。
1998年　日本でMAO-B阻害薬である塩酸セレギニン（エフピー®）発売開始。
1999年　カベルゴリン（カバサール®）が発売開始。

2000年代に入り続々と新薬登場

2004年　プラミペキソール（ビ・シフロール®）：ドパミンアゴニスト
2006年　ロピニロール（レキップ®）：ドパミンアゴニスト
2007年　エンタカポン（コムタン®）：COMT阻害薬
2009年　ゾニサミド（トレリーフ®）：L-ドパ賦活剤
2013年　アデノシンA₂A受容体拮抗薬（ノウリアスト®）

神経栄養因子GDNF　グルタチオン亢進薬

手術療法

当時ジェームス・パーキンソンは原因を頸髄の病変としています。治療として，薬は下剤を用い，外科的療法としては，瀉血療法や脊椎両上部の切開を行っています。切開したままでコルクをつめていたらしいのです。原因も治療法もまったくわからなかった時代ではしかたがなかったといえます。

1939年　ラッセルメイヤーがレンズ核係蹄切断術開始（脳腫瘍の手術中にレンズ核係蹄の切断で振戦，筋強剛が緩和することに偶然気づいたことがきっかけ）。
1947年　ワイシスとスピーゲルが定位脳手術装置開発。
1951年　楢林らがパーキンソン病に対して，プロカインを淡蒼球に注入し，振戦と筋強剛の軽減をみる。
1951年　ハスラーらが視床腹外側核（VL核）の破壊により振戦に効果をみる。

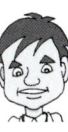
1970年代はL-ドパ治療が主流となり手術療法はほとんど行われなくなりました。しかし70年代後半，「奇跡の薬」と呼ばれたL-ドパも長期の服用でさまざまな問題を引き起こすことがわかってきました。

脳移植の時代

1982年　バックルランドら副腎髄質の自家移植実施。
1986年　マドラッツォら副腎髄質の自家移植実施。
1986年　胎児の副腎組織を移植実施（中国）。
1986年　磁気刺激療法が実施される。

破壊術

1991年　板倉徹（和歌山県立医大）ら交感神経節の自家移植実施。
1992年　スウェーデンのライティネン淡蒼球内節を定位脳手術で凝固破壊。
1995年　リモザン（フランス）が深部脳刺激装置を開発。ベナビット（フランス）が視床下核の深部脳刺激療法を実施。

深部脳刺激（DBS）

2000年　日本でDBSが医療保険適応となる。

遺伝子治療　iPS細胞（人工多能性幹細胞）による治療

2018年　京都大学がiPS細胞由来ドパミン神経前駆細胞を用いたパーキンソン病治療に関する治験開始

第2章

パーキンソン病を理解する

第2章 パーキンソン病を理解する

1. 神経科学の基礎知識 大脳基底核の仕組み

1 解剖

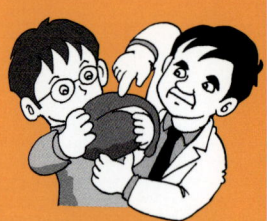

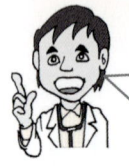
パーキンソン病の多彩な症状に対しリハビリテーション，ケアが施設や在宅で実施されます。それぞれの現場で遭遇するさまざまな問題に対する解決の糸口は，訴えに対する傾聴と細かな観察，そしてそれらを統合解釈し戦略を立てるための基本的知識を身につけることです。

解 剖

パーキンソン病に対する薬物療法，手術療法，リハビリテーション，ケアを理解するためには大脳基底核を中心とした運動や認知機能に関わる神経科学の知識は必須です。
この章では基底核を中心とした解剖→基底核の細胞→構成→神経伝達物質と受容体→神経回路の順で基本事項を図説します。

側脳室

視床

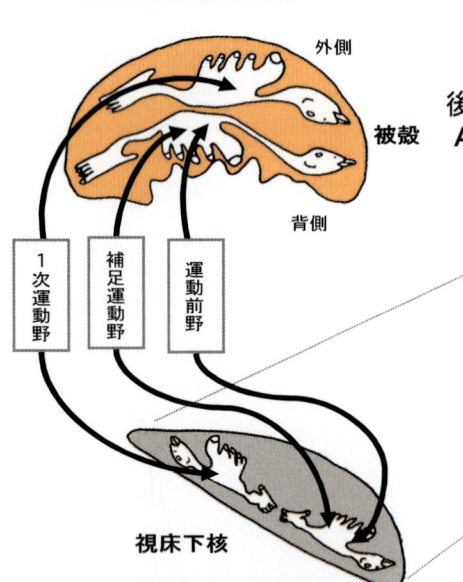

図1 1次運動野，補足運動野，運動前野から被殻および視床下核への入力様式（文献3）より引用

これはアカゲザルの視床下核ですが，体部位の対応があります。

黒質線条体ドパミン路　線条体へ

後赤核領域 A8　　中脳辺縁系ドパミン路（側坐核へ）　中脳皮質ドパミン路　前頭前野へ

A9

腹側被蓋野 A10

黒質網様部　黒質緻密部

A11 視床下部細胞群からドパミン下降疼痛抑制経路を通じ痛みの抑制

図2 ドパミン神経の分布
（文献1）より引用改変

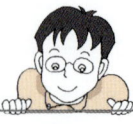

A系神経はドパミンとノルアドレナリン，B系神経はセロトニン，C系神経はアドレナリンを分泌します。
ノルアドレナリン作動性ニューロンはA1～A7，ドパミン作動性ニューロンはA8～A14の7つの集団に分類されます。A8は赤核後核から辺縁系に投射，A9は黒質緻密部から線条体に投射，A10は中脳腹側被蓋野から辺縁系および皮質へ投射します。

図2 ドパミン神経の分布
（文献1）より引用

第2章 パーキンソン病を理解する

大脳基底核を構成する核

　大脳基底核は，尾状核，被殻，淡蒼球（内節，外節），黒質，および視床下核から構成されます。尾状核と被殻は同一細胞で構成されます。新線条体と呼ばれ大脳皮質からの広範囲な入力を受けます。淡蒼球（古線条体）は内側髄板で外節と内節に分けられ機能的にも構造的にも異なります。被殻と淡蒼球を併せてレンズ核と呼びます。黒質は緻密部と網様部に分かれます。緻密部からは線条体へ出力し，網様部は線条体から入力を受けます。視床下核は中脳と脳幹の間に位置し，皮質から興奮性の入力を受け，淡蒼球外節から抑制性の入力を受けます。

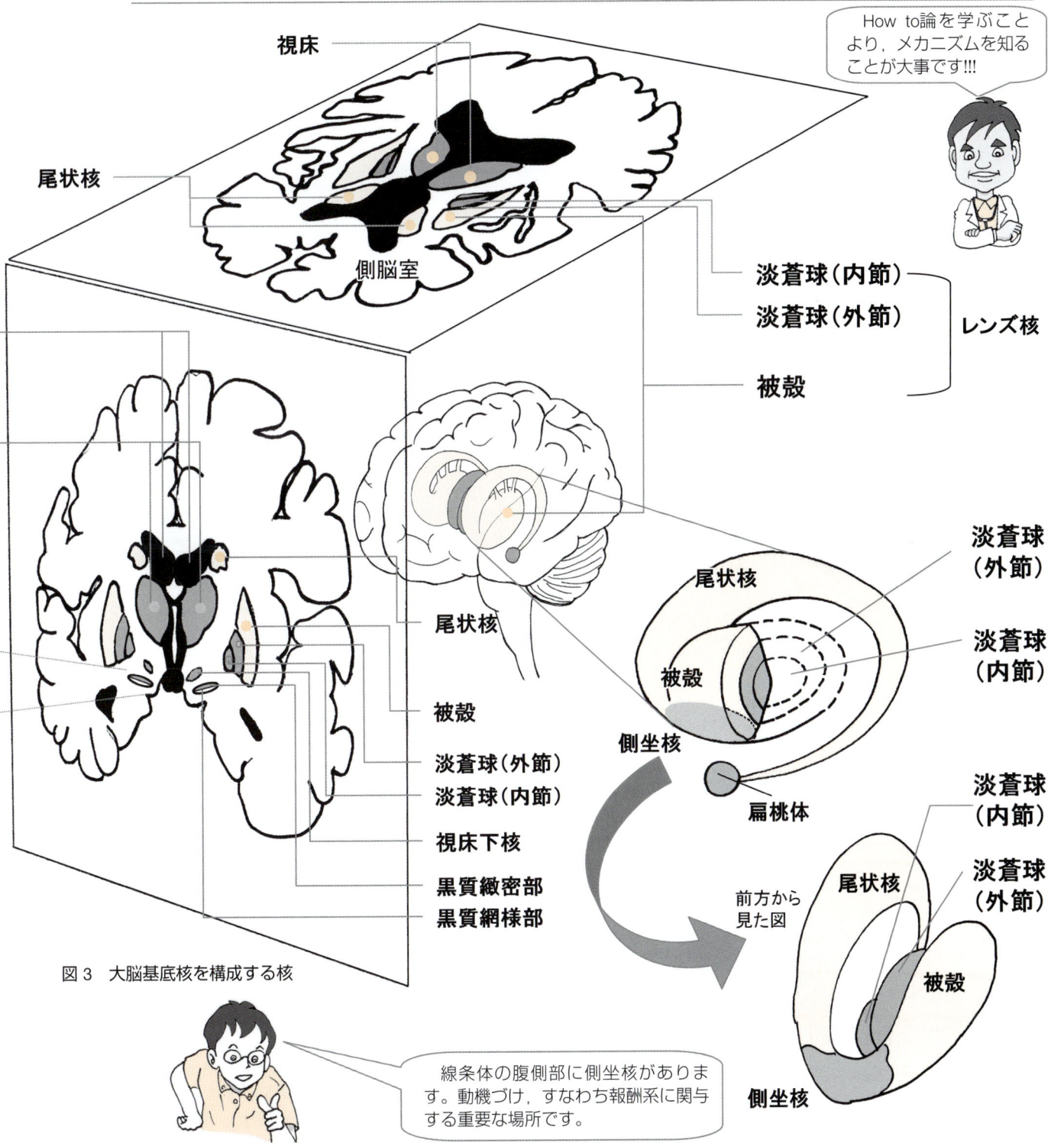

図3　大脳基底核を構成する核

第2章 パーキンソン病を理解する
1. 神経科学の基礎知識 大脳基底核の仕組み
2 構成

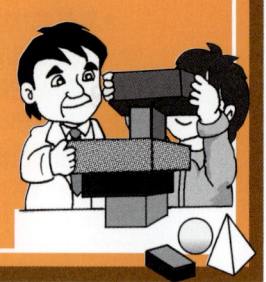

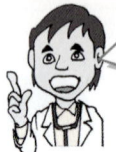　ここでは大脳基底核の構成を解説します。しばらく細かな領域に入りますが、後にパーキンソン病の症状を理解するうえで必要となるのでしっかり押さえておいてください。特に、線条体は、発生学的にも機能的にも異なるストリオゾームとマトリックスと呼ばれる2つのコンパートメントに分類されています。いまだ不明な点も多く、今後の研究による基底核機能の解明が待たれます。

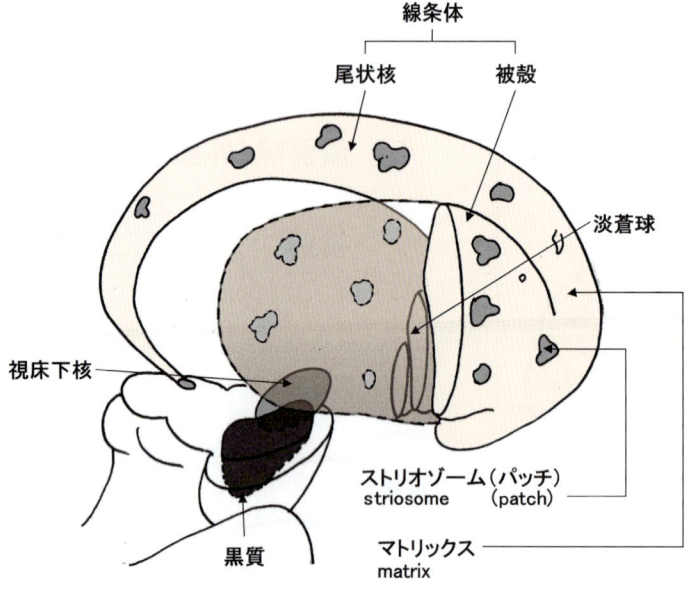

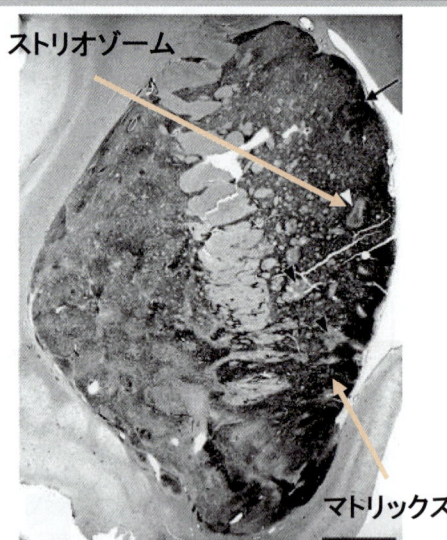

写真1　ストリオゾームとマトリックス
Diana Price,Ph,D.
NEU257-Fall2004より引用

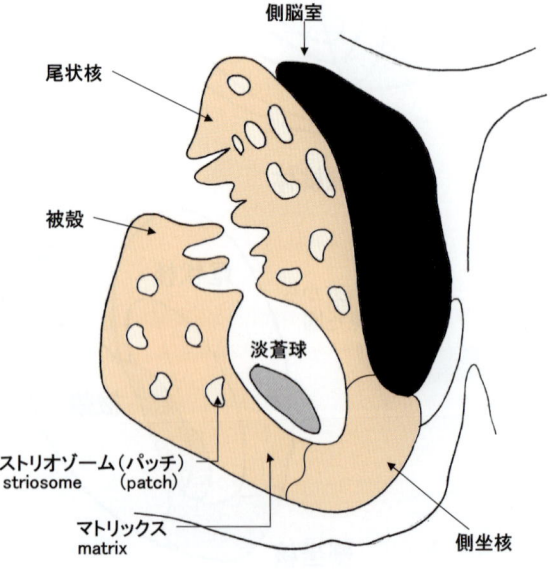

図4　線条体の構成

　線条体の神経細胞は大脳皮質（6層構造）、小脳（3層構造）のように層構造ではなくストリオゾームstriosome（パッチpatch）とマトリックス（matrix）と呼ばれる2つの区画の中に散在しています。ストリオゾームは線条体容積の10～20%を占め残りをマトリックスが占めます。発生学的にはストリオゾームのほうが古く、ドパミン入力を受けながら発生してくるのでドパミンアイランドと呼ばれます。その後マトリックスが発生し線条体の8割強を占めるようになります。両者ともMS細胞を含み介在ニューロンも備えています。

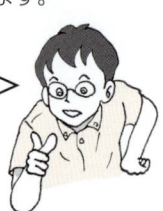

コリンエステラーゼで染色するとマトリックスは強く染まり、ストリオゾーム（パッチ）は軽く染まります。

第2章　パーキンソン病を理解する

大脳皮質はこのようにⅠ～Ⅵ層のコラム構造です。大脳皮質から入力を受ける線条体は同じようなコラム構造がありません。マトリックスとストリオゾームがその役割を担っているのかもしれません。

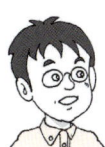

線条体のニューロンはマトリックスとストリオゾームの2つのコンパートメントに散在しています。またマトリックスは連合野・運動感覚系，ストリオゾームは辺縁系に関係しています。

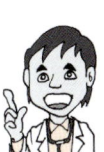

ストリオゾームは辺縁系（扁桃体，島，眼窩前頭皮質）からの入力を受けてドパミン作動系神経路を調節し基底核の出力制御を行います。具体的に説明しますと，推定ですが，辺縁系からの入力とは認知情報の「快・不快」による評価づけであり，この基準をもとにドパミン作動系神経は大脳皮質から送られてくる行動（行動とは複数の順序を持った運動）の動機づけや選択の価値判断を行うマトリックス部での作業をサポートしているのではないかと思います。ただ今後お話することになる報酬系や腹側線条体を含む回路との整合性をどう取るのかなど問題は多々あります。

これらの問題については新しい考え方も示されていますので以下をご参照ください。
和田真，他：大脳基底核（5）報酬の予測誤差を計算する回路．Clin Neuroscience. 32巻10号：1080-1081，2014

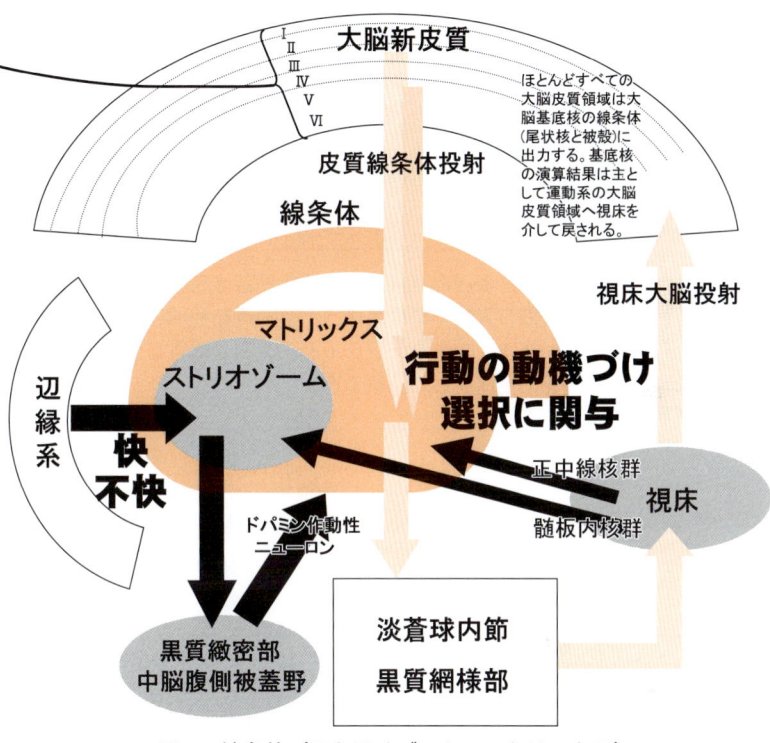

図5　線条体（ストリオゾーム・マトリックス）

線条体ニューロンの局所回路

介在ニューロンの中でも，細胞の中にパルブアルブミンと呼ばれるカルシウム結合蛋白を持っているものについては比較的よくわかっています。おもしろいことに，この細胞はMS細胞の膜電位のゆれに同期し隣の細胞に瞬時に伝わっていきます。近くにある投射ニューロンであるMS細胞にほとんどが抑制性に入力し，意味のない皮質の信号を排除する役割があるとされています。したがって，このニューロンに障害があると不随意運動が起こると考えられています。

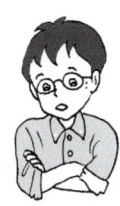

線条体の介在ニューロンがストリオゾームとマトリックスの情報伝達の役割を担っています。

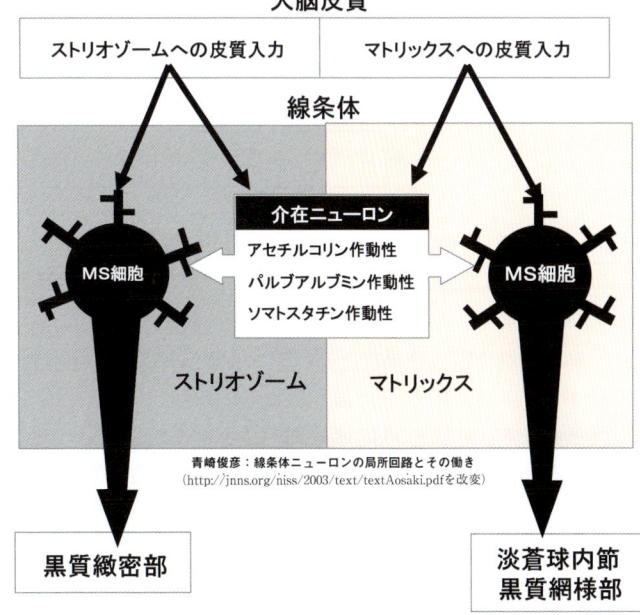

図6　線条体ニューロンの局所回路

第2章 パーキンソン病を理解する

1. 神経科学の基礎知識 大脳基底核の仕組み

3 神経伝達物質と受容体

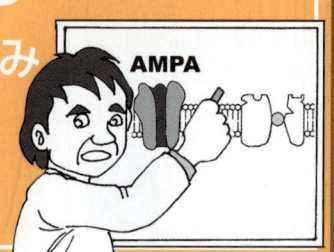

ここでは神経伝達物質と受容体を紹介します。本書の中で最もミクロな部分に入ります。パーキンソン病のさまざまな症状や薬物療法，薬剤の長期服用による副作用などを理解するうえで避けて通れない領域です。

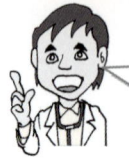

人はさまざまな外界の情報を受容体を通じて細胞内に取り入れ，電気信号と化学物質を利用して伝えています。つまりデジタルとアナログ信号を使って情報の伝達をしているのです。

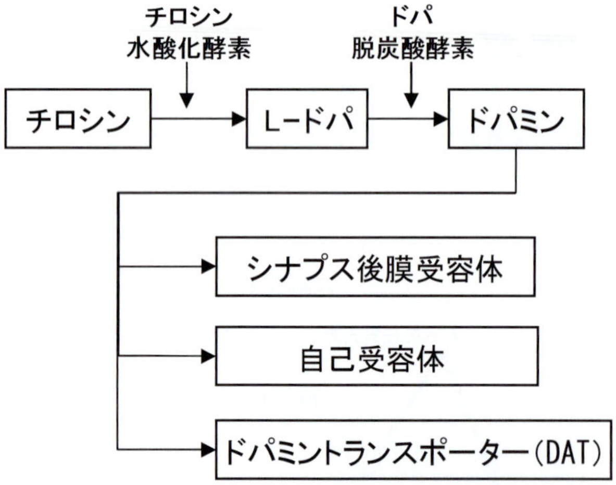

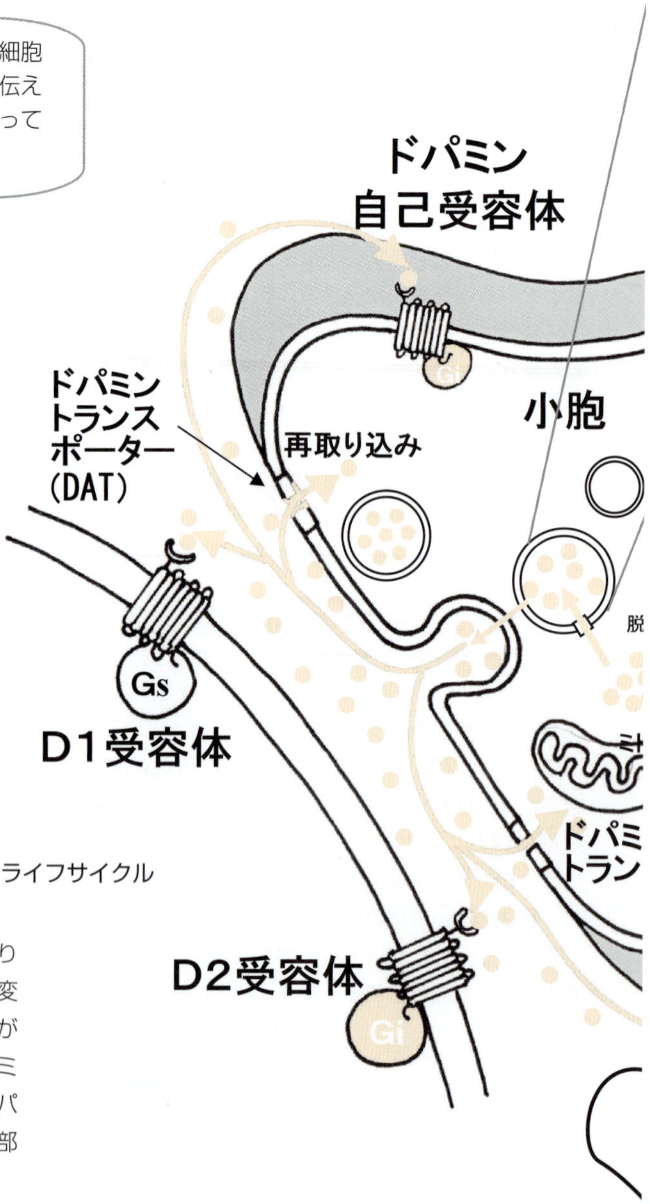

図7　ドパミンのライフサイクル

神経細胞に取り込まれたチロシンはチロシン水酸化酵素によりL-ドパに，さらにL-ドパはドパ脱炭酸酵素によってドパミンに変えられます。ドパミンは小胞に取り込まれ貯蔵され，インパルスが届くとCa^{2+}が流入し，小胞とシナプス前膜の融合が促進されドパミンを放出します（Ca^{2+}依存性ドパミン放出）。シナプス後膜のドパミン受容体D1とD2（後述）に結合し情報の伝達を行います。一部はシナプス前の自己受容体と結合します。

第 2 章　パーキンソン病を理解する

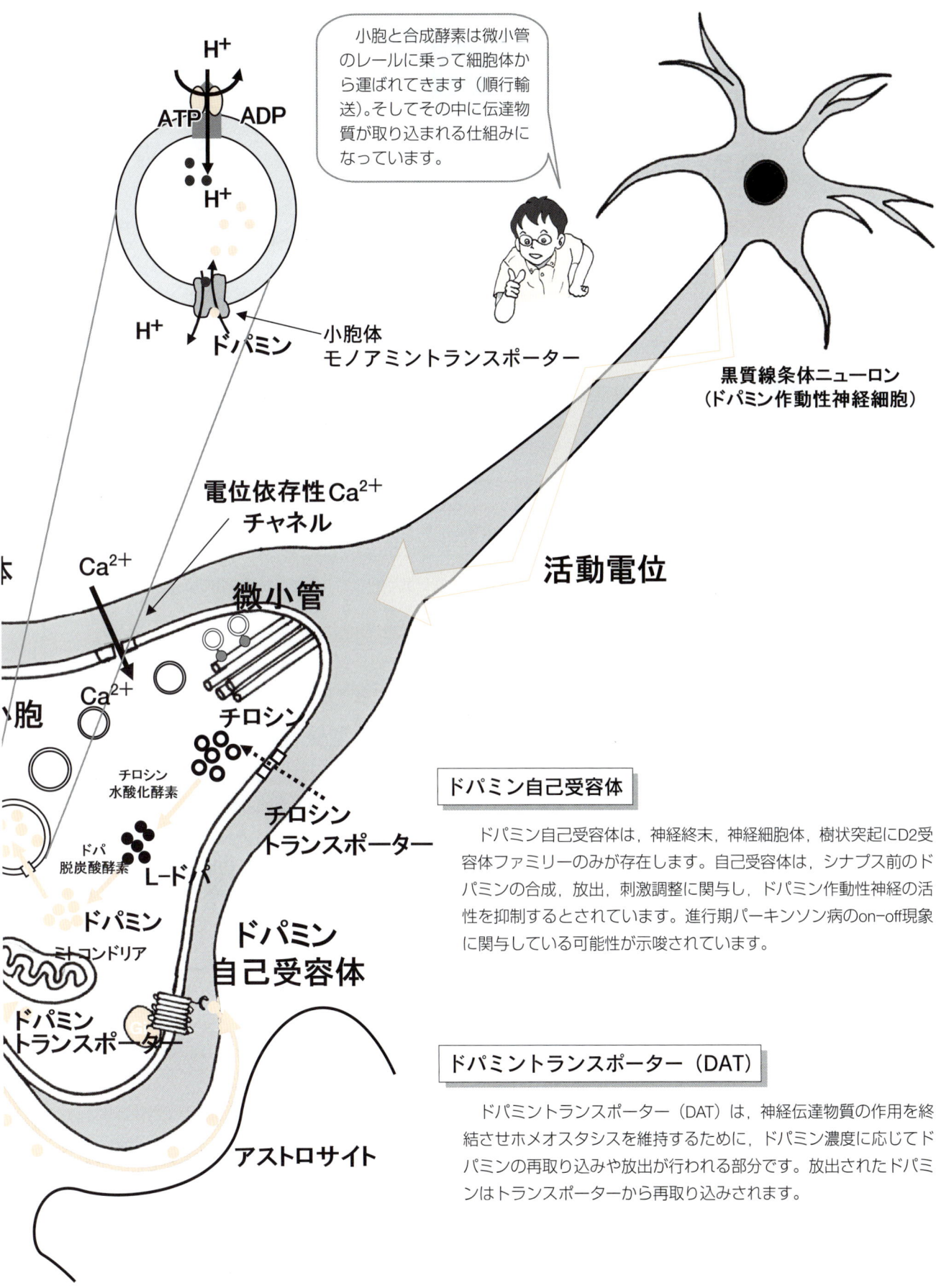

小胞と合成酵素は微小管のレールに乗って細胞体から運ばれてきます（順行輸送）。そしてその中に伝達物質が取り込まれる仕組みになっています。

ドパミン自己受容体

ドパミン自己受容体は，神経終末，神経細胞体，樹状突起にD2受容体ファミリーのみが存在します。自己受容体は，シナプス前のドパミンの合成，放出，刺激調整に関与し，ドパミン作動性神経の活性を抑制するとされています。進行期パーキンソン病のon-off現象に関与している可能性が示唆されています。

ドパミントランスポーター（DAT）

ドパミントランスポーター（DAT）は，神経伝達物質の作用を終結させホメオスタシスを維持するために，ドパミン濃度に応じてドパミンの再取り込みや放出が行われる部分です。放出されたドパミンはトランスポーターから再取り込みされます。

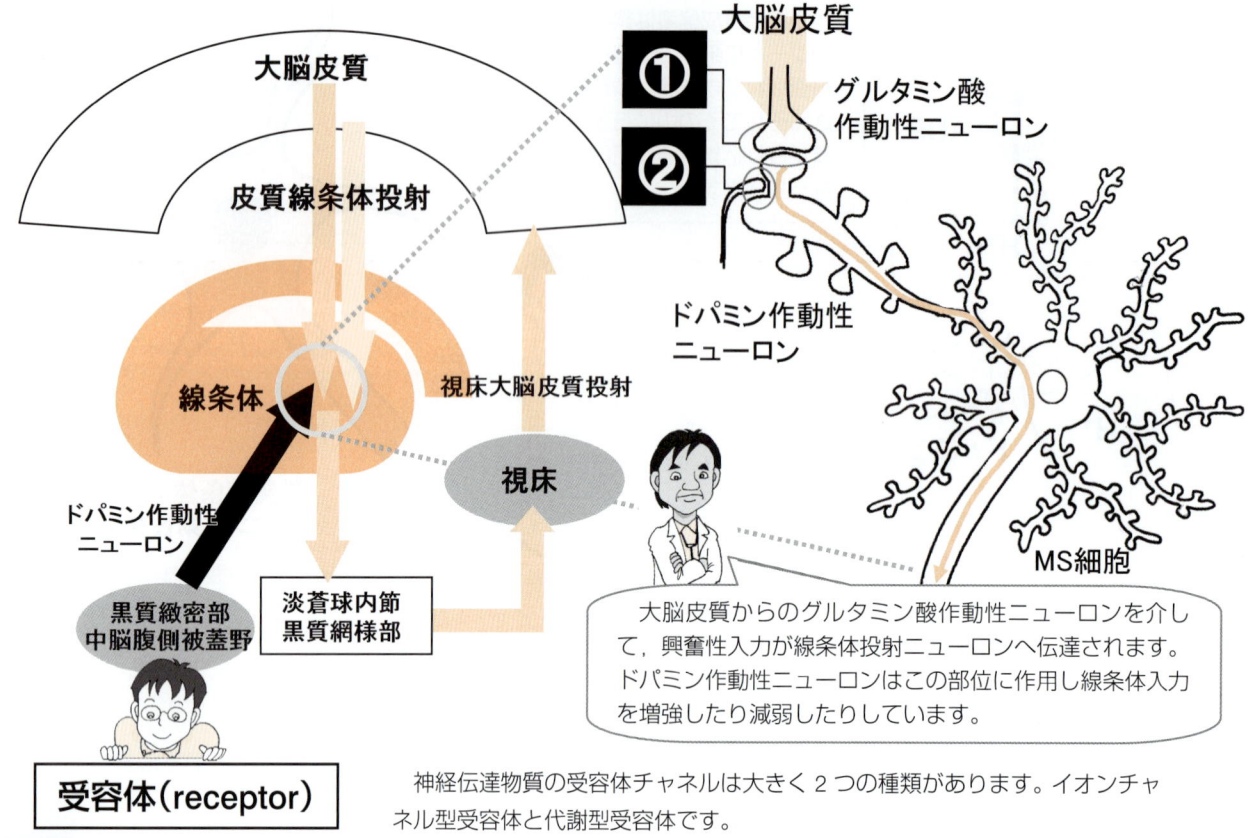

① グルタミン酸受容体

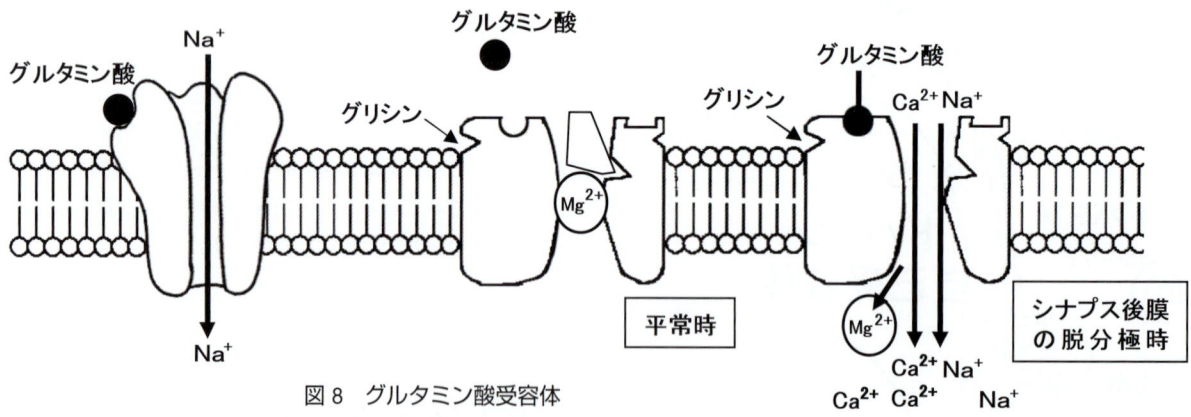

図8　グルタミン酸受容体

　大脳皮質からのグルタミン酸作動性ニューロンに対する線条体の受容体は，AMPA型受容体，NMDA型受容体と呼ばれる2つのタイプのイオンチャネル型受容体です。AMPA型受容体は神経伝達物質であるグルタミン酸が結合することによりチャネルが開きNa^+が流入し脱分極します。一方，NMDA型受容体はグルタミン酸と膜電位の両方を検知して開口する性質があります。通常はMg^{2+}によりチャネルはブロックされています。グルタミン酸の結合とAMPA受容体の開放により膜電位の上昇や脱分極が起こるとブロック解除されMg^{2+}がはずれてCa^{2+}が流入します。そしてCa^{2+}はセカンドメッセンジャーとして機能しAMPA型受容体反応を増大させます。これらイオンチャネル型受容体はシナプス伝達効率の変化（脳の可塑性）に重要な役割を行うのです。

第2章　パーキンソン病を理解する

② ドパミン受容体

代謝型受容体（Gタンパク共役型受容体）は，神経伝達物質が受容体に結合すると酵素を介して作用します。酵素はセカンドメッセンジャーをたくさんつくり出します。これらはさらに多くのタンパク質キナーゼ（ほかのタンパク質のリン酸化に作用する）を活性化します。代謝型受容体はたくさん存在しますがドパミン受容体もその1つです。

神経伝達物質の種類が興奮性や抑制性を持っているのではなく，その作用は受容体の種類が決めているのです。

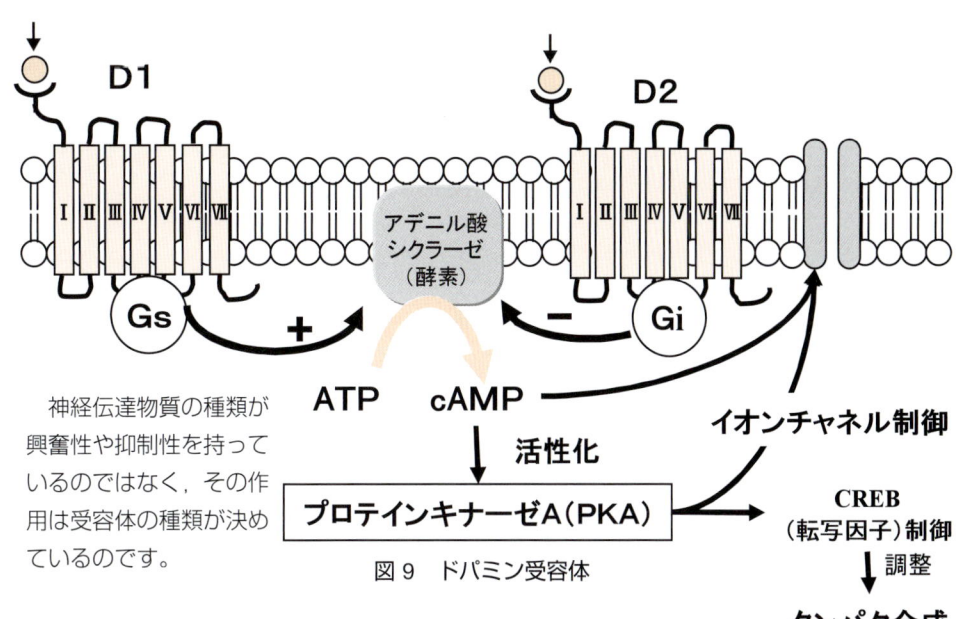

図9　ドパミン受容体

② ドパミン作用

大脳皮質からの情報をシナプス後細胞にて応答入力を変え調節し制御しています。

ドパミンの受容体はD1受容体ファミリー（D1とD5）とD2ファミリー（D2～D4）の2つに分けられます。いずれも代謝型受容体ですが，共役しているGタンパクの種類がD1とD2では異なり，違った作用をします。D1，D2は主に線条体に，D3，D4，D5は主に辺縁系に分布しています。

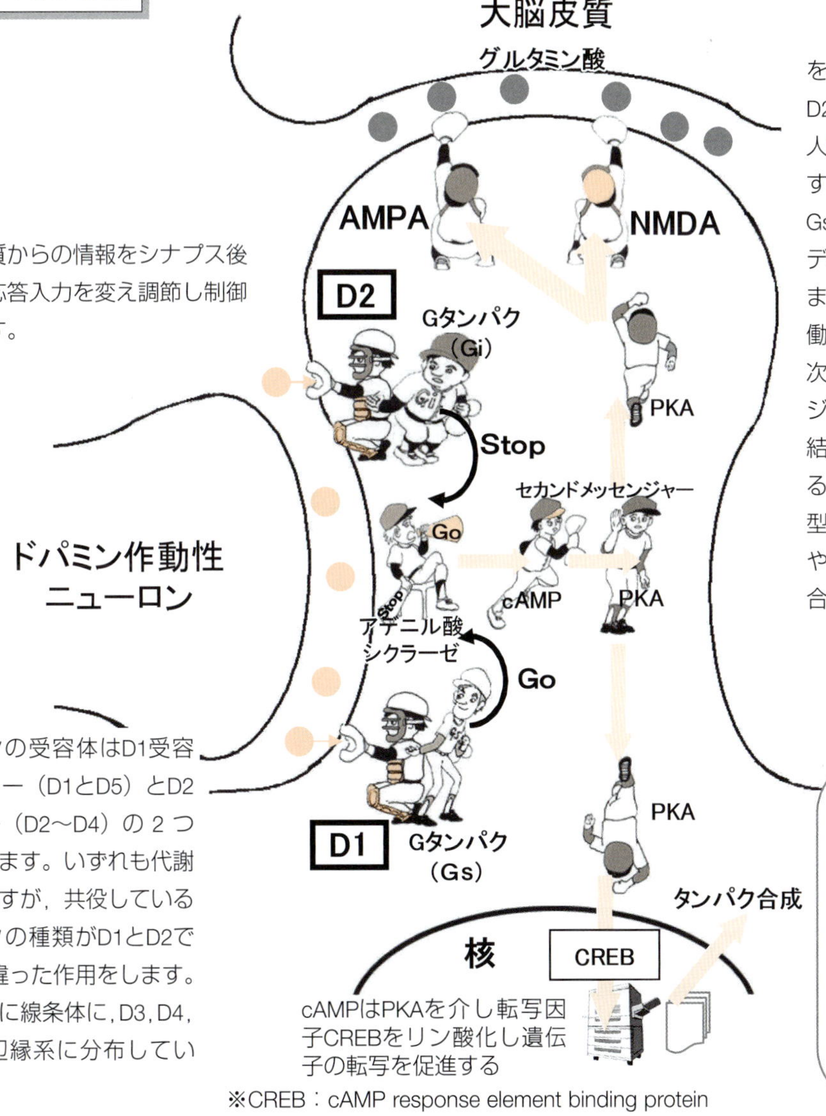

このイラストは代謝型の受容体を表現したものです。D1受容体もD2受容体もキャッチャーは同じ人物です。しかし後方にいて伝令する人（Gタンパク）が違います。Gsのほうは，指令を出す監督（アデニル酸シクラーゼ）を活気づけます。一方，Giはセーブするよう働きかけます。その結果によって次の伝令（セカンドメッセンジャー）の指令が異なってきます。結果として，ほかの情報を感知するキャッチャー（イオンチャネル型：NMDAやAMPAなど）の制御や，核内に伝令を出しタンパク質合成の制御に関与します。

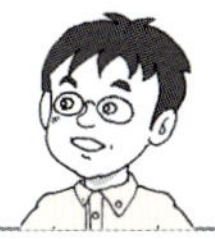

ドパミン作動性ニューロンは，大脳皮質からのグルタミン酸作動性ニューロンの活動をセカンドメッセンジャーを介してグルタミン酸イオンチャネル受容体を制御し，シナプス後電位の調節を行い線条体投射神経（MS細胞）の発火を制御しているのではないでしょうか。

cAMPはPKAを介し転写因子CREBをリン酸化し遺伝子の転写を促進する

※CREB：cAMP response element binding protein

図10　ドパミン神経伝達

第2章 パーキンソン病を理解する
1. 神経科学の基礎知識 大脳基底核の仕組み
4 神経回路

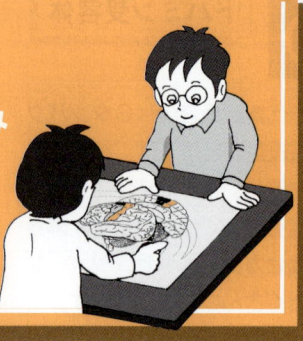

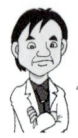 ここでは大脳基底核に関わる神経回路，特に運動系の回路を中心に説明します。

大脳基底核神経回路の位置づけ

　大脳皮質の運動関連領野からは脊髄への直接投射があるばかりでなく，大脳基底核，小脳と機能的ループを形成しています。基底核ループは運動のスピードを保ちスムーズな動きを保証します。また，運動の順序を制御し，新しい学習の獲得に関与します。小脳ループは学習の保持や表現，運動のタイミングに関与します。

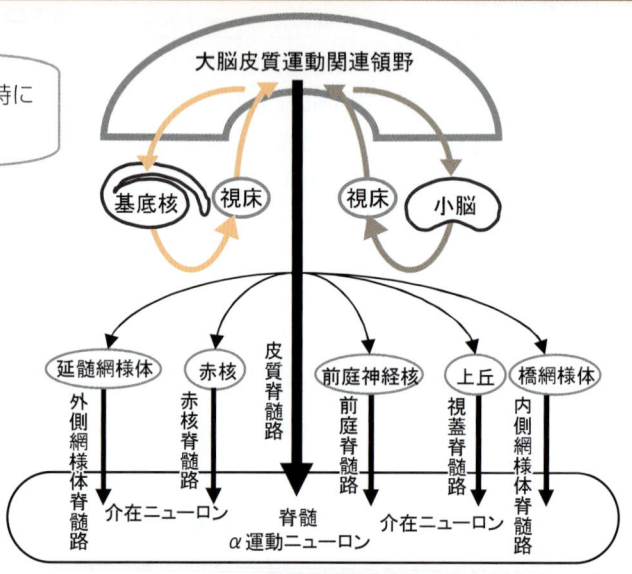

図11　大脳基底核神経回路

大脳基底核に関わる神経回路

　大脳皮質から線条体への入力は皮質線条体投射といわれます。基底核のそれぞれ異なった部位で処理された後に，視床を介して大脳皮質に戻ります（視床－大脳皮質投射）。これらを併せて大脳皮質－基底核ループと呼ばれます。アレキサンダー（Alexander）らは1986年に次の5つのループを提唱しました。①運動ループ，②眼球運動ループ，③前頭前野背外側ループ，④眼窩前頭皮質外側部ループ，⑤前帯状回ループです。
　ループは独立して並列的な情報を処理すると考えられています。
　また，基底核の出力は脳幹の活動を調節します。つまり基底核は，大きく2つのルートを用いて運動を制御しています。大脳皮質－基底核ループで修飾された情報は，皮質核路や皮質脊髄路を，そして，基底核－脳幹系は脳幹からの下行路をそれぞれ経由して行動を制御します。

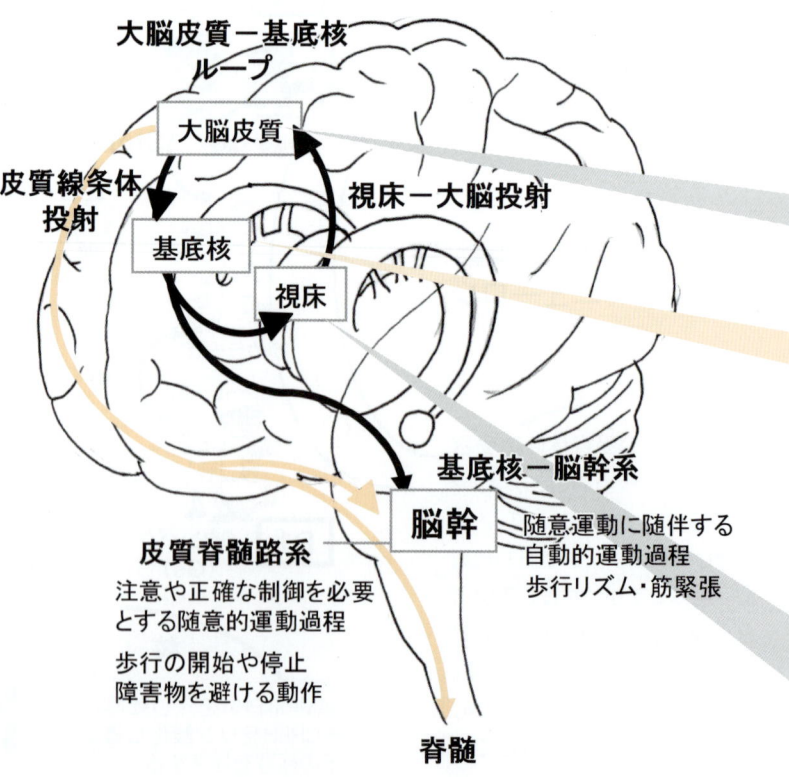

図12　大脳皮質－基底核ループと基底核－脳幹系
（文献5）を一部改変引用

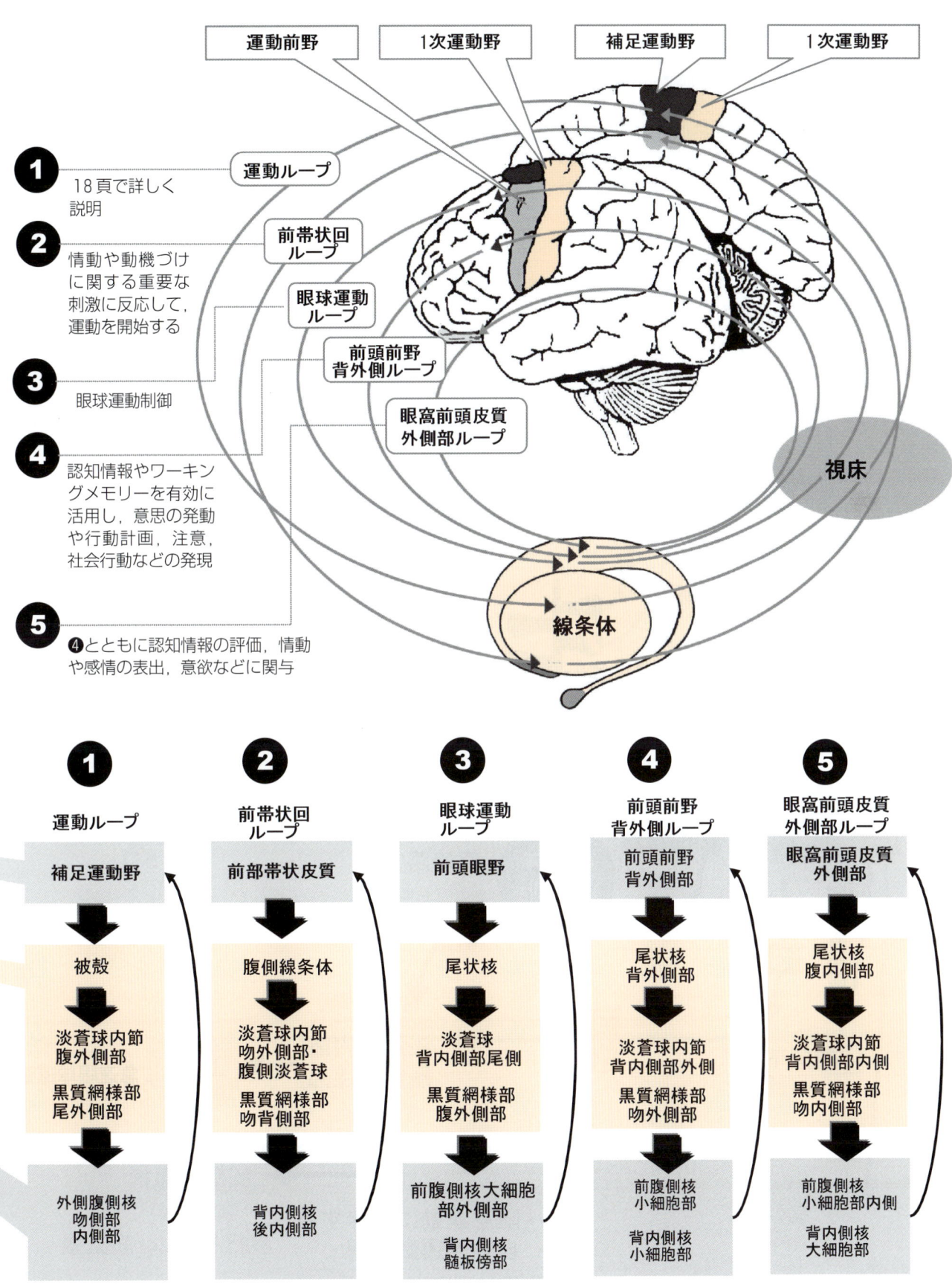

図説　パーキンソン病の理解とリハビリテーション

大脳基底核が関与する運動回路

運動回路（motor loop）

　大脳皮質運動関連領野（補足運動野，運動前野，1次運動野）と基底核（主に被殻）を結ぶループは運動制御に関与します。運動系ループにはサブグループが存在します。運動系ループにおける基底核からの出力は，主に淡蒼球内節から視床腹側核を経由して補足運動野，運動前野，1次運動野へと戻ります。補足運動野や運動前野は運動準備や運動プログラムに，1次運動野は運動遂行（運動量や運動速度）に関与すると考えられます。大脳皮質運動関連領野と基底核に体部位局在性が認められます。

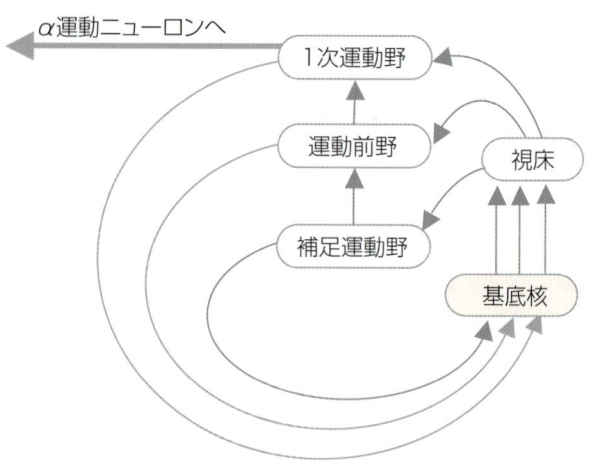

図13　皮質運動関連領野と大脳基底核間の機能ループ

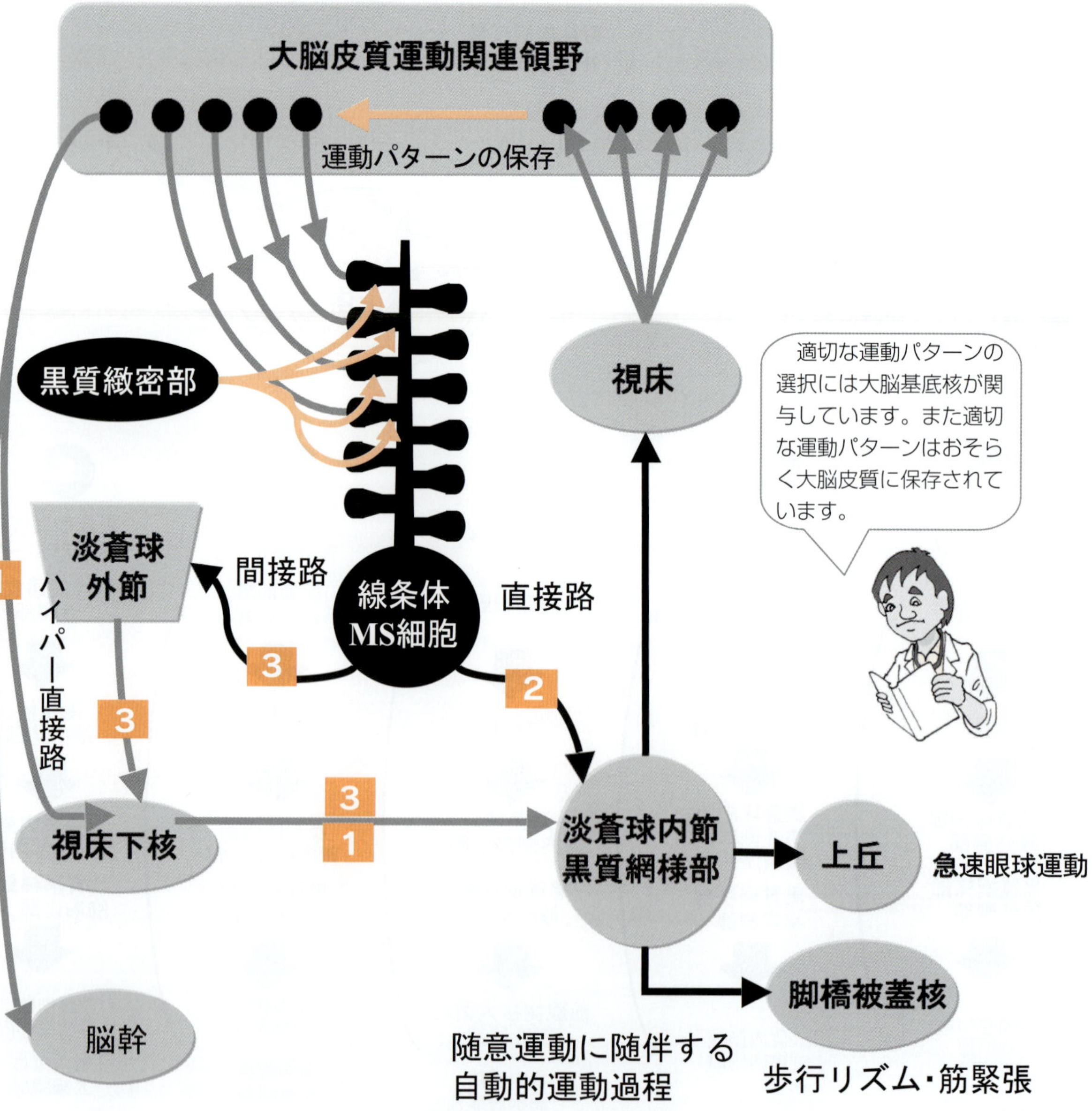

図14　大脳基底核が関与する運動回路

基底核出力を調整する3つの回路

運動回路では，出力部に対する3経路（**1**―**2**―**3**）の一連の時間的・空間的な調節作用は，大脳皮質における不必要な運動プログラムの発現を抑制し必要な運動プログラムを正確なタイミングで遂行するのに有用であると考えられています。

1 大脳皮質からの信号はまずハイパー直接路を興奮させ視床―大脳投射ニューロンや脳幹ニューロンを広く抑制する

2 続いて直接路を経由する信号が出力核に到達し，基底核出力を脱抑制させるため標的ニューロンが活動する

3 最後に間接路の信号が出力核に到達して，標的ニューロンの活動は再び抑制される

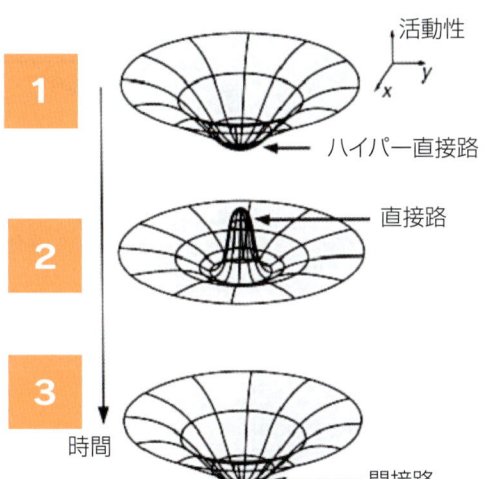

図15 大脳基底核の運動回路より考えられる機能

脱抑制

淡蒼球内節と黒質網様部からの出力は強力な抑制ニューロンです。被殻から直接この部に投射するニューロン（直接路）も抑制性です。抑制ニューロンを抑制する，すなわち脱抑制が起こります。

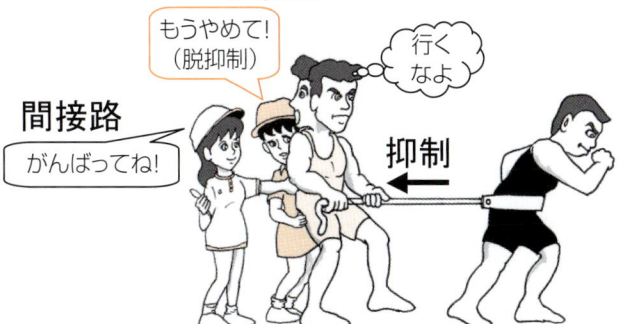

大脳基底核の神経回路の役割

大脳基底核の神経回路を「入力」，「出力」，および「相互連絡」という情報伝達の面から表現すると，線条体は大脳基底核の入力部に相当し，淡蒼球内節と黒質網様部はその出力部に相当します。また，入力部と出力部を間接的につなぐ淡蒼球外節と視床下核は大脳基底核の介在部であり，線条体の神経活動をドパミンにより修飾する黒質緻密部は大脳基底核の修飾部であると考えることができます。

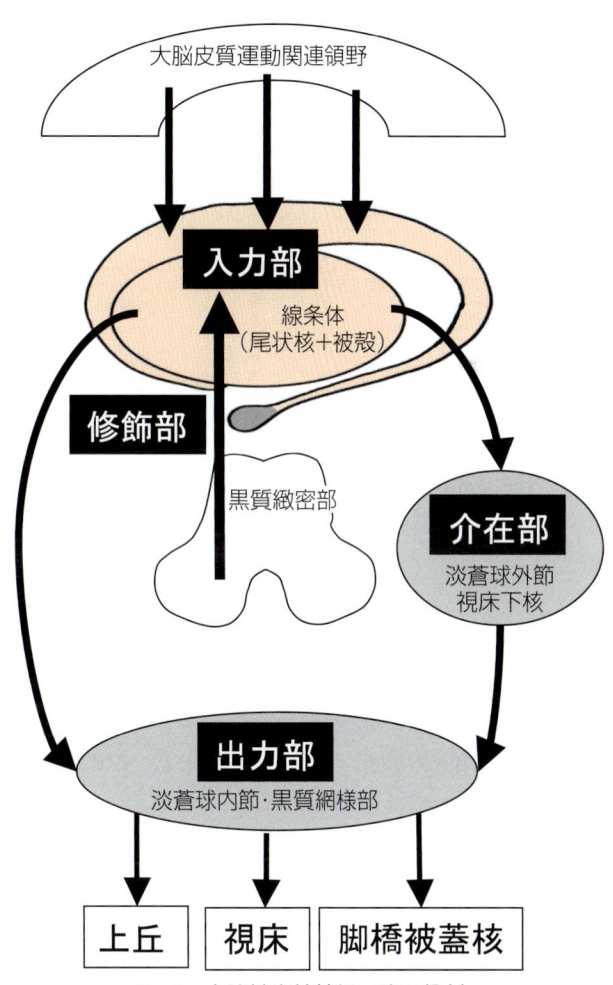

図16 大脳基底核神経回路の役割

POINT

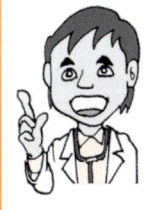

大脳基底核の運動に関する役割は，大脳皮質運動関連領野の基本的機能を保つことと運動のスピードとスムーズな動きを保証していることです。

よってパーキンソン病のように大脳基底核の機能が低下する疾患では寡動や無動を生じることになります。

第2章 パーキンソン病を理解する
2. パーキンソン病の原因

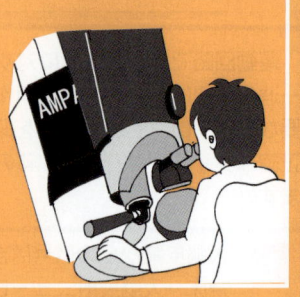

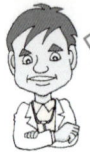

いよいよここからパーキンソン病の本質に迫っていきます。まずはパーキンソン病の原因についてです。パーキンソン病は線条体のドパミン含有量が正常の20%を下回ると発症するといわれています。

パーキンソン病は大半が孤発性で一部が遺伝性・家族性です。明確な原因は不明ですが，①ミトコンドリア呼吸障害説，②フリーラジカル説，③興奮性アミノ酸説，④神経毒説，⑤神経栄養因子欠乏説，⑥遺伝的素因説などさまざまな説があります。現在，パーキンソン病は遺伝子異常・遺伝的素因に環境因子が重なり発症すると考えられています。

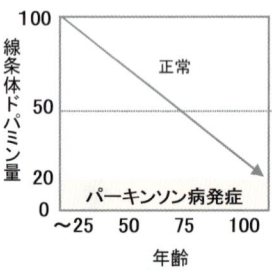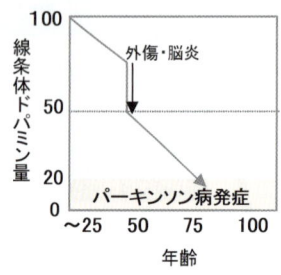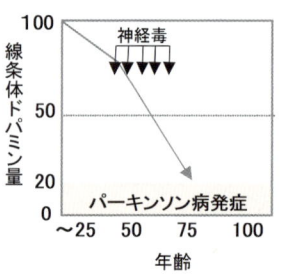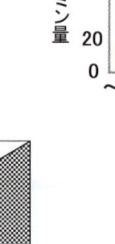

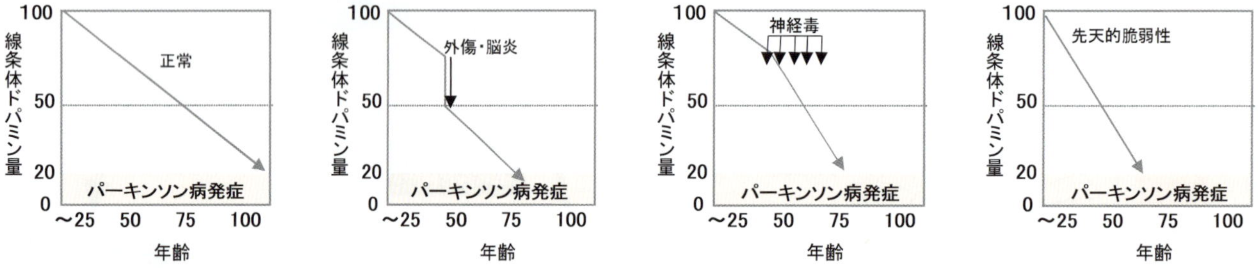

図17　パーキンソン病の発症と線条体ドパミン含量との関連
（文献1）より引用）

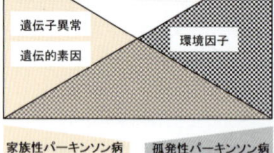

図18　パーキンソン病の発症にかかわる諸因子と相互の関係

表1　家族性パーキンソン病原因遺伝子の分類
（文献2）を改変引用）

遺伝子座	病因遺伝子	遺伝形式	レビー小体
PARK1	αシヌクレイン	優性遺伝	＋
PARK2	パーキン	劣性遺伝	－
PARK3	不明	優性遺伝	＋
PARK5	UCH-L1	優性遺伝	不明
PARK6	PINK1	劣性遺伝	＋
PARK7	DJ-1	劣性遺伝	不明
PARK8	LRRK2	優性遺伝	＋/－
PARK9	ATP13A2	劣性遺伝	不明
PARK10	不明	孤発症例	不明
PARK11	GIGYF2	優性遺伝	不明
PARK12	不明	孤発症例	不明
PARK13	HtrA2/Omi	孤発症例	不明
PARK14	PLA2G6	劣性遺伝	＋
PARK15	FBXO7	劣性遺伝	不明
PARK16	不明	孤発症例	不明
PARK17	VPS35	優性遺伝	－
PARK18	EIF4G1	優性遺伝	＋
PARK19	DNAJC6/HSP40	劣性遺伝	不明
PARK20	SYNJ1	劣性遺伝	不明
PARK22	CHCHD2	優性遺伝	＋
GBA	Glucocerebrosidase	孤発性	＋

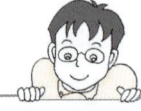

パーキンソン病のほとんどが孤発性ですが，遺伝性のものもあり，遺伝子座がわかっているものは11疾患あります。そのうち遺伝子が判明しているものは**表1**のとおりです。いま，遺伝によるパーキンソン病発症のメカニズムが孤発性の原因究明にも寄与しています。

家族性パーキンソン病はパーキンソン病の5%ほどを占め，**表1**に示すように21の遺伝子タイプがわかっています。最初に発見された原因遺伝子はα-シヌクレイン遺伝子の変異です。優性遺伝のパーキンソン病です。

この遺伝子はα-シヌクレインという，脳に存在するタンパク質をつくります。このタンパク質はシナプス前部で伝達物質の放出調節を行っているのではないかと推定されています。α-シヌクレインでは30番目のアラニンがプロリンというアミノ酸に変わるだけでパーキンソン病を起こします。この変化したα-シヌクレインは凝集し細胞の毒となると考えられています。

第2章 パーキンソン病を理解する

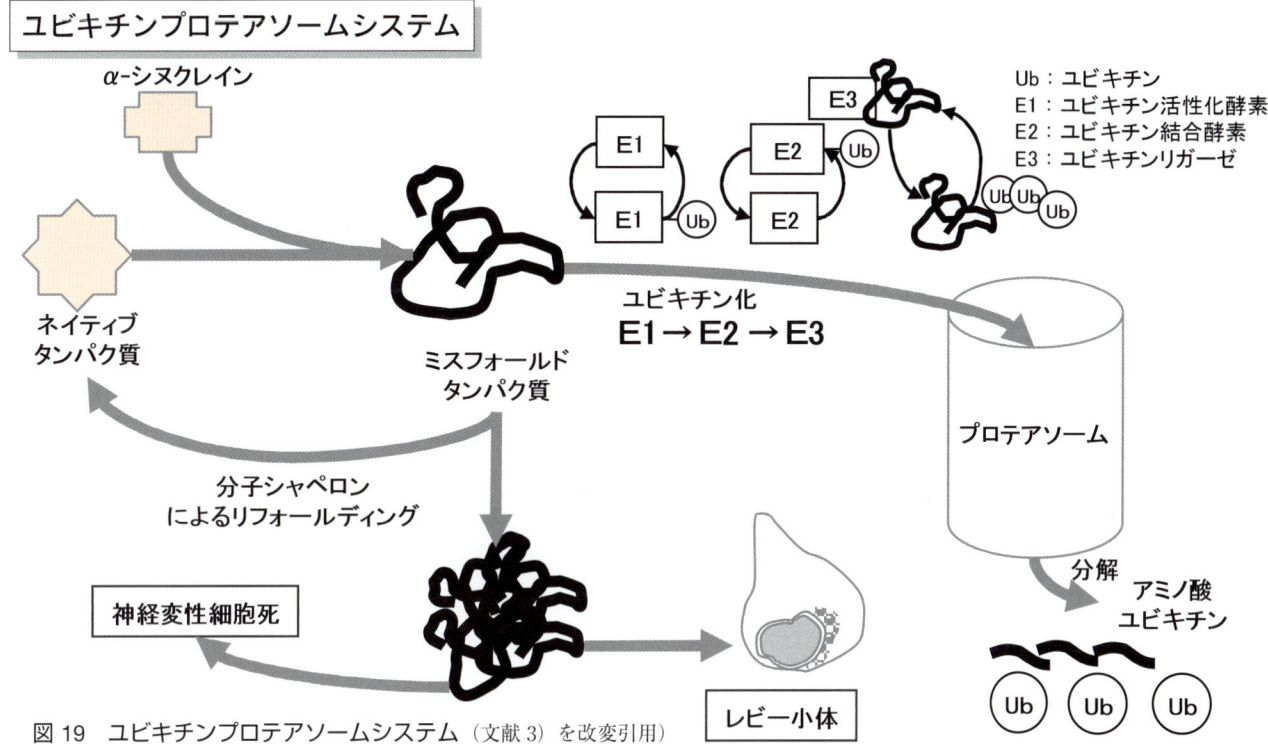

図19 ユビキチンプロテアソームシステム（文献3）を改変引用）

タンパク質の品質管理システム

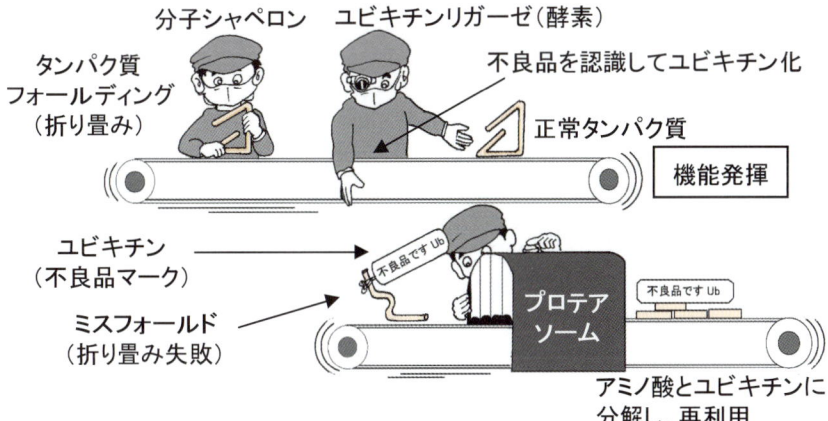

図20 ユビキチンプロテアソームシステム タンパク質分解系

パーキンソン病の原因を考えるための基本事項の1つとしてタンパク質の品質管理システムを理解する必要があります。タンパク質が本来の機能を発揮するためには，正しく折り畳まれること（フォールディングと呼ばれます）が重要です。

フォールディングは，分子シャペロンの助けを借りて行われます。しかし，それでも正しく折り畳むことができなかったタンパク質の不良品（ミスフォールド）はユビキチンプロテアソームシステムと呼ばれるタンパク質分解系の働きで処理されます。

ユビキチンプロテアソームシステムとは，簡単に説明すると，不良品のタンパク質に印をつけ（ユビキチンが印になります），それをプロテアソームというタンパク質分解酵素で分解する一連のシステムです。

α-シヌクレイン　　レビー小体の主成分！

パーキンソン病の病理学的シンボルであるレビー小体は，上のイラストで説明したミスフォールドタンパク質（異常タンパク質）を多く含んでいます。なんらかの理由で異常タンパク質の分解が阻害され，細胞内に蓄積されたものと考えられています。レビー小体の主成分がα-シヌクレインであることがわかってから，孤発性パーキンソン病の原因解明にもつながるとして大きく注目を浴びています。

パーキン　　パーキンの活性低下→パエル受容体が小胞体ストレス→細胞死

次に発見されたのが常染色体劣性遺伝・若年性パーキンソニズム（AR-JP）での遺伝子異常としてのパーキンです。パーキンによりつくられるパーキンタンパク質はユビキチンプロテアソームシステムを構成しているユビキチンリガーゼ（E3）という酵素の一種です。パーキンタンパク質に異常があると，壊されるべきタンパク質が細胞に溜り死んでしまいます。このとき壊されるべきタンパク質はパエル受容体というものです。パエル受容体はドパミン神経に発現するGタンパク共役型受容体（リガンドは不明）です。パーキンはミスフォールドになったパエル受容体を小胞体のレベルで分解します。パーキンの活性が低下すると小胞体の中に不良なパエル受容体が蓄積し細胞機能が障害され（小胞体ストレス）細胞死に陥ります。

図説　パーキンソン病の理解とリハビリテーション

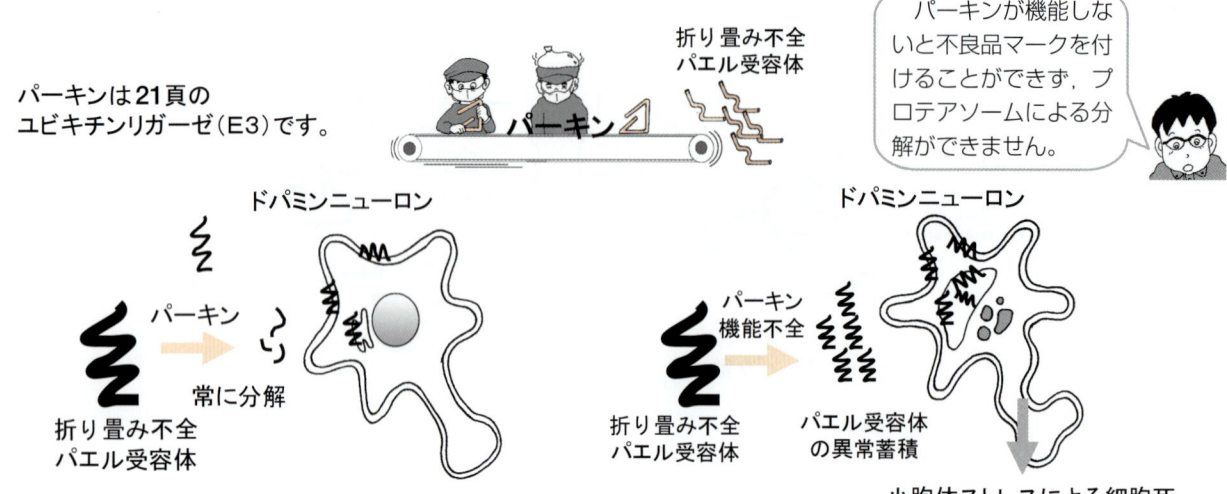

図21　AR-JPの発症メカニズム（文献4）を改変引用）

PINK1	ミトコンドリアキナーゼと推定されています。パーキンソン病とミトコンドリアを初めて直接的に関連づけた遺伝子です。PINK1はプロテアソーム阻害によるミトコンドリア機能障害を部分的に保護する効果があると考えられています。
DJ-1	DJ-1は広く発現するタンパク質です。酸化ストレス分子の検出と，それに対する保護作用の役割を担っているようです。細胞の酸化的状態はDJ-1のミトコンドリア転移を促進します。おそらく，ミスフォールドや凝集を起こしたタンパク質の再フォールディング，あるいは分解を促進するような作用をすることで小胞体ストレスやプロテアソーム阻害から保護するといわれています。

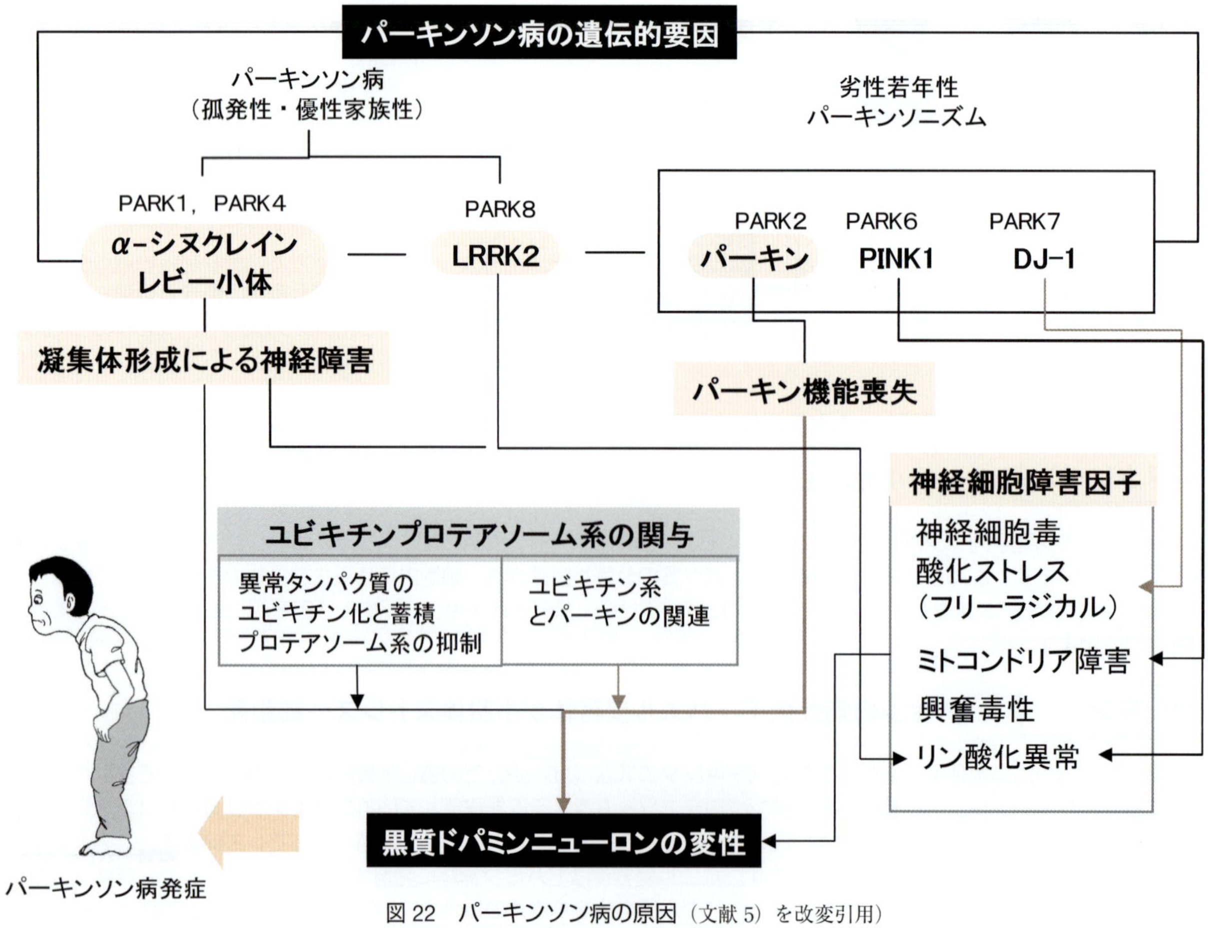

図22　パーキンソン病の原因（文献5）を改変引用）

孤発性パーキンソン病の原因の諸説

神経細胞毒

　北カルフォルニアで学生が不法に麻薬を合成中に不純物が混入し，パーキンソン様症状を発症しました。ラングストンがMPTP（1-methyl-4-phenyl-1,2,3,6-tetrahydropyridine）を原因物質として同定しました。MPTPは血液脳関門を通過してグリア細胞の中で，MAO-B（モノアミン酸化酵素）によってMPP$^+$という神経メラニンと親和性が高い神経毒に変えられます。これがドパミントランスポーター（DAT）よりドパミンニューロンに入り，ミトコンドリア複合体Ⅰの障害を起こし細胞死を引き起こします。

　MPTPは試験管内の実験によってつくられた合成産物であり自然界には存在しない物質なので，実際にはどのような物質がMPTP様物質としての働きをしているのか追究されている段階です。

　MPTP以外にも外的環境因子の重要性も指摘されており，工業地帯に生活する人の発症率が高くなっています。逆に井戸水の使用，農薬などに長期間さらされる田園生活が影響していることなども指摘されています。

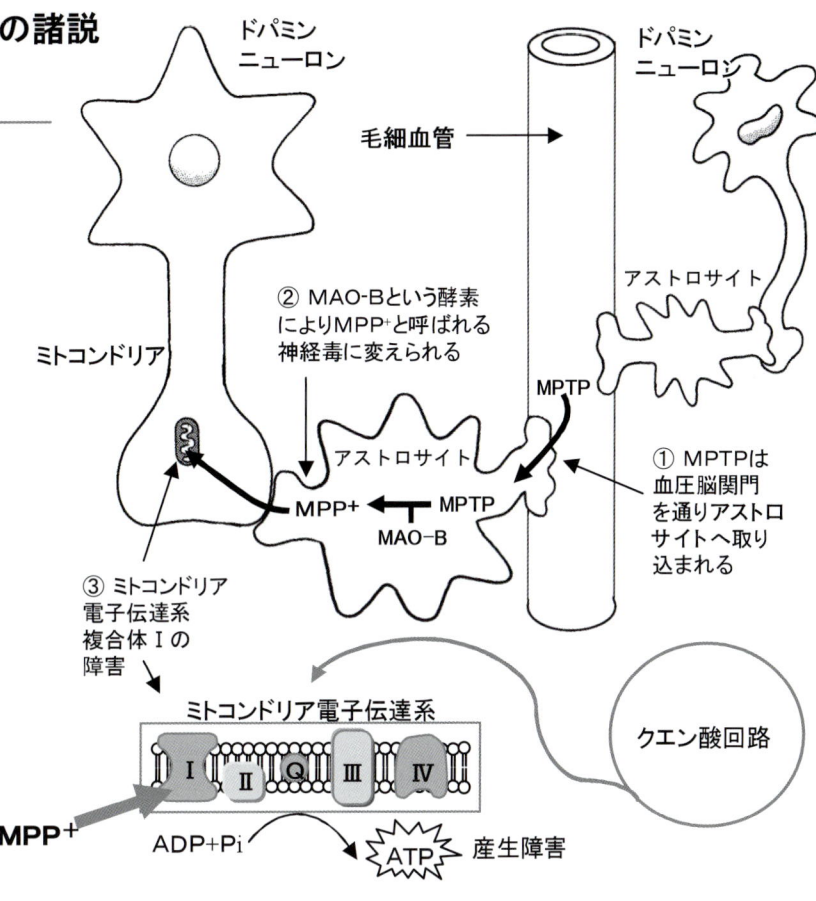

図23　神経毒説

フリーラジカル

　フリーラジカルとは「不対電子が存在する化学種」と定義されています。やさしくいうと細胞の中の分子や原子は核の周りを電子が対になって飛んだ状態で安定しています。この電子が1つ外れている状態で非常に不安定になっている分子・原子のことをフリーラジカルといいます（図24）。フリーラジカルは神経細胞内の酵素や膜の働きを低下させ，遺伝情報を破壊して神経細胞を障害します。

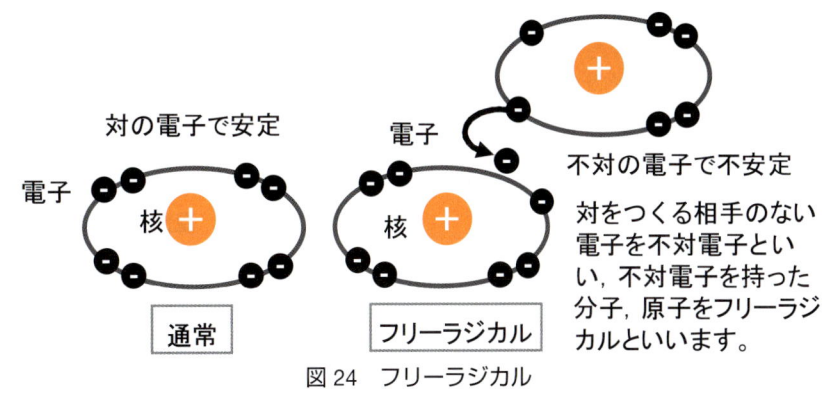

図24　フリーラジカル

　パーキンソン病の原因としてフリーラジカル説が重要視される理由として以下のことがあります。
①フリーラジカルを発生する仕組みがドパミン代謝経路上にあります。つまり神経変性を起こしている細胞そのものにフリーラジカルが発生しやすい条件にあります。したがってパーキンソン病患者に対するドパミン投与もフリーラジカル産生を高めていることになります。
②パーキンソン病患者の脳ではグルタチオン，カタラーゼなどフリーラジカルを消去する酵素が減少しています。
③パーキンソン病患者の黒質では鉄が増加しているため，神経メラニンとの相互作用で水酸化ラジカルを生じやすくなっています。
④パーキンソン病患者の黒質では一酸化窒素合成酵素（NOS）陽性グリア細胞の増加により，一酸化窒素（NO）産生が増え，スーパーオキシドとの反応でできるペルオキシナイトライトが神経細胞障害性に作用します。
⑤α-シヌクレインの凝集がフリーラジカルを上昇させています。

第2章 パーキンソン病を理解する

3. パーキンソン病の病態
―神経回路の異常と進行に伴う病理学的変化

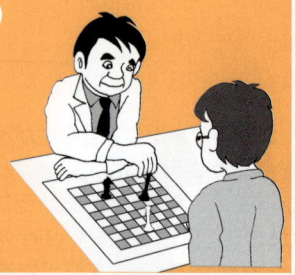

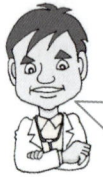
ここではパーキンソン病の病態と病気の進行過程を理解するために，神経回路の説明と神経変性の進行プロセスをBraakの病期分類を紹介しながら解説します．臨床症状のメカニズムや病変の進行に伴う新たな徴候の発現を予測するうえで重要なポイントとなります．

大脳基底核の神経回路

大脳皮質前頭葉の運動関連領野から発せられる運動情報は，大脳基底核で処理され視床を経由して再び前頭葉に戻ります．

大脳基底核の神経回路において入力部は線条体であり，出力部は淡蒼球内節や黒質網様部です．この入力部と出力部を直接つなぐルートは直接路（direct pathway）と呼ばれ，介在部である淡蒼球外節と視床下核を経由して間接的につなぐルートは間接路（indirect pathway）と呼ばれます．直接路と間接路を形成する線条体の細胞は，黒質緻密部からそれぞれ興奮性（D1受容体）もしくは抑制性（D2受容体）の相反する作用を及ぼすドパミン入力を受けています．また，出力部である淡蒼球内節と黒質網様部は抑制細胞で構成されているとともに，自発発射して視床の神経活動を持続的に抑制しています．

パーキンソン病による神経回路の変化

パーキンソン病ではドパミンニューロンの変性・脱落によりD1受容体を介する線条体MS細胞への興奮性入力が消失し，淡蒼球内節，黒質網様部へのGABA作動性ニューロン（直接路）の機能が低下します．またD2受容体を介する線条体MS細胞への抑制性入力も消失し，淡蒼球外節へのGABA作動性ニューロン（間接路）が脱抑制され活動性が高まります．そのため淡蒼球外節から視床下核へのGABA作動性ニューロンの活動が強く抑制されます．結果として直接路も間接路も基底核からのGABA作動性出力を増加させることになるのです．

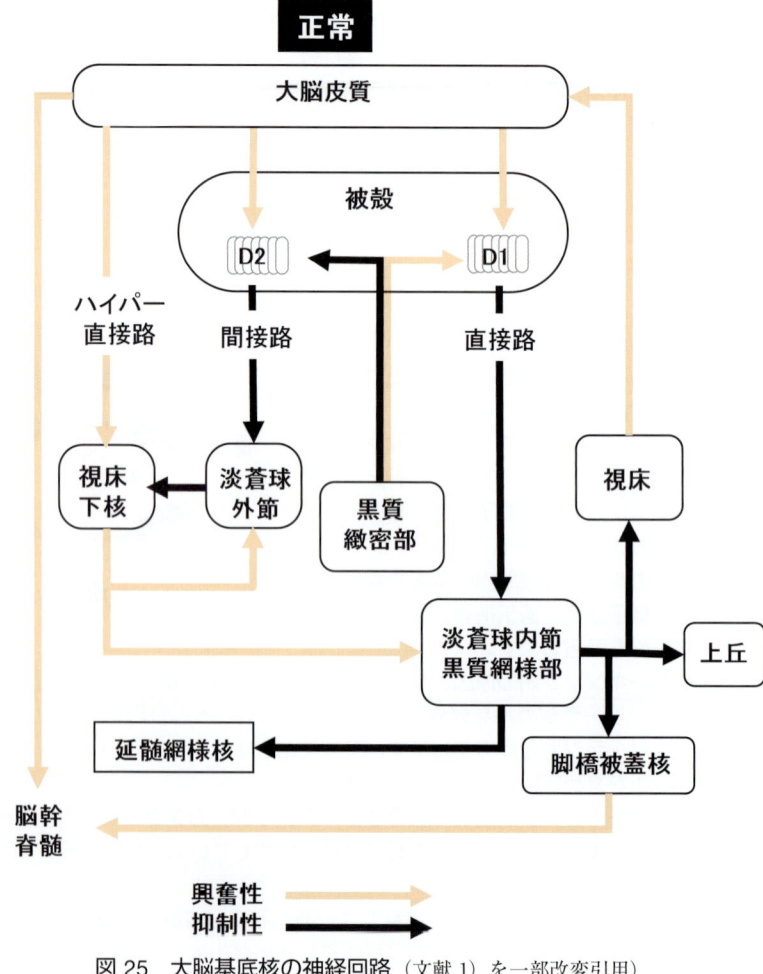

図25 大脳基底核の神経回路（文献1）を一部改変引用）

パーキンソン病の主症状と神経回路の障害

リハビリテーションの項目(41頁)で各症状の病態生理について詳しく解説しますが，以下に概略を説明します。

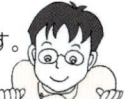

無動

前記したように黒質線条体ニューロンの変性脱落は，大脳基底核の抑制性出力の神経活動を高めるため，視床を介して前頭葉機能の活動が低下します。すなわち大脳皮質→基底核→視床→大脳皮質のループ機能が低下します。運動系ループの活動低下により動作開始の困難や動作緩慢などの無動症が起こり，前頭前野ループや辺縁系ループの活動低下により意思発動の減少や抑うつが起こると考えられています。仮面様顔貌や小字症も無動を反映していると思われます。

筋強剛

α運動ニューロンの興奮性の亢進によると考えられています。大脳基底核からの下行性投射は脚橋被蓋核，さらに巨大細胞性網様核で中継され，網様体脊髄路を介して脊髄固有ニューロンを興奮させることにより，あるいは抑制性のIb介在ニューロンを抑制することによりα運動ニューロンが興奮するという説があります。

安静時振戦

パーキンソン病の振戦は4〜6Hzで安静時に出現するのが特徴です。視床Vim核の定位脳手術は振戦を止めることから，視床Vim核が振戦の発振源と考えられていましたが，最近では間接路の異常が視床下核と淡蒼球外節の発振現象を誘発し，運動ループや脳幹からの下行路を介して手足の振戦を誘発するといわれています。

姿勢障害　歩行障害

基底核出力は脚橋被蓋核へも抑制性に出力しています。脚橋被蓋核は歩行の開始やリズム形成のほか，姿勢や筋緊張に関与しているといわれており，この核への強い抑制作用の結果，すくみ足や小刻み歩行，姿勢の異常を引き起こしていると考えられます。

図説　パーキンソン病の理解とリハビリテーション

　パーキンソン病は天寿を全うできる疾患といわれているものの，進行性疾患です。症状は徐々に進行し，新たな課題が次々と発生します。本症は明確な臨床症状がない時期であっても脳内では神経変性が発生しています。特に迷走神経背側核，嗅球，青斑核，縫線核などは黒質緻密部の障害より早く発生しているといわれており，嗅覚低下や便秘など（**表2**）の症状が運動症状が発現する以前に出現しているようです。本症は発症前期と発症期に大別されており，臨床症状の重症度を示すYahrの分類とは別に，脳内の病理的進行の程度を6つのステージに段階づけたBraakによる病期分類があります。

表2　パーキンソン病の前駆症状

便秘
REM期睡眠行動障害
嗅覚低下

表3　Braak病期分類

ステージ1	最初の病変は，迷走神経背側核と嗅球といわれています。
ステージ2	縫線核と網様体の巨大細胞部および青斑核が障害されます。
ステージ3	ステージ1，2で侵された部位は重症化します。ステージ3では変性が中脳と前脳の基底部に進行し，レビー小体が黒質緻密部に出現します。しかし，神経細胞の明らかな減少はなく，黒質は肉眼的には障害がないように見えます。病変は扁桃体中心核に進行します。脚橋被蓋核，前脳基底核が侵されます。
ステージ4	病変は大脳皮質の前内側側頭葉皮質に到達します。不等皮質のアンモン角のCA2領域にもステージ4では進行し，CA1，CA3と広がります。
ステージ5〜6	ステージ5では前頭前野と高次感覚連合野が障害されます。ステージ6では前運動野，1次感覚野へと進行します。本症のすべての臨床症状を示します。

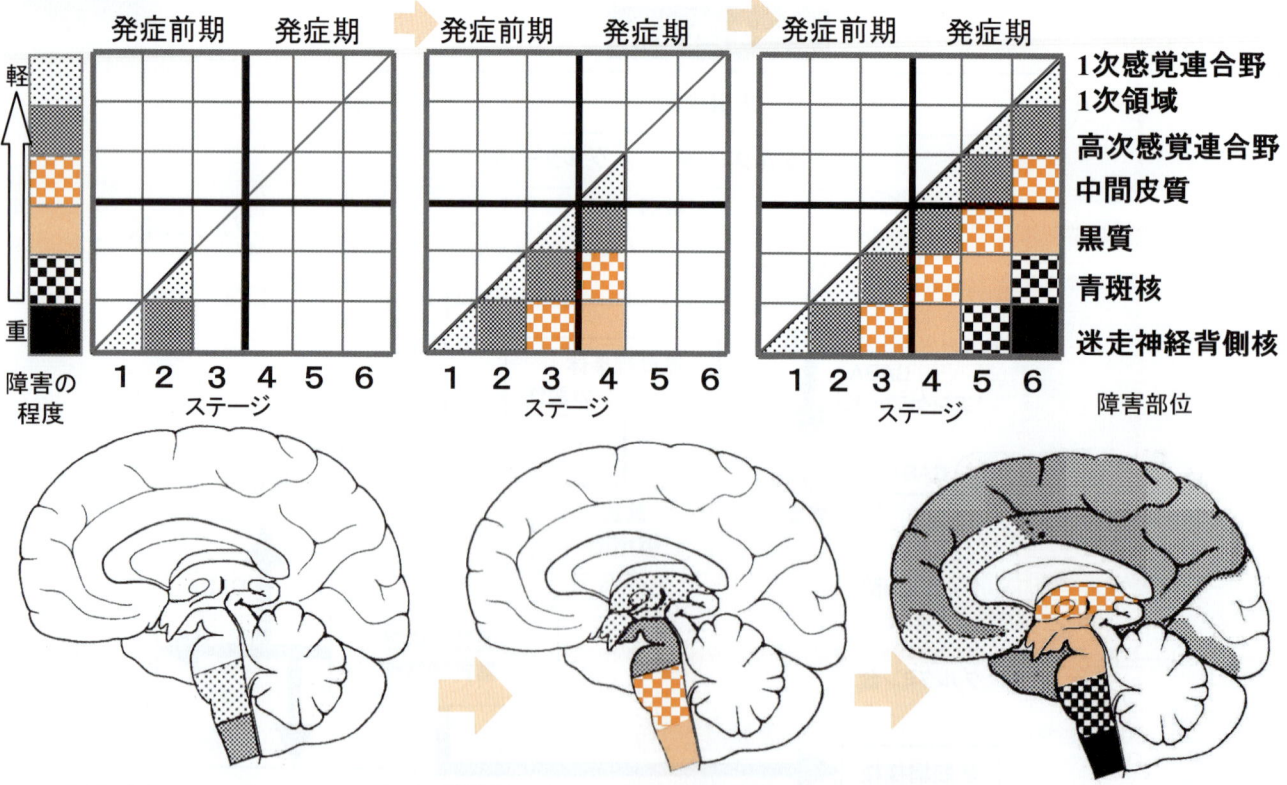

図26　孤発性パーキンソン病の病期分類（Braakの仮説）

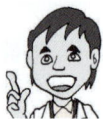

　2002年にドイツのBraak先生がパーキンソン病はどこから始まるのかという仮説を発表しました。この仮説はドパミンニューロンよりもセロトニンニューロン，ノルアドレナリンニューロンのほうが先に障害される可能性を示唆しています。

第2章 パーキンソン病を理解する

Braak病期分類

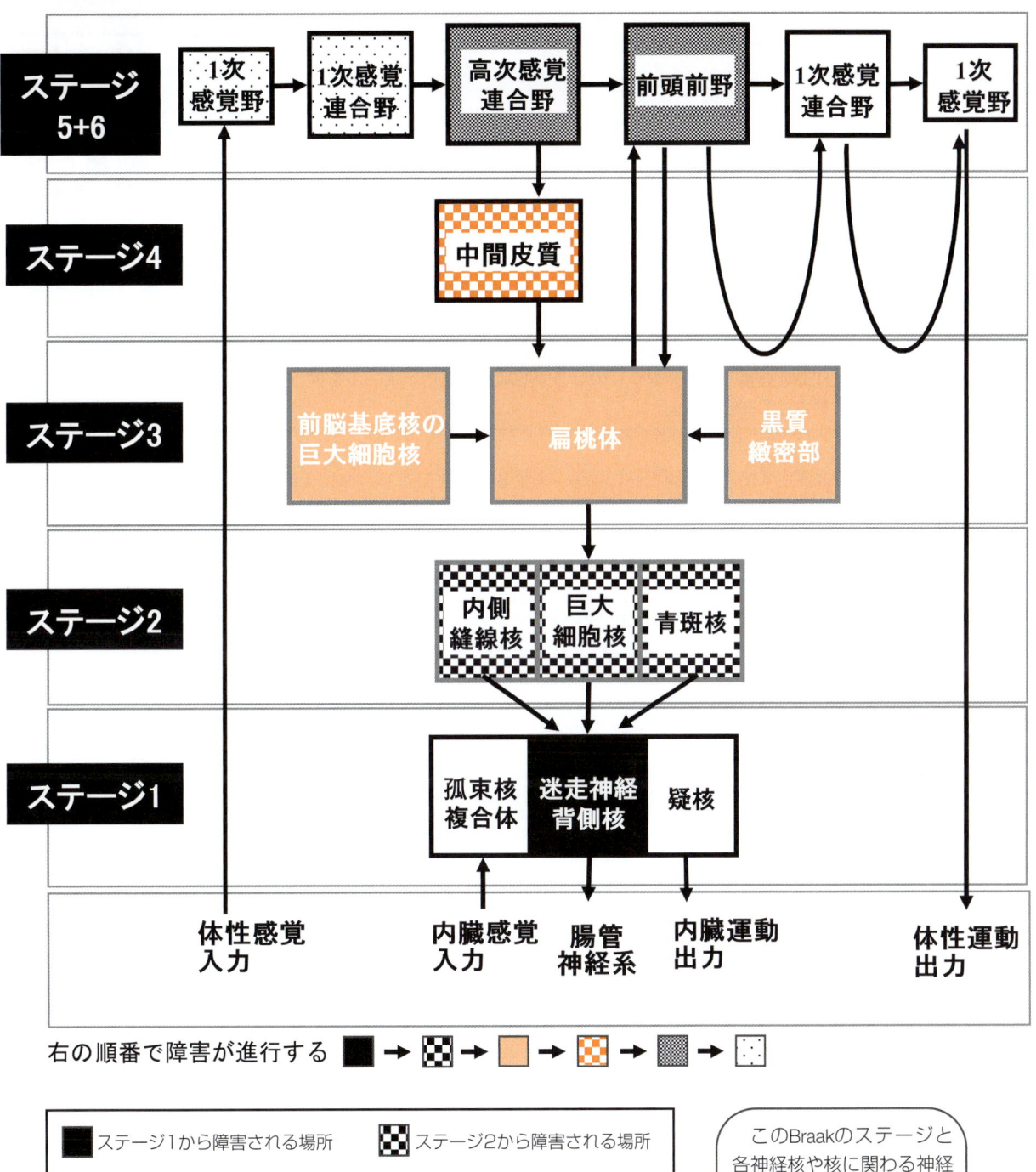

ステージ	領域
ステージ5+6	1次感覚野 → 1次感覚連合野 → 高次感覚連合野 → 前頭前野 → 1次感覚連合野 → 1次感覚野
ステージ4	中間皮質
ステージ3	前脳基底核の巨大細胞核 / 扁桃体 / 黒質緻密部
ステージ2	内側縫線核 / 巨大細胞核 / 青斑核
ステージ1	孤束核複合体 / 迷走神経背側核 / 疑核

入出力:体性感覚入力／内臓感覚入力／腸管神経系／内臓運動出力／体性運動出力

右の順番で障害が進行する ■ → ▦ → ▥(橙) → ▦(橙) → ▨(灰) → ⋯

- ■ ステージ1から障害される場所
- ▦ ステージ2から障害される場所
- ▥ ステージ3から障害される場所
- ▦(橙) ステージ4から障害される場所
- ▨ ステージ5から障害される場所
- ⋯ ステージ6から障害される場所
- □ 障害を免れる場所

このBraakのステージと各神経核や核に関わる神経回路の役割を理解すると，次にくる状態がある程度予測できます。そしてリハビリテーションやケアの場面において先手を打つことができます。

図27 Braakの仮説

第2章 パーキンソン病を理解する

4. パーキンソン病の治療

1 早期パーキンソン病の薬物療法

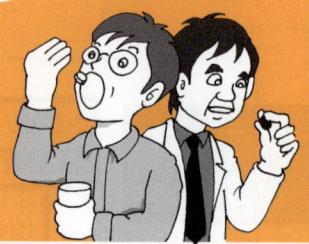

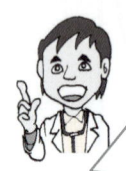

ここでは現在のパーキンソン病治療の主軸となる薬物療法について解説します。薬物療法は患者さんのADLやQOLに大きく関与します。リハビリテーションやケアに関わるスタッフは，それぞれの治療薬の効果や副作用，長期服用が引き起こす問題点について十分理解しておく必要があります。

またパーキンソン病友の会などに入会されている患者やその家族は，最新の治療や薬物療法の話題など専門職が驚くほど知識が豊富です。スタッフのほうが知識不足だとラポールを失うことにもなりかねません。基本事項をしっかり押さえておきましょう。

パーキンソン病では発症早期ほど黒質細胞の急激な細胞脱落が生じ進行と共にそのスピードはゆっくりとなると考えられています。そのため神経細胞の変性脱落とそれに伴う神経回路網のダイナミックな変化が生じる早期の治療法の選択は，その後の長期的予後を大きく左右する可能性がある重要なステップです。初期のパーキンソン病に対するL-ドパ投与試験ではL-ドパ 150, 300, 600 mg/日投与群では 600 mg/日投与群が最も運動症状が改善しており，早期から充分量のドパミン補充療法を開始・継続していくことの重要性が再認識されつつあります。ここでは，パーキンソン病治療ガイドライン 2011 および 2018 の記載に基づいて，治療開始時の薬剤選択基準について解説します。

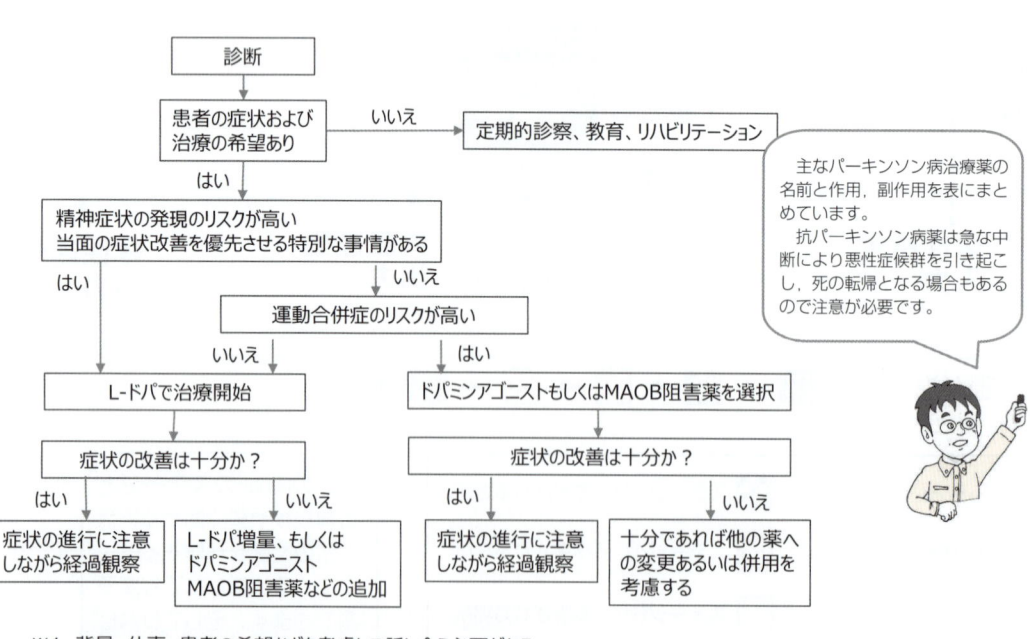

主なパーキンソン病治療薬の名前と作用，副作用を表にまとめています。
抗パーキンソン病薬は急な中断により悪性症候群を引き起こし，死の転帰となる場合もあるので注意が必要です。

※1 背景，仕事，患者の希望などを考慮して話し合う必要がある
※2 認知症の合併など
※3 症状が重い（例えばホーンヤールHoehn-Yahrの重症度分類で3以上）転倒リスクが高い、患者にとって症状改善の必要度が高い
※4 65歳未満の発症など

図28 早期パーキンソン病の治療ガイドライン（フロー図）

（文献6）より）

L-ドパ

ドパミンアゴニスト

モノアミン酸化酵素B阻害薬

COMT阻害薬

ドパミン遊離促進薬

抗コリン薬

ドロキシドパ

レボドパ賦活型製剤

アデノシンA2A受容体拮抗薬

パーキンソン病診療ガイドライン2011および2018

1. パーキンソン病の薬物療法は，症状の程度，日常生活の不自由さ，職業を勘案して開始するとし，<u>薬物療法の開始を遅らせる必要はない。</u>
2. 未治療のパーキンソン病の薬物療法は何で開始するか？（図28）
   ① ドパミンアゴニストまたはL-ドパにより開始が原則とする。いずれを用いるかは年齢，運動症状の程度，合併症などの患者背景による。
   ② 非高齢者で精神症状・認知機能障害を呈さない時はドパミンアゴニストで開始し，効果不十分の時はL-ドパを併用。
   ③ 高齢者，精神症状・認知機能障害のある場合など安全性に特に注意が必要な時，あるいは運動症状改善の必要性が高い場合は，L-ドパで治療開始。
   ④ アマンタジン，抗コリン薬はL-ドパ，ドパミンアゴニストに比べ，一般に症状改善効果は劣るが，著効例もあることからL-ドパ，ドパミンアゴニストで効果が不十分な場合は考慮してもよい。抗コリン薬は，認知症のある患者および高齢者では使用を控えたほうがよい。
   （パーキンソン病診療ガイドライン2011）。
   ⑤ 運動障害により生活に支障をきたす場合，早期パーキンソン病の治療薬はL-ドパで開始することを提案する。概ね65歳以下発症など運動合併症の発現リスクが高いと推定される場合はL-ドパ以外の薬物療法（ドパミンアゴニストおよびMAOB阻害薬）を考慮する。抗コリン薬やアマンタジンも選択肢となりえるが十分な根拠がない（パーキンソン病診療ガイドライン2018）。

用語解説

- **ドパミンアゴニスト**：ドパミン受容体に結合して，ドパミンと同様の作用を引き起こす薬物です。

- **wearing off現象（ウェアリング・オフ現象）**：L-ドパの薬効時間が短縮し，症状の日内変動が起こる。そのほかにも服薬時間に関係なく症状が急に良くなったり（on），急に悪化（off）するon-off（オン・オフ）現象，L-ドパを服用しても効果がみられないno on（ノー・オン）現象，効果が出るのに時間がかかるdelayed on（ディレイド・オン）現象があります。
  ※これらは進行期パーキンソン病の問題点です。

- **ドンペリドン**：胃腸の働きをよくする，吐気を抑える薬です。

表4　パーキンソン病治療薬

一般名	商品名	構造	作用	副作用
L-ドパ単剤	ドパストン，ドパール，ドパゾール		ドパミン補充	悪心・嘔吐などの消化器系副作用（単剤＞合剤），不整脈，動悸など循環器系副作用（単剤＞合剤），※眼圧上昇 長期服用：ジスキネジア，精神症状
L-ドパ・DCI *DCI（末梢性ドパ脱炭酸酵素阻害薬配合剤）	マドパー，ECドパール，ネオドパゾール	L-ドパ＋ベンセラジド	ドパミン補充	
	メネシット，ネオドパストン デュオドーパ配合経腸用液	L-ドパ＋カルビドパ		
メシル酸ブロモクリプチン	パーロデル	麦角系	ドパミンD2受容体刺激	悪心・嘔吐などの消化器系副作用，起立性低血圧，幻覚，妄想，※心臓弁膜症
カベルゴリン	カバサール			
メシル酸ペルゴリド	ペルマックス		ドパミンD1D2受容体刺激	
塩酸タリペキソール	ドミン	非麦角系	ドパミンD2受容体刺激	悪心・嘔吐などの消化器系副作用，幻覚，妄想，※眠気，睡眠発作　★車の運転注意
ロピニロール	レキップ			
プラミペキソール	ビ・シフロール，ミラペックス			
アポモルヒネ塩酸塩水和物	アポカイン		ドパミンD1D2受容体刺激	突発的睡眠，傾眠，QT延長，失神，狭心症，血圧低下，起立性低血圧，幻視，幻覚，幻聴，妄想，衝動制御障害
ロチゴチン	ニュープロパッチ		ドパミンD2受容体刺激	突発的睡眠，下肢浮腫，起立性低血圧，衝動制御障害，適用部位反応など
塩酸セレギリン	エフピー		ドパミンの分解阻害，ドパミン再取り込み阻害	悪心・嘔吐などの消化器系副作用，長期服用：ジスキネジア
エンタカポン	コムタン		L-ドパが末梢でドパミンへ代謝される経路を阻害	ジスキネジア，便秘，着色尿，幻覚，悪心，傾眠，貧血など
塩酸アマンタジン	シンメトレル		ドパミンの放出を促進	めまい，立ちくらみ，悪心，嘔気，嘔吐，食欲不振，不安，※幻覚，妄想，網状皮斑
塩酸トリヘキシフェニジル	アーテン		ドパミン減少で優位になったアセチルコリンを抑制	口の渇き，便秘，排尿障害，食欲不振，頻脈，動悸，舌のジスキネジア，精神症状
塩酸ビペリデン	アキネトン，タスモリン			
塩酸ピロヘプチン	トリモール			
塩酸プロフェナミン	パーキン			
塩酸マザチコール	ペナント			
塩酸メチキセン	コリンホール			
L-ドプス	ドプス		脳内で不足するノルアドレナリン前駆物質の補充	※血圧上昇，頭痛，動悸，吐き気
ゾニサミド	トレリーフ		ドパミン分解阻害 ドパミン合成促進	眠気，食欲不振，悪心，幻覚
イストラデフィリン	ノウリアスト		アデノシンA2A受容体を阻害し間接経路の興奮を抑える	ジスキネジア，睡眠発作，幻視，幻覚

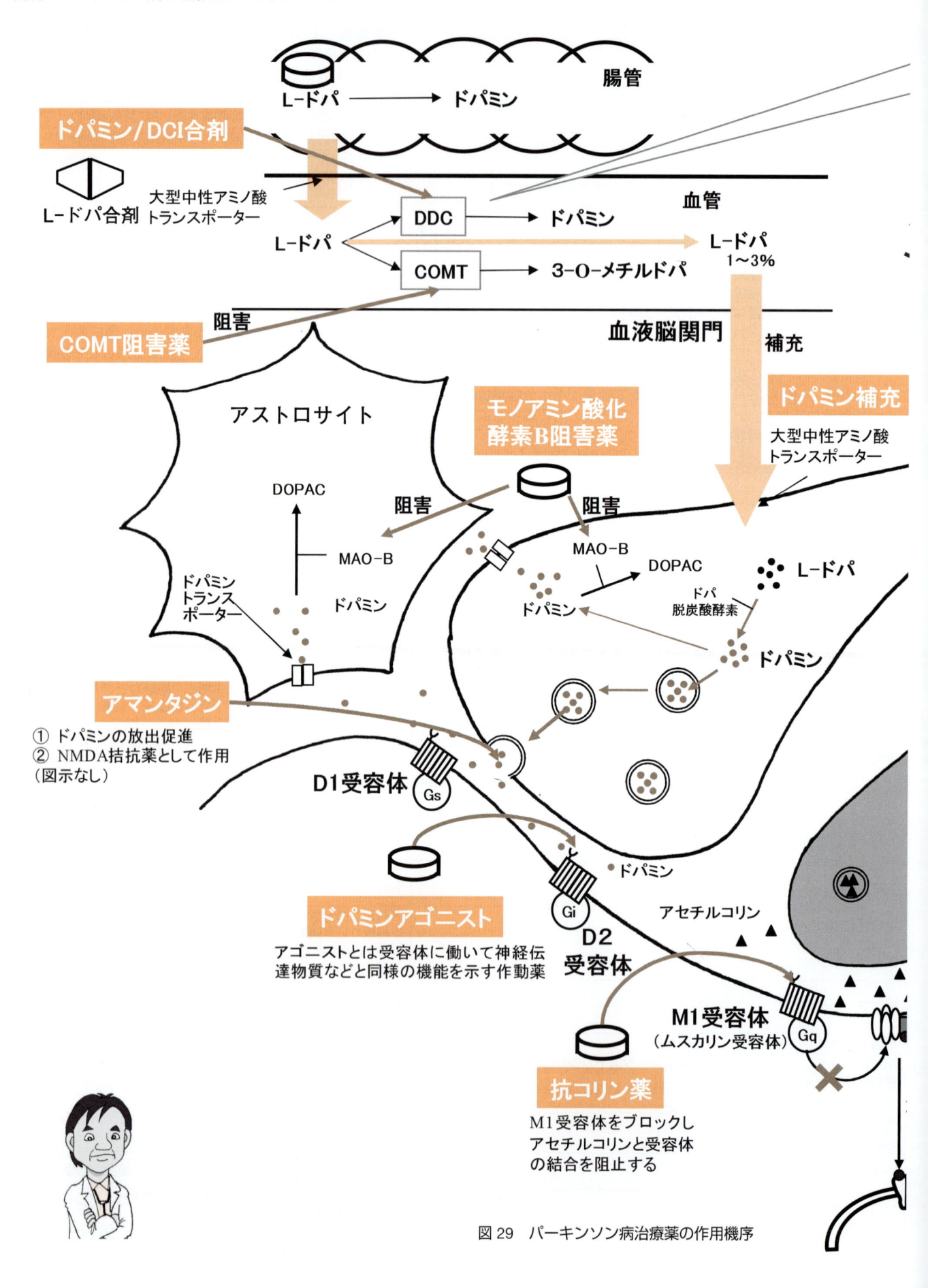

図説　パーキンソン病の理解とリハビリテーション

図29　パーキンソン病治療薬の作用機序

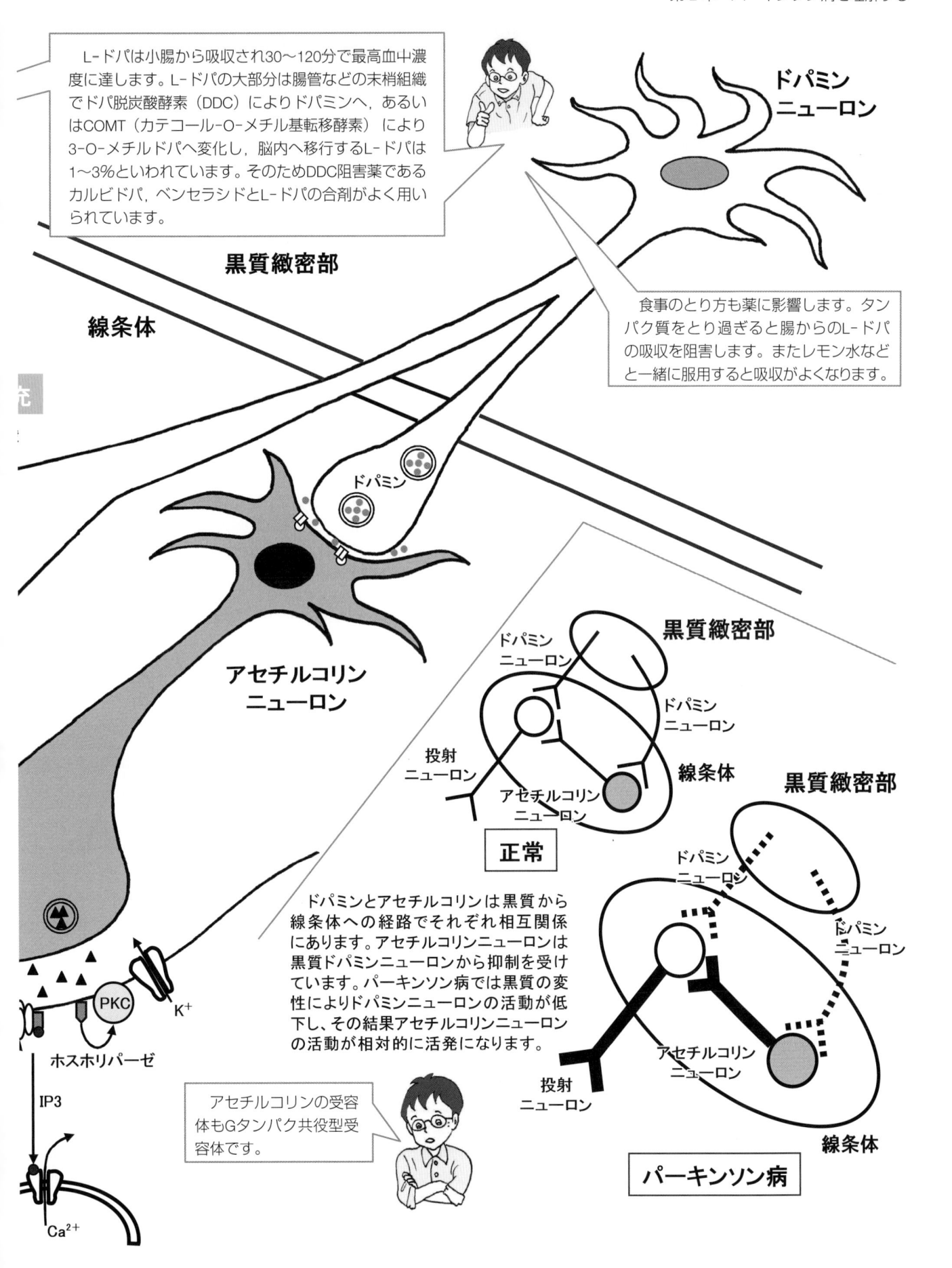

第2章 パーキンソン病を理解する

L-ドパは小腸から吸収され30〜120分で最高血中濃度に達します。L-ドパの大部分は腸管などの末梢組織でドパ脱炭酸酵素（DDC）によりドパミンへ，あるいはCOMT（カテコール-O-メチル基転移酵素）により3-O-メチルドパへ変化し，脳内へ移行するL-ドパは1〜3%といわれています。そのためDDC阻害薬であるカルビドパ，ベンセラシドとL-ドパの合剤がよく用いられています。

ドパミンニューロン

黒質緻密部

線条体

食事のとり方も薬に影響します。タンパク質をとり過ぎると腸からのL-ドパの吸収を阻害します。またレモン水などと一緒に服用すると吸収がよくなります。

ドパミン

アセチルコリンニューロン

ドパミンニューロン
黒質緻密部
ドパミンニューロン
投射ニューロン
アセチルコリンニューロン
線条体

正常

ドパミンとアセチルコリンは黒質から線条体への経路でそれぞれ相互関係にあります。アセチルコリンニューロンは黒質ドパミンニューロンから抑制を受けています。パーキンソン病では黒質の変性によりドパミンニューロンの活動が低下し，その結果アセチルコリンニューロンの活動が相対的に活発になります。

ドパミンニューロン
黒質緻密部
ドパミンニューロン
アセチルコリンニューロン
投射ニューロン
線条体

パーキンソン病

PKC
K$^+$
ホスホリパーゼ
IP3
Ca^{2+}

アセチルコリンの受容体もGタンパク共役型受容体です。

第2章 パーキンソン病を理解する
4．パーキンソン病の治療
2 進行期パーキンソン病の薬物療法

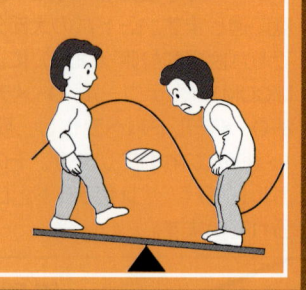

ここでは進行期パーキンソン病治療の薬物療法について解説します。進行期パーキンソン病では長期の薬物療法による問題点が出現し，さまざまな生活障害の要因となります。

進行期パーキンソン病とは，すでにL-ドパを服用しており，しかもその長期服用に伴う諸問題が出現している状態をいいます。L-ドパ長期服用の主な問題は，**表5**に示すようにさまざまなものがあります。ここではwearing off，不随意運動，幻覚妄想について触れます。すくみ足や睡眠障害などそのほかのものは，第3章「パーキンソン病の主要症状のメカニズムとリハビリテーションの視点」を参照してください。

wearing off 現象（ウェアリング・オフ現象）

L-ドパの薬効時間が短縮し，L-ドパの血中濃度の変動に伴い症状の日内変動が起こる現象です。症状の変動はおおよそ推測することが可能です。L-ドパ服用5年以上で20％，15年以上で60％出現するといわれています。発症年齢が若いほど出現しやすいようです。

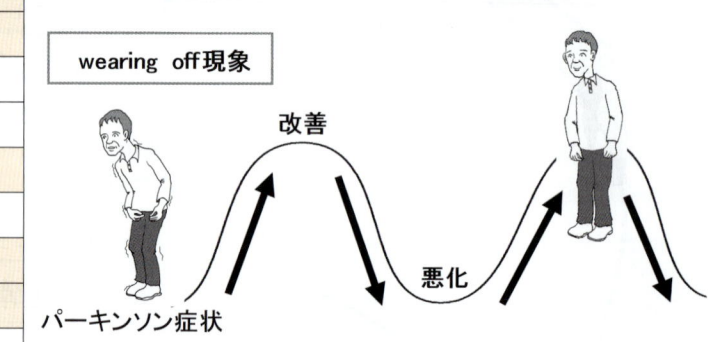

表5　L-ドパ長期服用に関わる諸問題

- wearing off（ウェアリング・オフ）現象
- no on/delayed on（ノー・オン/ディレイド・オン）現象
- on-off（オン・オフ）現象
- 不随意運動
  ① peak-dose dyskinesia, diphasic dyskinesia
  ② off-period dystonia
- すくみ現象
  ① off 時のすくみ足　② on 時のすくみ足
- 効果減弱
- 睡眠障害，restless legs 症候群
  ① 入眠障害　② 夜間頻回覚醒　③ 睡眠期呼吸障害
  ④ restless legs 症候群，周期性下肢不随意運動
  ⑤ REM 期睡眠期異常行動　⑥ 睡眠に関連した幻覚，悪夢
  ⑦ non-REM 睡眠に関連した異常行動　⑧ 覚醒障害
- 精神症状
  ① 幻覚・妄想　② 興奮・錯乱
- うつ状態
- 自律神経症状
  ① 起立性低血圧　② 排尿障害　③ 性機能障害
  ④ 消化管運動障害　⑤ イレウス　⑥ 発汗障害
- 悪性症候群

（文献6）より抜粋）

血中のL-ドパは速やかに脳内でドパミンに変換されます。このときドパミン神経終末がある程度保たれている場合は，放出されたドパミンはドパミントランスポーター（DAT）により再取り込みされ，脳内のドパミンとして長時間作用します。しかし進行期に入りドパミン神経終末が減少し，ドパミンの再取り込みができなくなると，脳内のドパミンは血中のドパミン濃度を直接反映するようになります。L-ドパの半減期（効果時間）は1時間と短いため効果持続時間が短縮します。

delayed on 現象（ディレイド・オン現象）

L-ドパ服用から効果が出るまでの時間が遅れることをdelayed on現象と呼びます。通常L-ドパ服用から血中濃度がピークに達するまでに1時間程度かかるといわれています。L-ドパ長期服用の患者さんや高齢者に多い現象です。受容体の感受性低下や消化管機能低下により，L-ドパを吸収する小腸までの到達時間が遅延することや，小腸での吸収効率の低下が考えられています。

on-off 現象（オン・オフ現象）

L-ドパの血中濃度とは無関係にパーキンソン症状が変化します。何も障害がなく動いていたかと思うと，急にまったく動けなくなったりします。まるで電気のスイッチを点けたり消したりするように短時間で急激に日内変動が起こる現象です。しばしばonのときにジスキネジアを伴います。症状の変動は推測することが不可能です。

wearing off現象より発現頻度は少ないですが，L-ドパ15年以上服用者では50%に認められるといわれています。

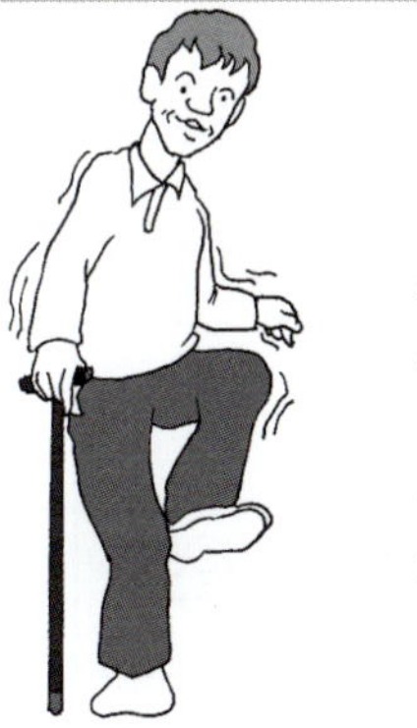

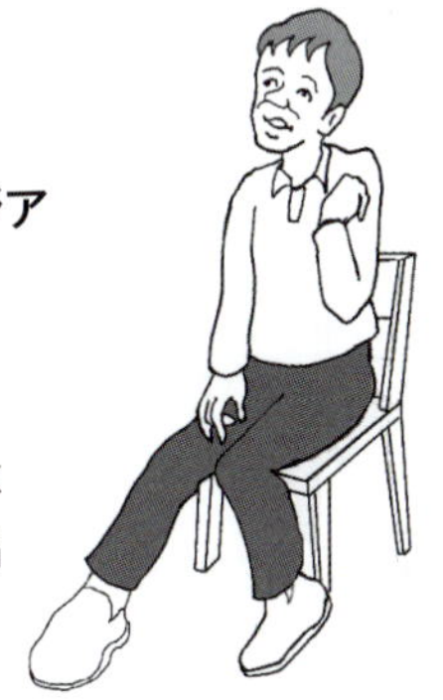

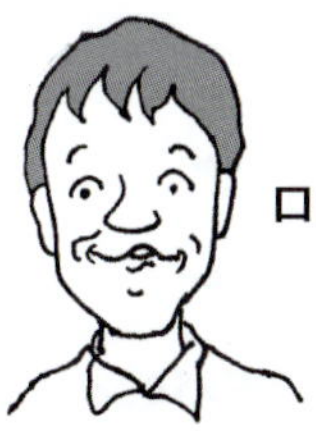

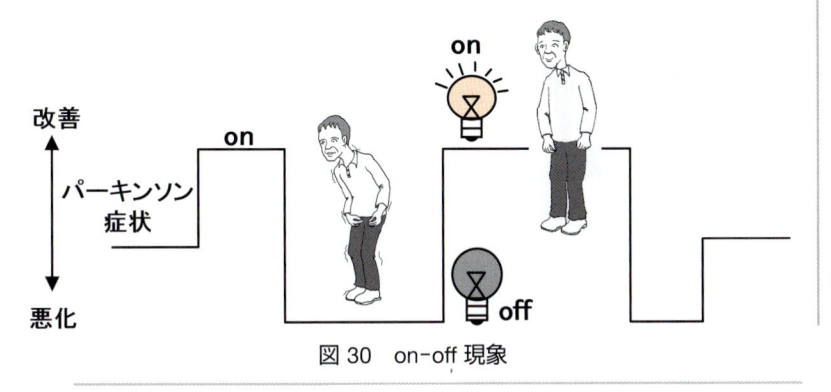

図30 on-off 現象

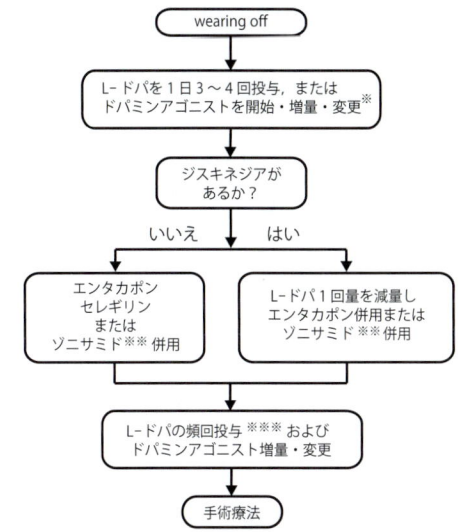

図31 wearing off の治療アルゴリズム

※：wearing off 出現時は，投与量不足の可能性もあるので，L-ドパを1日3～4回投与していない，あるいはドパミンアゴニストを十分加えていない場合は，まず，これを行う。
※※：ゾニサミドは25mgではoff症状の改善を，50～100mgでoff時間の改善を認めた。現在保険で認められているのは25mgのみである。
※※※：1日5～8回程度

ジスキネジア（dyskinesia）

ジスキネジアは不随意運動の1つで身体各部位に出現し，舞踏病様運動やミオクローヌスなどの比較的速い運動，ジストニア，アテトーゼのようなゆっくりとした運動までさまざまです。パーキンソン病患者の11.2%に出現し，L-ドパ服用15年以上で30%に認められると報告されています。

ジスキネジアは口部，舌，顔面，頸部，体幹，四肢のどの部位でも生じます。ごく軽度なものから極端な場合全身に起こり，まるで踊っているようになります。

ジスキネジア（dyskinesia）

口部ジスキネジア
口をモグモグさせる，舌で唇をなめる，舌の捻転，突出，唇を突き出す，顎の開閉などがみられます。

early morning dystonia（早朝のジストニア）
長時間の筋肉の不随意な収縮によって異常姿勢になります。ジストニアはon時間またはoff時間のどちらか，あるいは両方で生じます。特に「早朝ジストニア」とは，早朝薬を服用する前に生じる筋肉のこわばりのことです。

ジスキネジアはL-ドパ血中濃度の変化によって生じます。血中濃度の上昇時に生じるジスキネジアはpeak dose dyskinesiaと呼ばれます。舞踏病様運動であることが多いようです。ジスキネジアは血中濃度が低下しているときにもみられ，これはoff period dyskinesiaと呼ばれます。症状が悪化するとpeak dose dyskinesiaとoff period dyskinesiaを繰り返すようになり，これはyo-yoingと呼ばれます。玩具のヨーヨーみたいに上がり下がりするたとえです。また血中濃度の低下時のジスキネジアはジストニアが多いようです。end of dose dyskinesiaと呼ばれますが，早朝の血中濃度低下時に認められることが多いためearly morning dystoniaとも呼ばれます。痛みを伴うことが多く，睡眠障害の1つの原因となります。

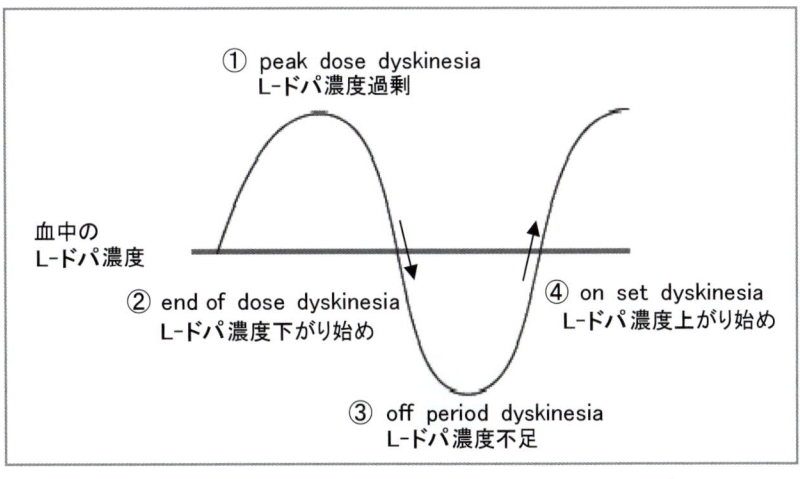

① peak dose dyskinesia　L-ドパ濃度過剰
② end of dose dyskinesia　L-ドパ濃度下がり始め
③ off period dyskinesia　L-ドパ濃度不足
④ on set dyskinesia　L-ドパ濃度上がり始め

図32 L-ドパ血中濃度の変化とジスキネジアのタイプ

図説　パーキンソン病の理解とリハビリテーション

　L-ドパの治療初期には安定した症状の改善がみられます。しかし症状の進行とともに効果が出ている治療域が狭くなります。またL-ドパの投与が繰り返されるとともにL-ドパの血中濃度は急激な上昇と下降をするようになり，wearing off 現象やジスキネジアなどが出現してきます。

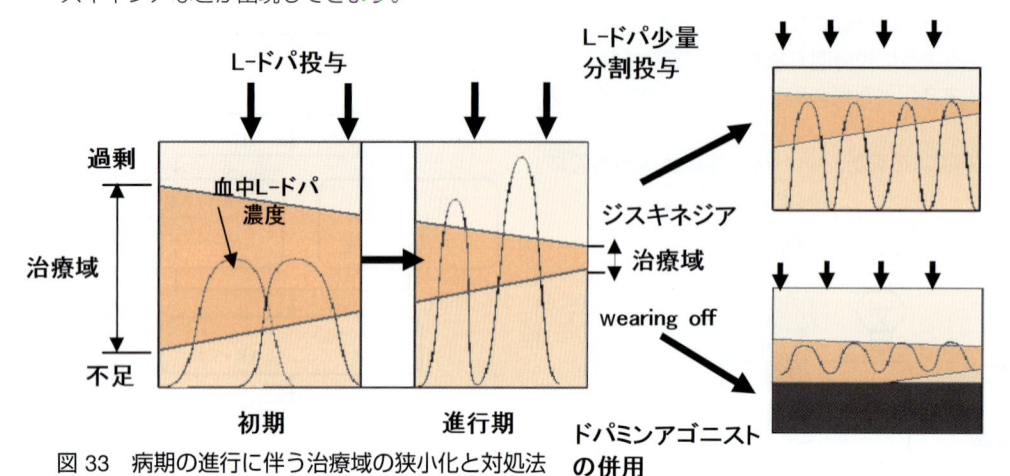

図33　病期の進行に伴う治療域の狭小化と対処法

ドパミンアゴニストをベースに少量のL-ドパを上乗せすることでwearing off現象やジスキネジアなどを抑えます。ドパミンアゴニストは作用時間が長いので症状の動揺が少なくなり，ドパミン代謝回路を抑制するので少量のL-ドパの効果を穏やかにして長続きさせることができます。

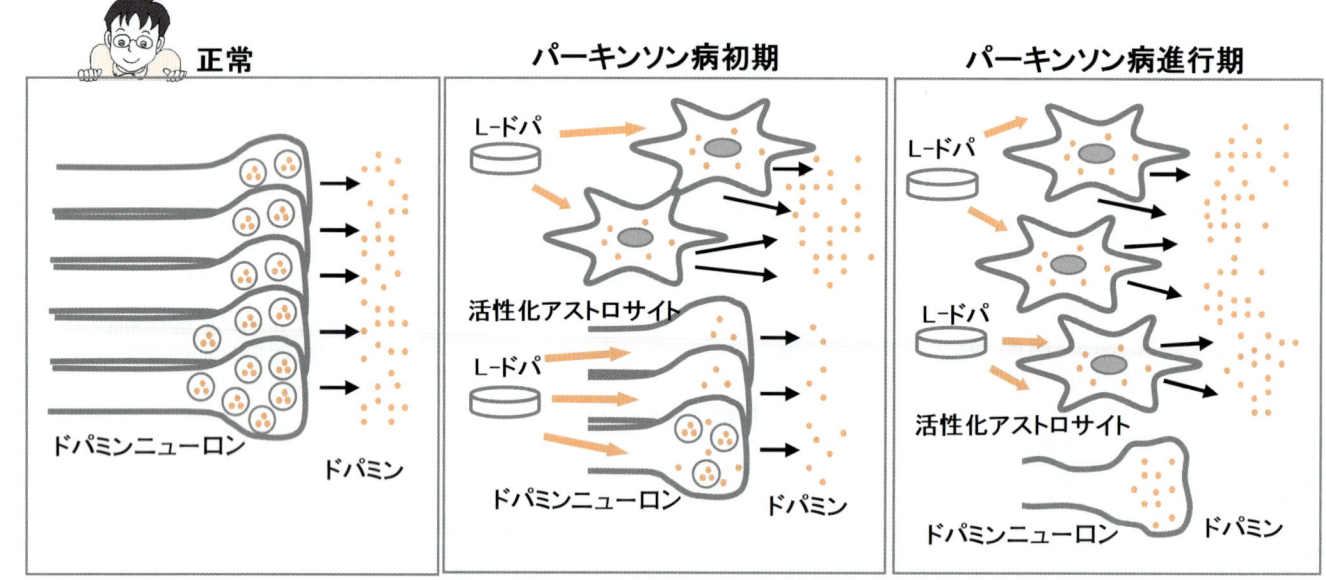

図34　病期の進行によるジスキネジア出現のメカニズム（文献2）を一部改変引用）

　初期には神経終末が残っているためジスキネジアはほとんど起こりませんが，進行期になると神経細胞がほとんどなくなり，アストロサイトでL-ドパからドパミンが合成されます。貯蔵する部分がないので一気に放出されジスキネジアが起こると考えられます。

精神症状（幻覚・妄想）

　パーキンソン病でみられる幻覚は幻視が多く，本人も幻覚とわかっている場合が多いようです。妄想は偏執性妄想や被害妄想や錯乱などがみられます。これらは薬物の副作用によるものが多いようです。
　日本神経学会の診療ガイドラインではパーキンソン病の精神症状に対するアルゴリズムを図35のように示しています。

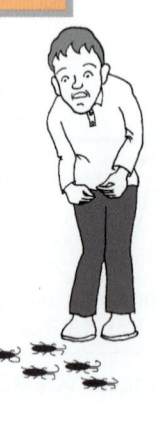

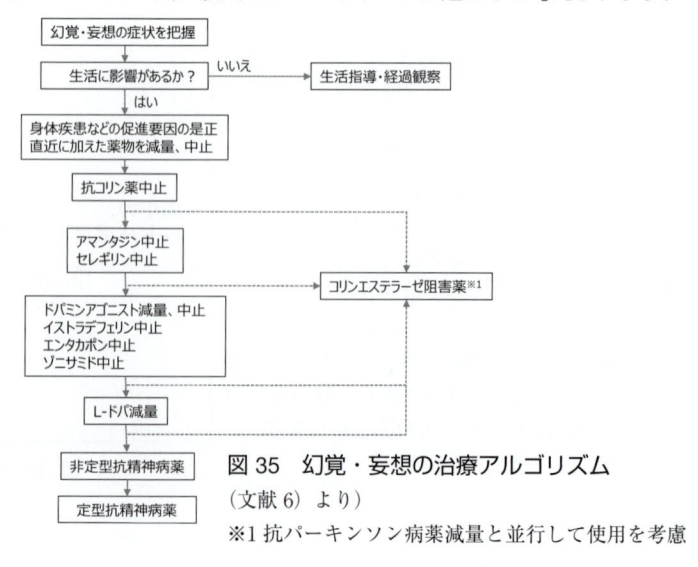

図35　幻覚・妄想の治療アルゴリズム
（文献6）より）

※1 抗パーキンソン病薬減量と並行して使用を考慮

第2章 パーキンソン病を理解する

非定型抗精神病薬

　脳内には**図36**のように4つのドパミン経路があります。幻覚や妄想などの症状に対し，抗精神病薬を用いると中脳辺縁系路のD2受容体が遮断され，症状を抑えることができます。しかしその一方で，残り3つのドパミン経路も遮断されます。

　中脳皮質路のD2受容体遮断は引き込もりや自発性の低下，意欲の欠如などの陰性症状を引き起こす可能性があります。

　また黒質線条体路のD2受容体遮断により錐体外路症状が悪化します。

　漏斗下垂体経路のD2受容体遮断で高プロラクチン血症やそれに伴う症状が出現する可能性があります。

　このように1つの遮断は有益であっても残り3つの遮断は有害かもしれないというジレンマに陥ってしまいます。非定型抗精神病薬を用いることでこのジレンマを解消する一助となります。そのメカニズムは**図37**に示します。

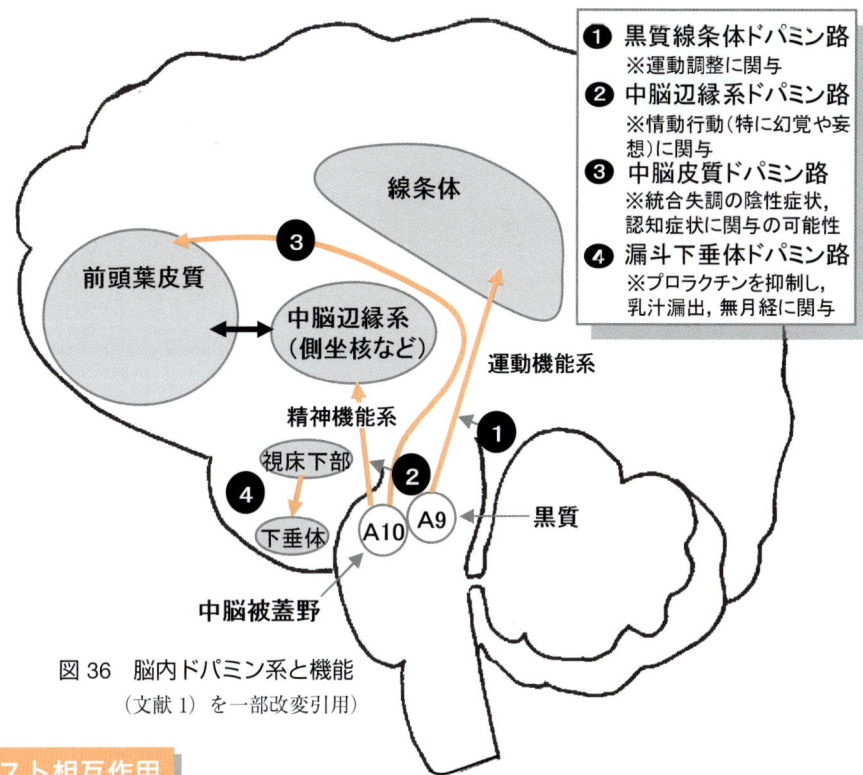

❶ 黒質線条体ドパミン路
※運動調整に関与
❷ 中脳辺縁系ドパミン路
※情動行動（特に幻覚や妄想）に関与
❸ 中脳皮質ドパミン路
※統合失調の陰性症状，認知症状に関与の可能性
❹ 漏斗下垂体ドパミン路
※プロラクチンを抑制し，乳汁漏出，無月経に関与

図36　脳内ドパミン系と機能
（文献1）を一部改変引用）

セロトニンとドパミンアンタゴニスト相互作用

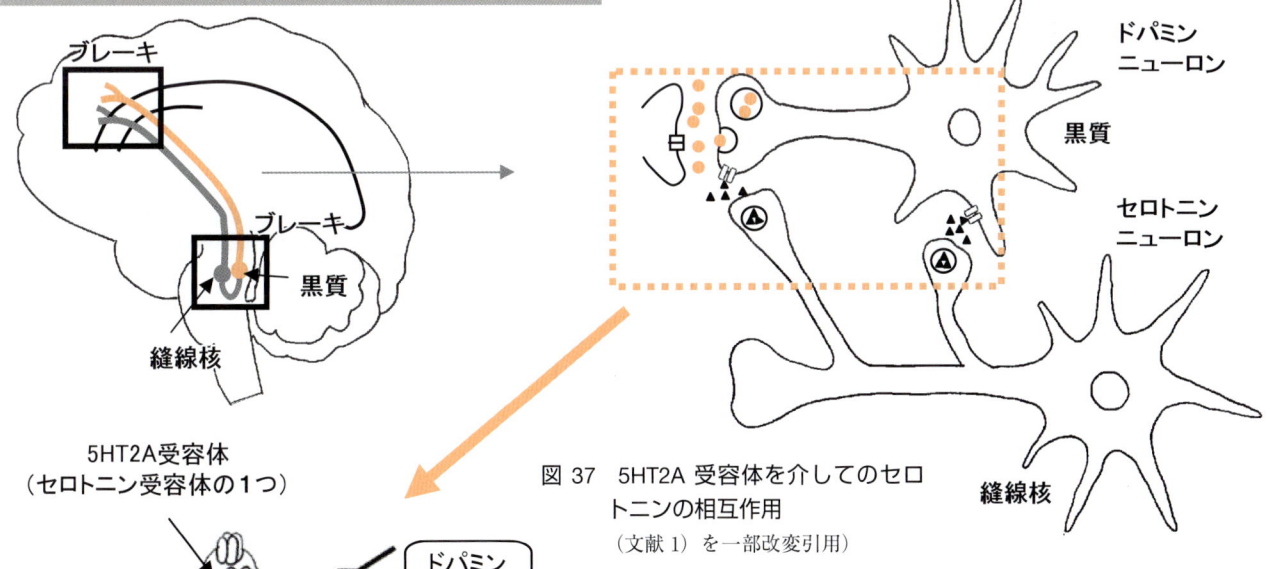

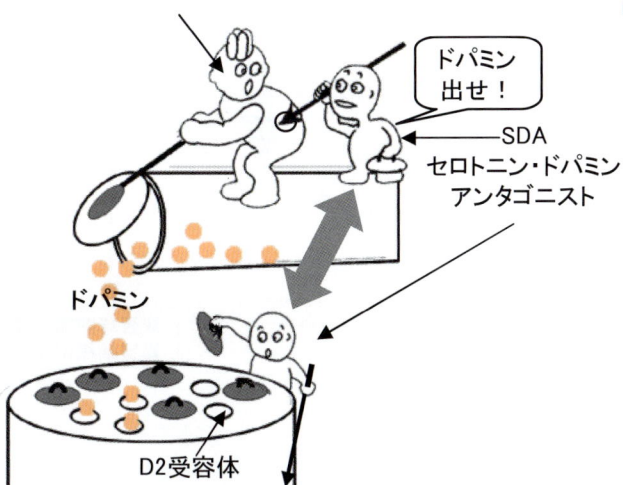

図37　5HT2A 受容体を介してのセロトニンの相互作用
（文献1）を一部改変引用）

　非定型抗精神病薬は5HT2A受容体をブロックしてドパミンの放出を促す一方で，D2受容体をブロックしています。

　中脳辺縁系路には5HT2A受容体が存在しないためD2受容体のみをブロックし，精神症状を抑えます。黒質線条体路では5HT2A受容体ブロックによりドパミン放出が増加し，D2受容体ブロック効果を上回ります。

　また中脳皮質路は5HT2A受容体がD2受容体より優位で，ドパミン活性の正味の上昇をもたらします。したがって精神症状を抑え，ほかの3つの経路にはドパミン放出を促しながら，ブロックは少なめというメカニズムで，上記のジレンマが解消できます。

第2章 パーキンソン病を理解する

4. パーキンソン病の治療

3 進行期パーキンソン病の治療
―手術療法、遺伝子療法ほか

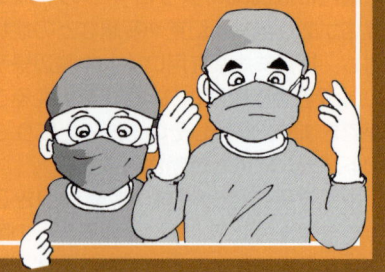

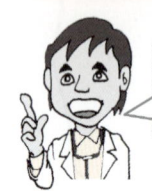

ここではパーキンソン病に対する手術療法や注目されている治療法について解説します。

パーキンソン病の外科的治療

パーキンソン病に対する外科的治療は定位脳手術と細胞移植療法に大別されます。

定位脳手術

パーキンソン病に対する定位脳手術は振戦や強剛に対する視床破壊術が主流でしたが，近年は淡蒼球や視床下核をターゲットに高周波熱凝固やガンマナイフによる破壊術や脳深部刺激療法（deep brain stimulation：DBS）が行われています。

視床手術 視床腹中間核（Vim核）を破壊する手術が行われます。振戦には効果が期待できますが，無動，姿勢保持障害，すくみ足は改善しないといわれています。

淡蒼球手術 淡蒼球内節から視床への過剰な抑制出力を抑制し視床から大脳皮質への出力減少を防ぐため，破壊術あるいはDBSが用いられます。すべての運動症状に効果が期待できます。

視床下核電気刺激療法 パーキンソン病において視床下核は図38のように基底核の出力細胞である淡蒼球内節や黒質網様部に過剰な興奮性出力を送っています。DBSはこの異常活動を抑制するために行われます。破壊術ではバリスムスを引き起こしやすいためDBSが用いられます。

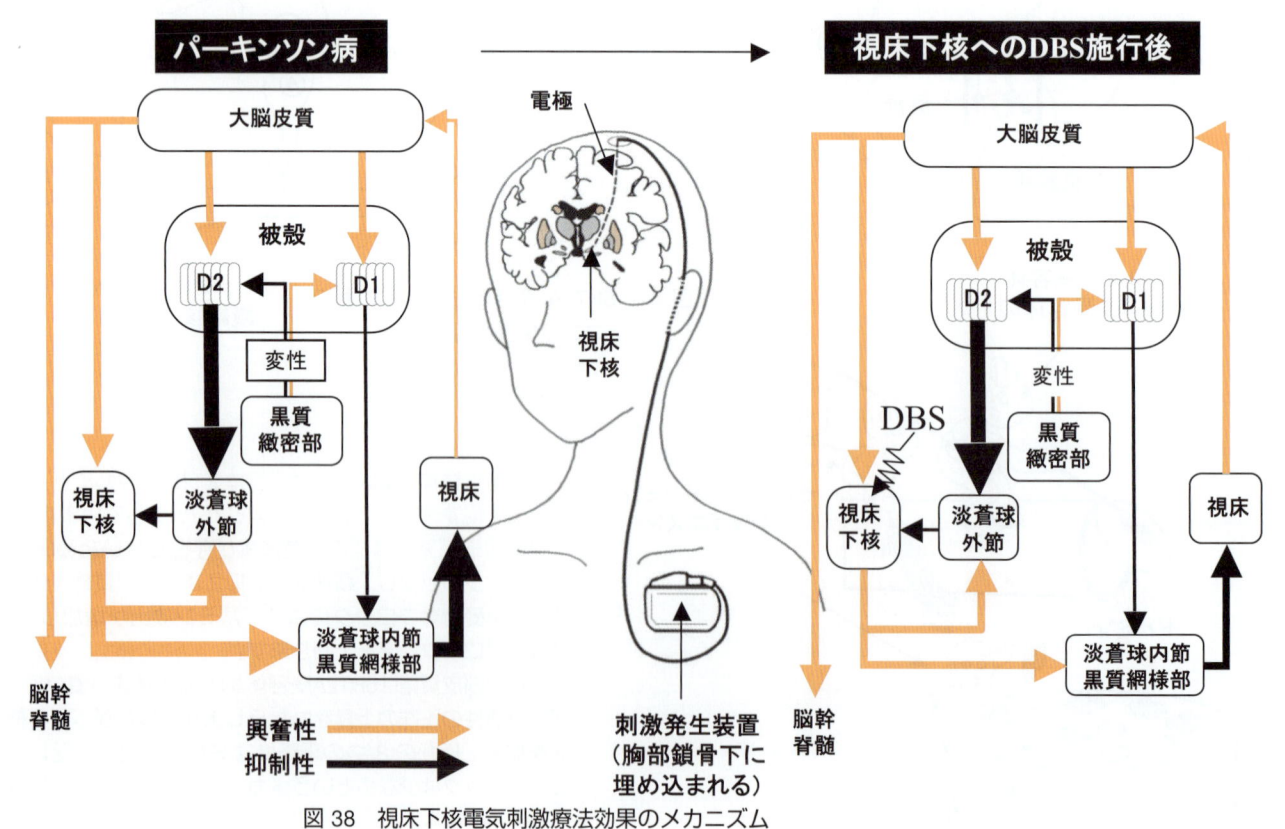

図38 視床下核電気刺激療法効果のメカニズム

表6　DBSの利点と欠点

利点	欠点
1）手術目標部位を高頻度で刺激することにより破壊術と同様の効果が得られる。 2）片麻痺，眼球運動障害，構音障害，認知障害などの副作用は，刺激条件を調節することにより消失もしくは減弱することが可能である。 3）両側破壊術（特に視床）においては，重篤な合併症を避けるため1〜2年間の期間が必要であったが，DBSでは同時手術が可能となった。 4）DBSでは，術後に手術目標点の調節が可能である。 5）DBSでは，刺激条件の変更で病状の進行にも対応できる可能性がある。	1）電極の埋め込みと，刺激装置の埋め込みの2回手術が必要。 2）効果は刺激装置がonのときだけでみられ，offにするとパーキンソン病の症状が出現する。 3）刺激装置の内蔵電池の寿命が通常使用で約3〜5年であり，そのつど刺激装置のみ交換する必要がある。 4）感染の危険性。 5）刺激装置が高価。
禁忌 ●心臓ペースメーカーを使用中の人，または今後心臓ペースメーカーを必要とする人。 ●MRIは避けたほうがよい（最近の装置では数回は検査可能に改良されている）。	**注意事項** ●カウンターショック（除細動）の影響は確定されておらず，神経組織に障害を加える可能性がある。 ●ジアテルミー（高周波電気治療）は，安全性が確認されていない。 ●図書館やデパートなどでの盗難防止用装置や空港でのセキュリティーシステムは，刺激装置の誤作動を来たす可能性がある。 ●刺激中の車の運転やそのほかの危険を伴う機器の操作は避ける。

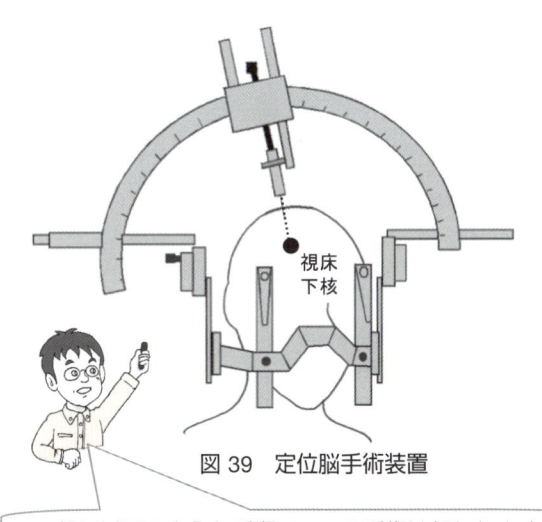

図39　定位脳手術装置（視床下核）

一般に以下のような手順でDBSの手術は行われます。

手術中に効果を確認するため，抗パーキンソン病薬を前日夜に中止します。定位脳手術フレーム（図39）を頭部に固定します。この装置を用いることで脳の正確な部位に電極を挿入することができます。次にMRIにより目標部位を同定します。その後，手術室に移り局所麻酔下で電極を挿入します。MRIによる解剖学的な位置と微小電極挿入部位の細胞の発火頻度を確認しながら目的部位に正確に届いているか確認します。このように解剖学的手法と電気生理学的手法の両方を用いて部位が同定されるのです。次に挿入した電極を用いて試験刺激を行い，その効果や周辺への影響を確認します。

1週間程度の試験刺激で効果がみられたら，今度は刺激発生装置の埋め込み術を全身麻酔下で行います。頭部の電極と刺激装置を皮下に通して接続します。刺激条件，刺激のオン・オフの調整は小型コンピュータを用いて体外で可能です。

手術の合併症としては，電極挿入による脳出血，感染のほか，刺激による錯乱，無為，幻覚，発声不全，ジスキネジアの増悪などが報告されています。

下記のほかにもDBSのメーカーがDBSに関する生活上の注意として以下のものをウェブサイトに掲載しています。

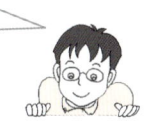

表7　DBSを受けた人の生活上の注意点

近づいても影響を受けないもの
電子レンジ，電気敷布・毛布，電気コタツ，電気掃除機，電気バリカン，電気かみそり，電動マッサージ器，ヘアドライヤー，テレビ，ラジオ，コピー機，ファクシミリ，パソコン，補聴器，電車，自動車（車内），バイク，テレビゲーム，血圧測定器
近づくと影響する可能性があるもの
電磁調理器，IH炊飯器など，電気のこぎり，ドリル，研磨機など，火花をちらすモーター，高出力トランシーバー，盗難防止装置，金属探知器，各種防犯装置，体脂肪計，全自動麻雀卓 ●身体に直接通電する機器の使用は控えてください。 ●磁石を刺激装置本体に近づけないでください。装置のスイッチが切り替わるおそれがあります。
影響を受ける物・場所
誘導溶鉱炉，レーダーアンテナ，放送所アンテナ，中継基地，不良電気器具，アーク溶接器，スポット溶接器，高周波・低周波治療器，大きなステレオスピーカー，発電設備，大型モーター，高電圧設備，強力な磁場の発生する場所 ※携帯電話は植込み部位から22cm以上離す（植込み部位の反対の手で持って使う程度の距離なら大丈夫）。 ※低周波治療器をリードおよび刺激装置近くで使用すると好ましくない刺激（「ギョッとするような」または「ショックを受けるような」不快感）を感じることがあります。使用する場合は少なくとも16cm以上離してご使用ください。

日本メドトロニック株式会社ホームページより引用
http://www.medtronic.co.jp/nro/tremor_cautions.html

図説　パーキンソン病の理解とリハビリテーション

細胞移植療法

細胞移植療法は線条体ドパミン補正を目的とした細胞療法と，黒質ドパミン神経細胞再生を目指す幹細胞移植療法に分けられます。

胎児黒質細胞
胎児の黒質細胞（ドパミン細胞）を線条体に移植します。移植された細胞は線条体内で神経突起を伸ばしシナプスを形成し，ドパミンを産生することが証明されています。効果は認められていますが，胎児細胞を移植するという倫理上の問題があります。

自己細胞移植
ドパミンを産生する副腎髄質クロム親和細胞，交感神経節細胞などを自己移植します。胎児の黒質のように倫理的な問題はありませんが，移植細胞自体がパーキンソン病によって損傷される可能性があります。

細胞株の移植
ドパミンを産生する細胞株や神経栄養因子を産生する細胞株（同じ性質を持った細胞の集団）を脳内に移植します。細胞が増殖しすぎて腫瘍になったり，免疫反応により拒絶されたりしないよう，高分子半透膜製のカプセルに封入した後移植する方法が開発されています。

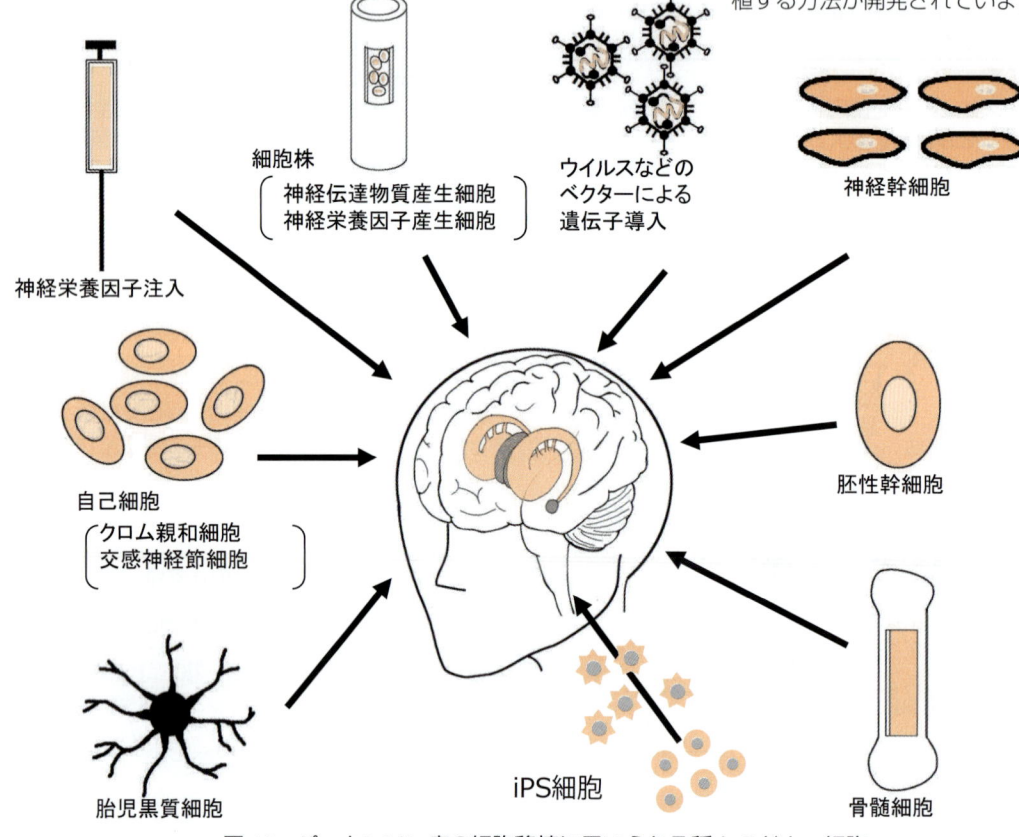

図 40　パーキンソン病の細胞移植に用いられる種々のドナー細胞
（文献 4）を一部引用）

神経幹細胞
神経幹細胞は，分化によってニューロン，アストロサイト，オリゴデンドロサイトになることができます。この細胞は胎児だけでなく成人の脳にも存在することがわかり，脳の再生療法において注目を集めています。

iPS 細胞（人工多能性幹細胞）による治療
iPS 細胞は ES 細胞で問題となる倫理問題が解決でき，自分の体細胞から作成した iPS 細胞を用いた自家移植が可能であることから研究が進んできました[9]。2018 年 10 月にはiPS細胞から分化誘導したドパミン神経前駆物質を移植する臨床治験が行われています。

骨髄細胞
骨髄細胞中には，さまざまな細胞に分化できる骨髄間葉系幹細胞と呼ばれる細胞が存在することがわかり，神経細胞やグリア細胞などにも分化できることが明らかにされています。また，骨髄細胞から分泌される種々の栄養因子が，神経保護作用を発揮することがわかっています。

遺伝子治療

遺伝子治療はDNA上の遺伝子情報の異常がわかっている病気を修復する治療法として出発しました。その後治療の安全性が認識されるにつれ，最近ではパーキンソン病をはじめ神経変性疾患も治療対象になってきています。

遺伝子治療はもともと異常な遺伝子を正常な遺伝子と組み換える治療です。しかし，現在の技術ではまだ難しいとされています。そのため正常な働きをする遺伝子を付加する方法が主流となっています。導入される遺伝子は病気に直接関わる遺伝子だけでなく，症状を抑えるような遺伝子を導入する方法も多くみられています。

遺伝子治療にはex vivo法 とin vivo法があります。ex vivo法は患者の細胞をいったん取り出し、外来の遺伝子を導入した後、再び患者の体内に戻す方法です。in vivo法は体内に直接外来の遺伝子、あるいは遺伝子を乗せたベクターを入れる方法です。

ex vivo法は遺伝子がうまく入ったかどうかを確認しやすい利点から、初期の遺伝子治療で比較的多く行われてきました。in vivo法は、目的の細胞や臓器以外の関係のない細胞へ遺伝子が導入されることが懸念されていましたが、遺伝子を細胞に運ぶベクターの研究が進み、安全性も確認されてきたため、最近では多く行われるようになってきています。

図41　in vivo法とex vivo法

パーキンソン病の遺伝子治療

パーキンソン病の遺伝子治療では、①細胞分裂を行わない神経細胞に治療用遺伝子が効率よく導入できること、②導入された遺伝子が長期間にわたって発現すること、③ベクター自身が生体に対して安全であることから、アデノ随伴ウイルス（ＡＡＶ）ベクターが使われます。実際の遺伝子治療では、治療用ベクターを脳内に注入する技術も必要になります。

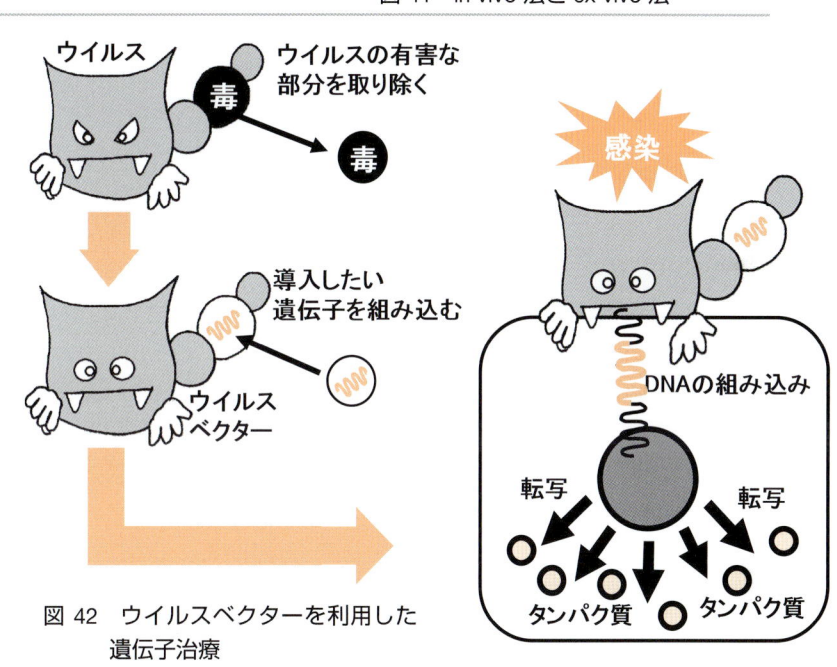

図42　ウイルスベクターを利用した遺伝子治療

経頭蓋磁気刺激法

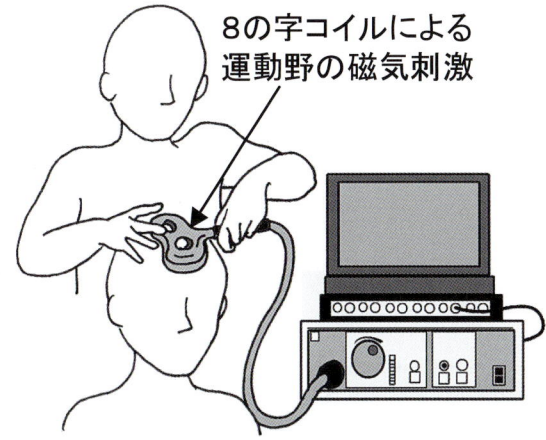

図43　経頭蓋磁気刺激法

※てんかん患者、脳動脈瘤クリッピング術後患者、心臓ペースメーカー埋め込み術後患者には禁忌です。

経頭蓋磁気刺激法（transcranial magnetic stimulation：TMS）は運動誘発電位による中枢神経系の検査法として従来用いられてきたものですが、近年は特にうつ病やパーキンソン病の治療にも応用されています。特にパーキンソン病では運動野の刺激により反応時間が短縮することがわかっており、ドパミン放出が促進されることが推察されています。パーキンソン病では反復経頭蓋磁気刺激法（rTMS）が用いられています。rTMSとは3回以上規則正しく反復されるTMSをいいます。

刺激頻度が1Hzを超えるものを高頻度rTMS、1Hz以下を低頻度rTMSと分類されています。高頻度rTMSでは刺激コイル直下の大脳皮質の興奮性が増大し、低頻度rTMSでは興奮性が低下するといわれています。

パーキンソン病症状の改善報告も効果を疑問視する報告もなされており、現在効果の検討中です。パーキンソン病への効果はパーキンソン病治療ガイドラインによると、現段階ではTMSがパーキンソン病症状に有効であるかどうかの結論を出すための十分なデータは存在しないとのことです。

第3章

パーキンソン病の主要症状の
メカニズムとリハビリテーションの視点

第3章 パーキンソン病の主要症状のメカニズムとリハビリテーションの視点

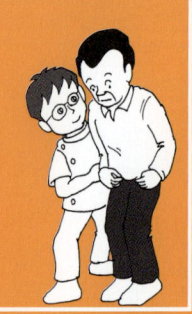

1. 無動

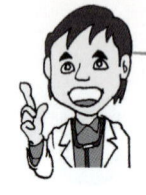

ここまでは大脳基底核の仕組みやパーキンソン病の原因，進行に伴う病理変化，薬物療法について解説してきました。ここからパーキンソン病の主要症状について解説し，そのメカニズムとリハビリテーションへの応用について述べていきます。まずパーキンソン病の主要症状を図示し，無動・寡動（akinesia, bradykinesia）について解説します。

運動系障害

4大徴候
- ●振戦
  - 安静時振戦（4〜6Hz）
  - 丸薬丸め様振戦（母指と示指をすり合わせる）
- ●筋強剛
  - 鉛管現象（lead-pipe phenomenon）
    鉛の棒を曲げるように硬い
  - 歯車現象（cog-wheel phenomenon）
    歯車のようなカクカクとした抵抗
- ●無動・寡動
  43頁で詳細に解説
- ●姿勢保持障害
  体幹前傾，前屈，四肢屈曲肢位，MP関節屈曲，立ち直り反射障害，突進現象，加速歩行

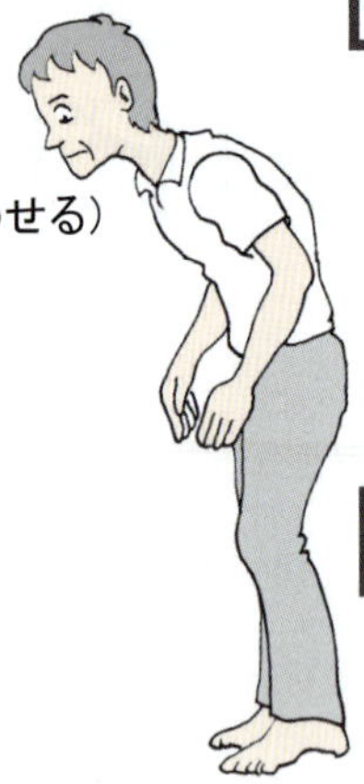

精神系障害
- ●抑うつ
- ●認知機能障害
- ●幻覚・妄想
- ●REM期睡眠行動異常（夢に合わせて大声をあげたり手足をばたつかせたりする）

自律神経系障害
- ●便秘
- ●起立性低血圧
- ●排尿障害
- ●脂漏
- ●性機能障害
- ●嚥下障害

睡眠障害
- ●不眠
- ●悪夢
- ●覚醒リズム障害

感覚障害
- ●痛み
- ●嗅覚障害

図1　パーキンソン病の主要症状

表1　Hoehn & Yahr（ホーエン・ヤール）によるパーキンソン病の重症度分類と厚生労働省研究班の生活機能障害度分類

	Hoehn & Yahrによるパーキンソン病の重症度分類	生活機能障害度
ステージⅠ	片側のみの障害で，機能低下はあっても軽微	Ⅰ度 日常生活，通院にほとんど介助を必要としない
ステージⅡ	両側性または躯幹の障害，平衡障害はない	
ステージⅢ	姿勢保持障害の初期徴候がみられ，方向転換や閉脚，閉眼起立時に押された際に不安定となる。身体機能は軽度から中等度に低減するが，仕事によっては労働可能で，日常生活動作は介助を必要としない	Ⅱ度 日常生活，通院に介助を必要とする
ステージⅣ	症状は進行して，重要な機能障害を呈する。歩行と起立保持には介助を必要としないが，日常生活動作の障害は高度である	
ステージⅤ	全面的な介助を必要とし，臥床状態	Ⅲ度 起立や歩行が不能で，日常生活に全面的な介助が必要

寡動(bradykinesia)

無動（akinesia）動作開始の困難，寡動（bradykinesia）動作の緩慢は，パーキンソン病の4大徴候の1つでパーキンソン病の中核症状です。寡動はパーキンソン病にみられる随意運動障害の総称です。

無動と寡動は一般に寡動の重度なものが無動とされていますが，動作緩慢を寡動，動作開始の困難を無動と分ける場合もあります。独立して存在する症状ですが，筋強剛や姿勢保持障害など干渉して存在する場合も多いのです。意思発動の減少や抑うつ傾向も寡動が要因として考えられています。また仮面様顔貌や小字症，歩行障害（すくみ足・小刻み歩行・歩行速度の減少）も寡動を反映する症状です。

動作緩慢

立ち上がりなど動作を行うのに非常に時間がかかるようになります。

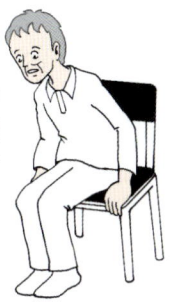

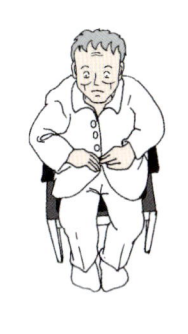

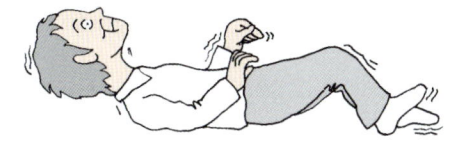

寝返り，起き上がりの困難さは，L-ドパを投与しても改善が少ないこともあるため，無動が反映した症状ではないともいわれています。体幹筋の強剛や安静臥位時の補足運動野の機能低下とパーキンソン病による機能低下の相乗効果など考えられています。また「axial apraxia」として別の症状としてとらえる考え方もあります。

仮面様顔貌(masked face)

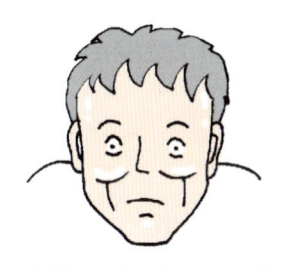

能面のように無表情で瞬目も少なくなります。

単調な小さな声(low monotonous voice)

抑揚がなくボソボソ声で話します。

流涎

嚥下障害の一環ともみなされています。パーキンソンでは舌の運動も歩行などと同じようにすくんで動きが悪く，食塊の形成や食物の咽頭への送り込みが悪くなります。

小字症(micrographia)

字を書くとだんだん小さくなります。よく患者自身が「ミミズが這ったような字になる」と訴えます。

2 動作の障害

話しながら歩く，左右の手で違った動作をするなど，複数の動作を同時にすることが困難になります。

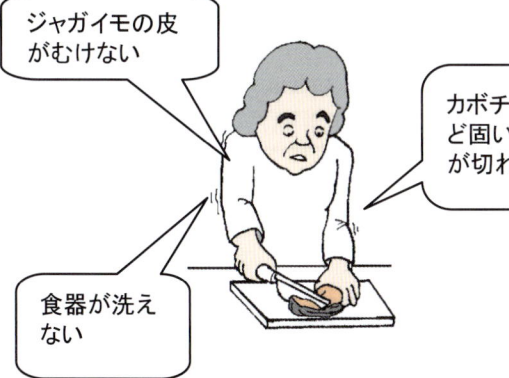

（ジャガイモの皮がむけない／カボチャなど固いものが切れない／食器が洗えない／タオルが絞れない／缶が開けられない／袋が破れない／ファスナーを上げられない）

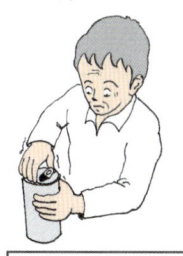

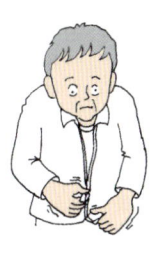

Yahrのステージ Ⅲ くらいまではADL（日常生活動作）は，ほとんど介助を必要としないといわれていますが，詳しく聞いてみると意外に問題があります。具体的には，ボタンを留めたりファスナーを上げることが難しい，包丁で固いもの（例えばカボチャなど）が切れない，ジャガイモの皮がむけない，タオルや雑巾をうまく絞れない，缶が開けられない，薬の袋やお菓子の袋が破れない，皿洗いがうまくできないなどです。巧緻動作が困難というより指先に力が入らないと訴えます。これらは，単位時間当たりの筋出力が少ない，すなわちすぐ力が出せない状態に起因しています（Hallett 1980）。

ささいなことから自信をなくし，不安から抑うつ状態に陥る人もいます。簡単な動作指導や福祉用具で解決する場合が多いので，早期のリハビリスタッフの介入が必要です。

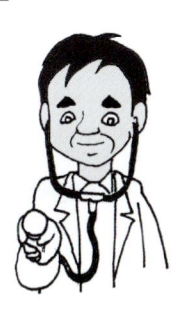

手の振りの欠如

歩行時に手の振りがなく，少し肘が曲がって図のように体にくっついたようになります。

小股歩行

小股でチョコチョコ歩きます。

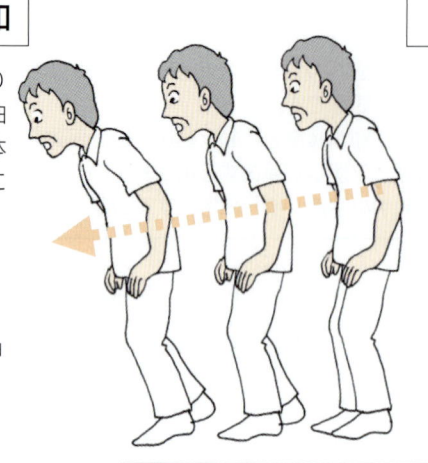

突進現象

前屈のまま徐々に早足となり，つま先に体重がかかり自分では止めることができなくなります。

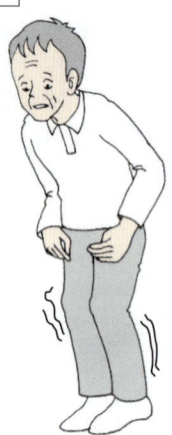

すくみ足

足が床に張り付いたようになり第一歩がなかなか出ません。

ベッドやいすなどの目標物に近づいたときや狭い場所を通過するとき，方向転換時に起こりやすいようです。

床の目印を跨ぐように指示したり，階段昇降では出現しないことがあり，逆説性歩行（キネジーパラドキサル：Kinesie Paradoxale）と呼ばれます。

寡動のメカニズム

パーキンソン病では，基底核からの強力な抑制出力により運動系ループの活動が低下するために寡動が起こると考えられています。また動作の開始困難と動作緩慢は，おのおのの運動準備と運動遂行に関連するサブループの異常により誘発される可能性があります。意思発動の減少や抑うつ傾向は前頭前野ループや辺縁系ループの活動低下に伴う寡動です。

また上記の逆説性歩行時は外側運動前野の血流が有意に増加することがわかっています。すなわち，歩行障害には運動プログラミングの異常があり，特定の視覚入力が外側運動前野を賦活することにより歩行のプログラムが駆動されて歩きやすくなると考えられます。歩行障害は，大脳皮質－基底核ループと基底核－脳幹系の双方の異常により誘発されると考えられているのです。

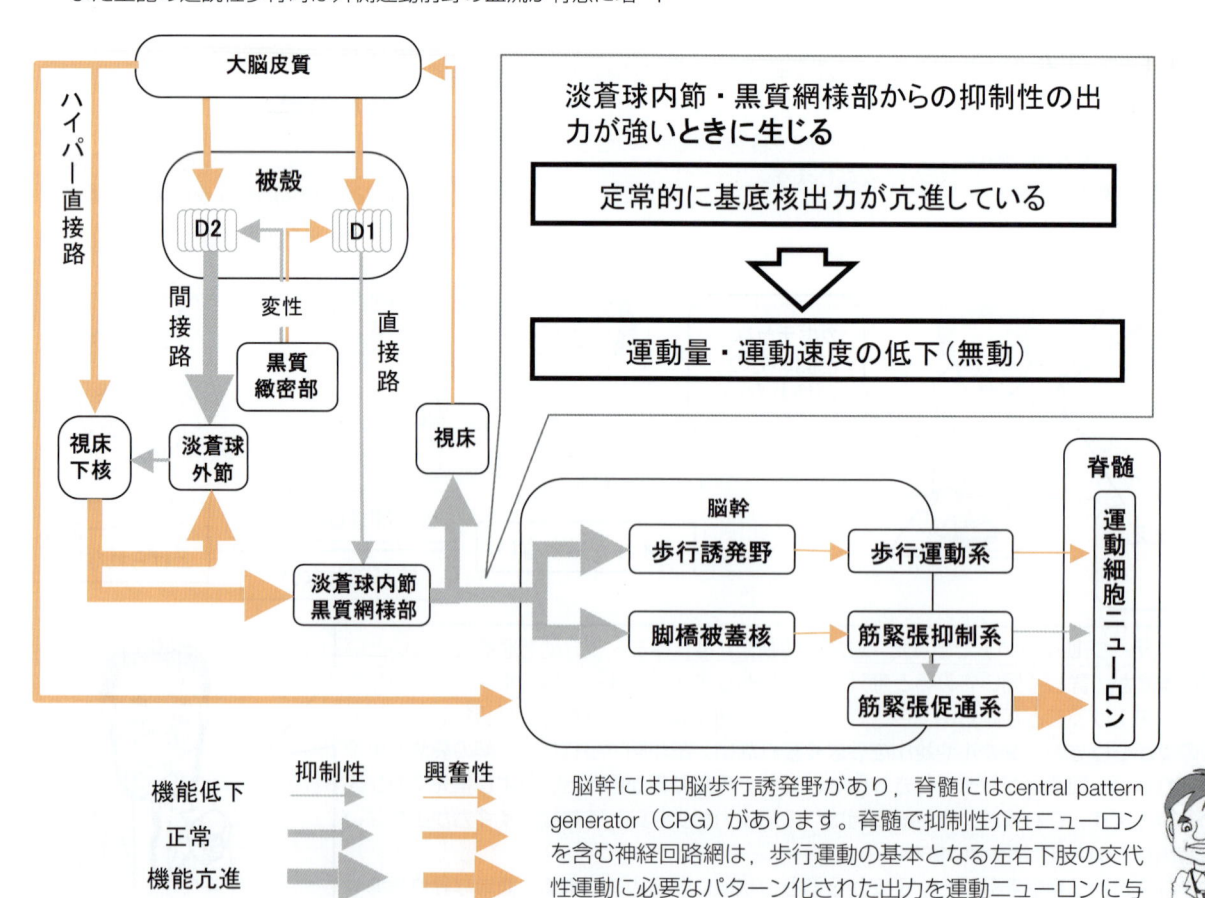

脳幹には中脳歩行誘発野があり，脊髄にはcentral pattern generator（CPG）があります。脊髄で抑制性介在ニューロンを含む神経回路網は，歩行運動の基本となる左右下肢の交代性運動に必要なパターン化された出力を運動ニューロンに与えています。

図2　寡動のメカニズム

第3章 パーキンソン病の主要症状のメカニズムとリハビリテーションの視点

パーキンソン病では，ハイパー直接路〜直接路〜間接路による基底核出力の時間的−空間的調節が適切に作動しない

↓

必要な運動プログラムを適切なタイミングで実行できないために動作の開始が困難

| 直接路 | 狭い領域への脱抑制効果を通して特定の運動の発現に寄与する |
| 間接路 | 周辺領域への抑制効果により，それ以外の不必要な運動の抑止に貢献する |

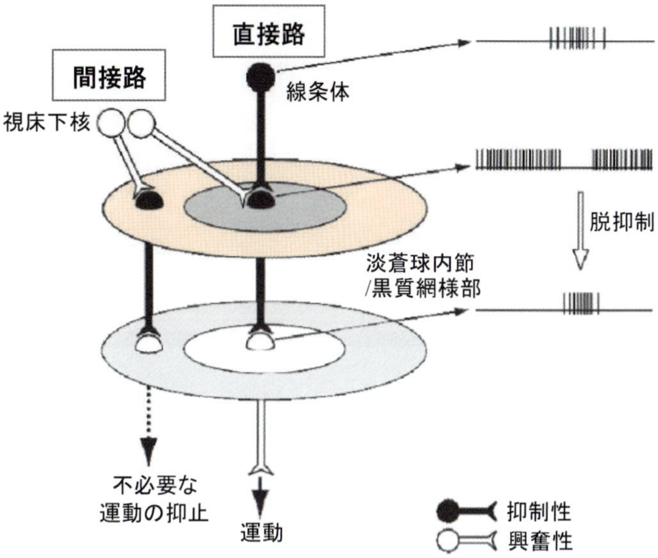

図3　大脳基底核神経回路の機能と寡動のメカニズム

（文献10）を引用）

パーキンソン病の歩行障害と逆説性歩行のメカニズム

表2　大脳皮質運動関連領域の役割

大脳皮質 運動関連領域	役割
1次運動野	筋活動・力の大きさ，運動の方向・速度・変位
前補足運動野	動作の更新，順番，動作企画，順序手続を新しく学習（順序運動制御）
補足運動野	動作の自発性，運動の時系列，連続動作の企画と構成，複数動作の順序制御，動作遂行と姿勢調節の協調
運動前野	動作のターゲットおよび使う体部位の選択，動作の準備
帯状皮質運動野	報酬情報，情動，意図と結果の整合

視覚，聴覚刺激などによる運動は大脳基底核を通らないルートで運動を行うため，パーキンソン病では運動の開始がうまくいきます。

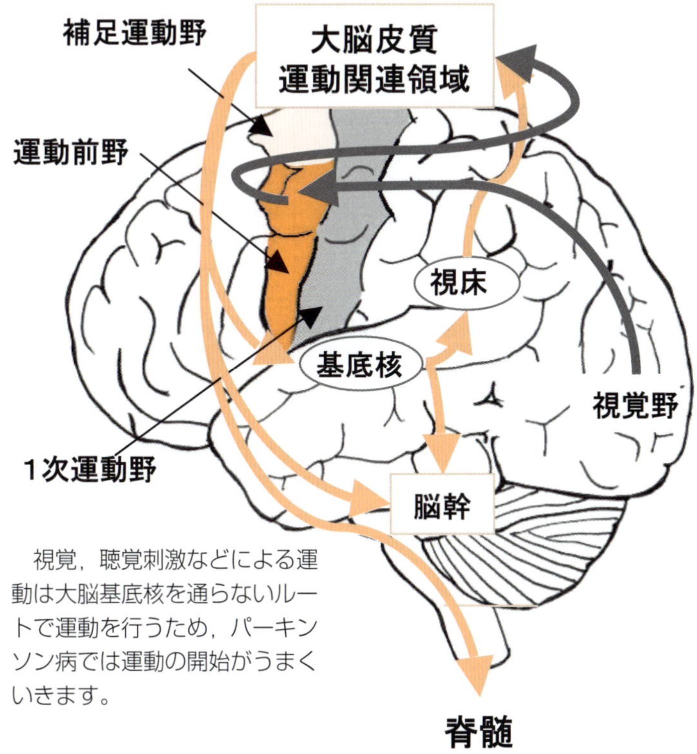

図4　パーキンソン病の逆説性歩行のメカニズム

　内的な手がかり刺激により起こる運動には補足運動野が活動し，外部からの感覚により起こる運動には外側運動前野が活動するといわれています。パーキンソン病では基底核からの促通入力の減少により補足運動野が機能低下していることがいくつかの研究で示されています。補足運動野の活動低下が，高次の運動協調を必要とする歩行運動障害に関わっている可能性が高いと思われます。

　またパーキンソン病で第1歩がなかなか出ないのは，足が出ないのではなく，体の重心を前に移動する予測的な姿勢調節ができないとも考えられています。
　逆説性歩行は，図4のように，基底核を介さないルートを使うこと，つまり視覚入力を豊富に受ける外側運動前野が，特定の視覚刺激によりその機能が賦活化され，1次運動野につながる補足運動野の機能を補うため生じる現象と考えられます。

第3章 パーキンソン病の主要症状のメカニズムとリハビリテーションの視点

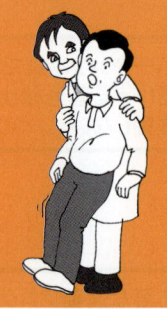

2. 姿勢保持障害

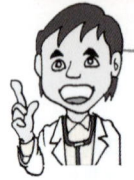

ここではパーキンソン病の主要症状の姿勢保持障害について，その病態とメカニズムからみたリハビリテーションの視点について解説します。

姿勢保持障害は4大徴候の1つです。姿勢反射障害，姿勢・歩行障害などさまざまな表記があります。英文ではよくpostural instability（姿勢の不安定性）と表記されています。ここでは姿勢保持障害と表現します。先述した寡動と並んで，日常生活への影響が大きい障害です。Yahrの重症度分類でいうとステージⅢに入ったかどうかの判断基準の1つになります。パーキンソン病の人は症状の進行に伴い**図5**のような特徴的な姿勢となり立位，歩行時のバランス障害を呈し，転倒やそれによる後遺症の増加の要因となります。

パーキンソン病の特徴的な姿勢

顎を突き出した姿勢
頸部伸展
体幹前屈
肘関節屈曲
股関節屈曲
膝関節屈曲
足趾屈曲

地面を見るようなうつむいた前屈姿勢ではなく，顎を突き出したような姿勢になります。

最近では体幹前屈と頸部屈曲の（首さがり）例が報告されています。パーキンソン病の経過中に急激に出現し進行するものと緩徐にあらわれるものがあると報告されています。

上肢は屈曲した体幹に沿うような肢位になり，手は特徴的な変形を示します。イギリスのSir William Gowersは80例のパーキンソン病の症例から特に手にみられる症状を詳細に分析しています。ここでは最近の手の変形の分類を紹介します。

図5　パーキンソン病の特徴的な姿勢

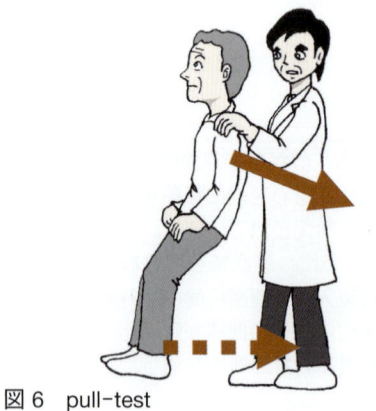

①棒のように倒れてしまう
②後方への突進現象がみられる

図6　pull-test

後方に立ち，テスト対象者が後ろに倒れても大丈夫な体勢をとります。両肩を後方から軽く素早く引くと，健常者は足を一歩踏み出して（保護伸展反射）転倒しないように防御できますが，パーキンソン病患者さんは棒のようにそのまま倒れてしまうか，トトトと後方への突進現象がみられます。

転倒

著者らの法人の訪問利用者の転倒事故，ヒヤリハット発生率もパーキンソン病が70%と高率です。さらにその中の70%が複数回転倒者です。パーキンソン病の人の転倒は姿勢保持障害や環境要因によるもののほか，起立性低血圧などによる心血管系の要因による転倒事故も多くなっています。

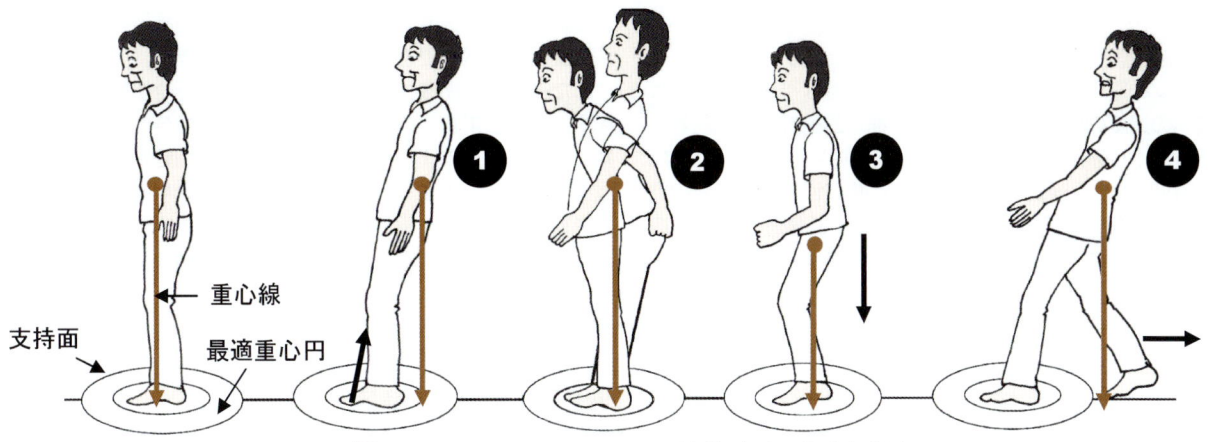

第 3 章　パーキンソン病の主要症状のメカニズムとリハビリテーションの視点

図 7　automatic postural reflex（文献 7）を一部改変引用）

　正常では姿勢反射，立ち直り反射により支持面上に重心を維持するようコントロールされています。例えば後方に押したときの主な反応パターンは，①足関節背屈筋の力で重心の後方移動を阻止する，②股関節の動きで重心位置を調整，③重心を低くすることで後方へのモーメントを減らし安定感を高める，④足を一歩踏み出し支持面を広げる，の 4 つです。前方に，あるいは側方に押したときも同様のメカニズムで考えることができます。このうちパーキンソン病では②〜④のパターンで対応することが困難となります。

用語解説

姿勢反射
重心線が最適重心円内を外れると感覚受容器が誤差を検出し，姿勢保持に関わる筋肉の緊張を自動的に調整し誤差を最小にします。

立ち直り反射
重心線が支持基底面を外れると足を踏み出してバランスをとります。

　支持脚を移動して支持面を広げる動作は，支持脚を移動するタイミング・方向・速度・距離など瞬時に決定しています。これは大脳基底核の予測的姿勢調節に関与しています。パーキンソン病ではこの反射が障害されています。すくみ足で大きな一歩が踏み出せないのは，動作緩慢による単純反応時間延長や上記したことが要因と考えられます。

　パーキンソン病の人の転倒事故は非常に多いです。手で防御できる状況のときはコレス骨折（橈骨遠位端骨折）が発生し，進行とともに手が出なくなると顔面の打撲や骨折が多くなることを臨床上よく経験します。上記の姿勢保持に関わる反応パターンの崩れを反映していると思います。

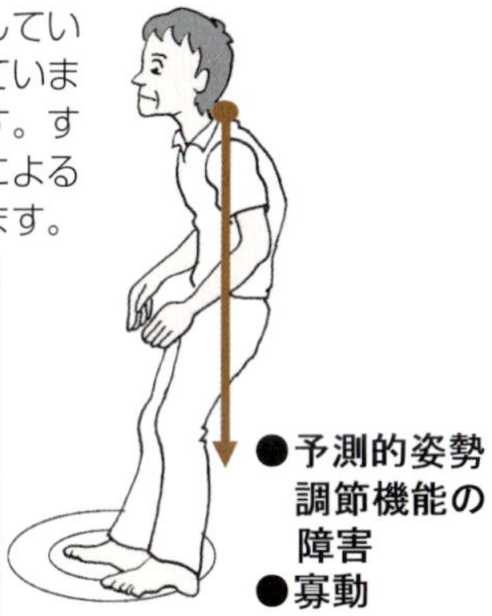

● 予測的姿勢調節機能の障害
● 寡動

手の変形

ステージ0（正常） 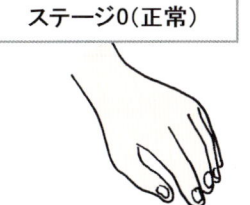
安静状態にて手関節はやや伸展し，第2指から第5指はやや屈曲して，母指の爪面が他指の爪面と直交します。

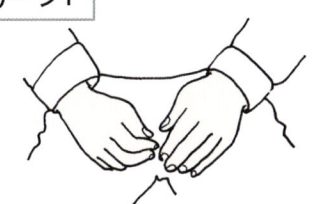

ステージ1
第2指から第5指は互いに接している手指内転位です。

ステージ2 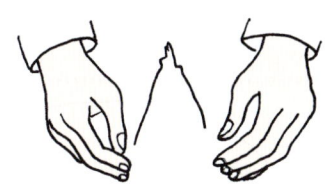
手指内転位でMP関節とPIP関節がともに屈曲し，DIP関節が伸展しています。

ステージ3 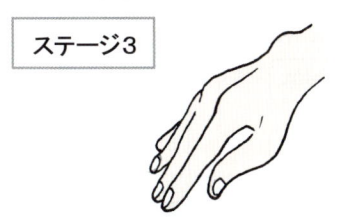
MP関節が屈曲，PIP関節とDIP関節が伸展し，母指の爪面は母指以外の指の爪面と平行になるかたち「ペンを持つ手」として知られています。

ステージ4 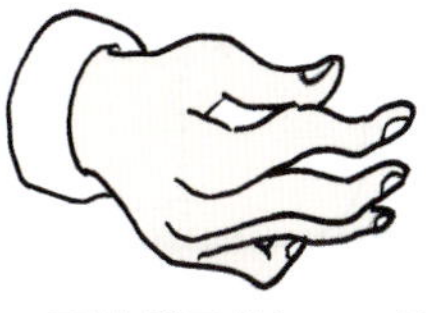
MP関節とDIP関節が屈曲し，PIP関節が過伸展するようなスワンネック様変形です。

ステージ5 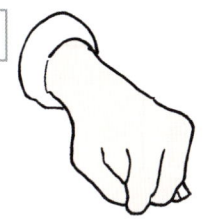
拘縮より変形が強く拘縮を伴います。

図 8　パーキンソン病の手の変形の分類（文献 2）より引用）

姿勢保持障害のメカニズム

ドパミン神経の変性による大脳基底核障害は視床を介して大脳皮質への過度の抑制を引き起こし，補足運動野・運動前野・1次運動野（大脳皮質運動関連領域）の活動性を低下させます。それは脊髄のα-γ運動ニューロンを亢進させ筋伸張反射の亢進（相反性支配の障害，α-γ連関の障害，持続的伸張反射の障害）を引き起こします。パーキンソン病ではバランスを崩す程度によって長潜時伸張反射（大脳皮質を介した反射で姿勢保持の筋肉調整に重要な役割）および中潜時伸張反射（多シナプス性反射）を調整できないともいわれています。

また後述する網様体脊髄路へ影響し，歩行や姿勢反射の障害を引き起こします。抗パーキンソン病薬の投与は姿勢障害の改善に効果はありますが，外力に対する姿勢調整反応には効果がないとされています。姿勢保持障害は，寡動や筋強剛など相互の影響と姿勢調整の反応における順応性の欠如や不必要なプログラムを制御できないことによるものと思われます。

> 1）大脳基底核―大脳皮質―下行性伝導路の異常→随意運動の障害
> 2）大脳基底核―脳幹の異常→筋緊張，歩行，同調の障害

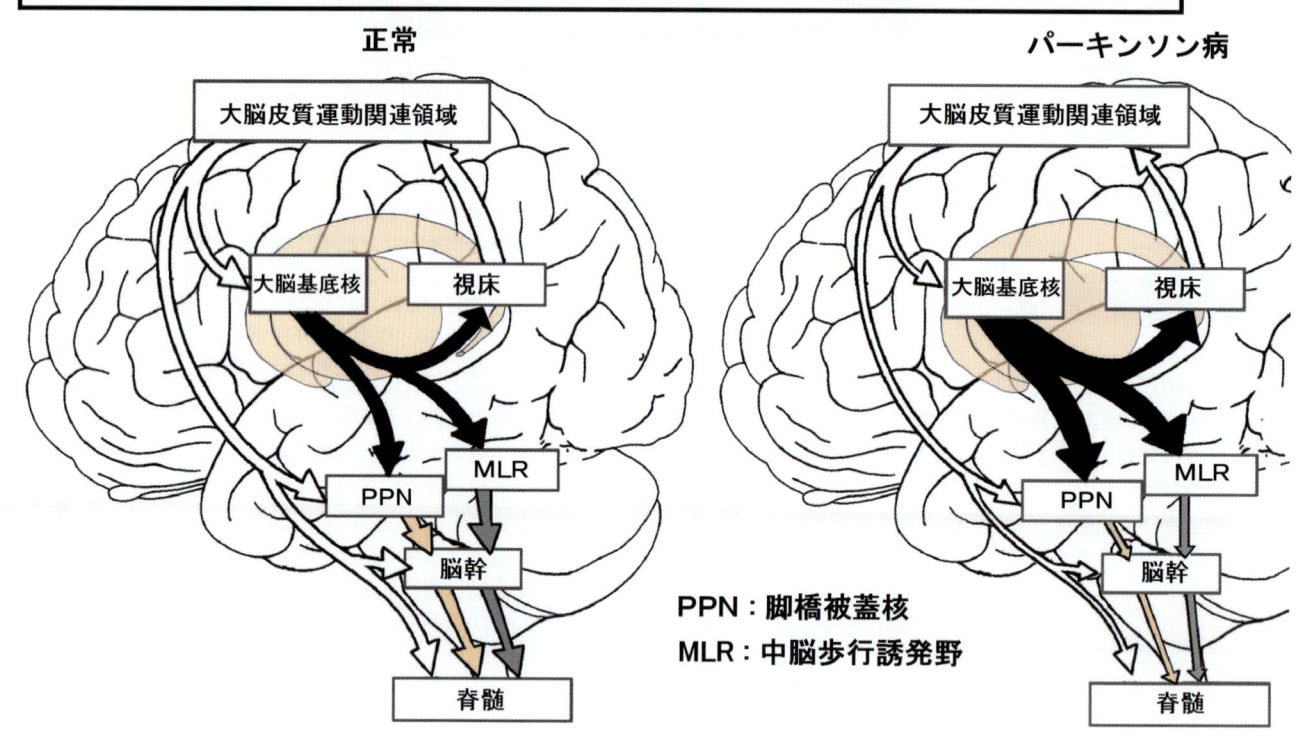

図9 パーキンソン病の姿勢保持障害（文献6）より引用）

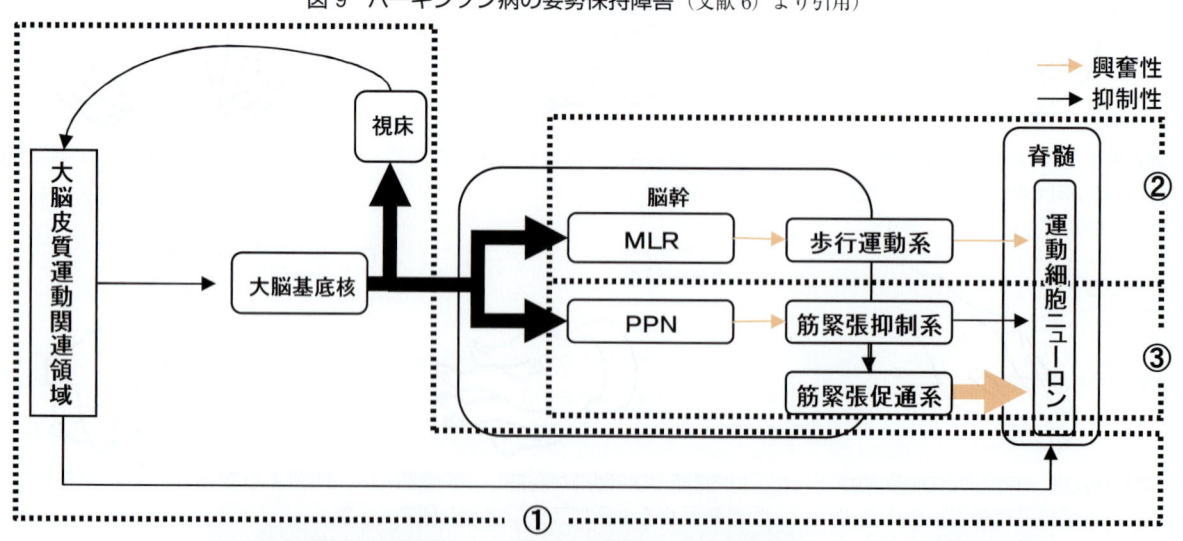

①随意運動の障害　②歩行障害，同調障害　③筋緊張異常

図10 大脳基底核神経回路と姿勢保持障害のメカニズム

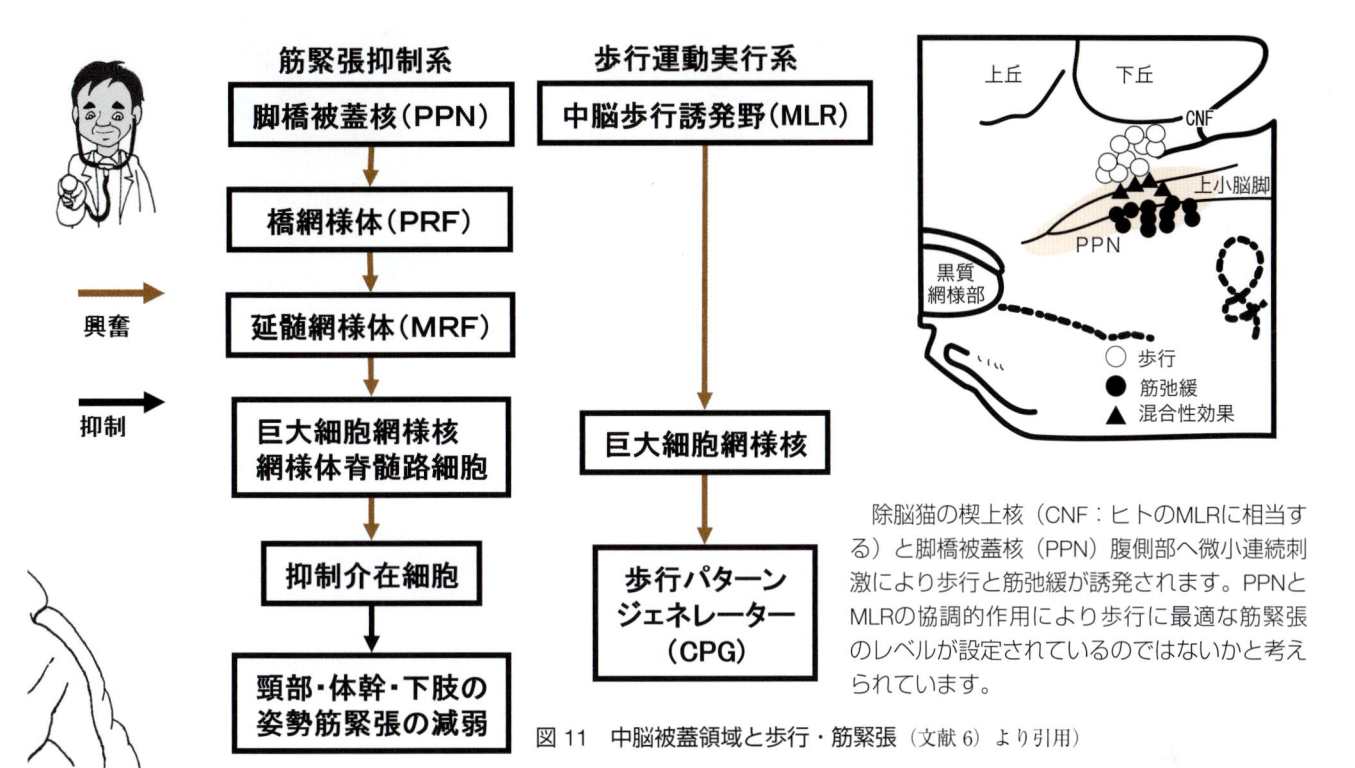

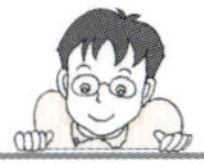

第3章 パーキンソン病の主要症状のメカニズムとリハビリテーションの視点

図11 中脳被蓋領域と歩行・筋緊張（文献6）より引用）

除脳猫の楔上核（CNF：ヒトのMLRに相当する）と脚橋被蓋核（PPN）腹側部へ微小連続刺激により歩行と筋弛緩が誘発されます。PPNとMLRの協調的作用により歩行に最適な筋緊張のレベルが設定されているのではないかと考えられています。

基底核からPPNを介して姿勢筋の緊張を制御しています。すなわちPPNから橋網様体を介して延髄網様体の巨大細胞性網様核の網様体脊髄路細胞を興奮させ，下行して脊髄の抑制介在ニューロンを興奮させることで体幹筋の緊張を制御します。

よって著者らは，パーキンソン病における体の前屈には網様体脊髄路が関与しているのではないかと考えています。前屈が出現し始めた時期は意識すれば脊柱起立筋により姿勢をまっすぐにできます。また長期経過例では著しい前屈も認められるので，脊柱に付着し体幹安定のコアとなる横突棘筋や短分節筋などの体幹筋のほうがより前屈にも関与しているのかもしれません。

歩行と睡眠

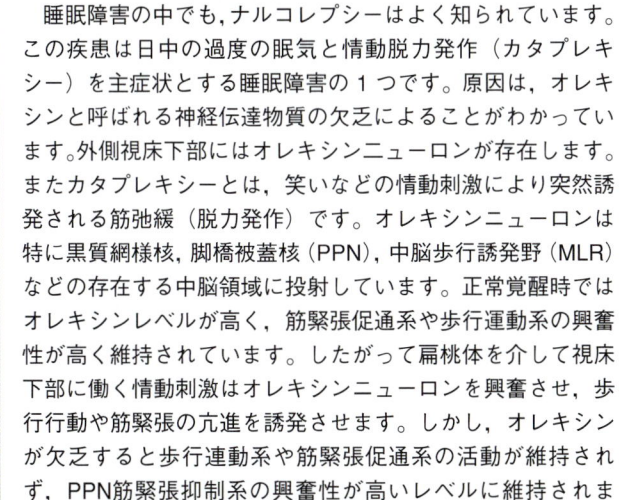

睡眠障害の中でも，ナルコレプシーはよく知られています。この疾患は日中の過度の眠気と情動脱力発作（カタプレキシー）を主症状とする睡眠障害の1つです。原因は，オレキシンと呼ばれる神経伝達物質の欠乏によることがわかっています。外側視床下部にはオレキシンニューロンが存在します。またカタプレキシーとは，笑いなどの情動刺激により突然誘発される筋弛緩（脱力発作）です。オレキシンニューロンは特に黒質網様核，脚橋被蓋核（PPN），中脳歩行誘発野（MLR）などの存在する中脳領域に投射しています。正常覚醒時ではオレキシンレベルが高く，筋緊張促通系や歩行運動系の興奮性が高く維持されています。したがって扁桃体を介して視床下部に働く情動刺激はオレキシンニューロンを興奮させ，歩行行動や筋緊張の亢進を誘発させます。しかし，オレキシンが欠乏すると歩行運動系や筋緊張促通系の活動が維持されず，PPN筋緊張抑制系の興奮性が高いレベルに維持されます。情動刺激は容易にPPNを賦活させ，REM睡眠のときのように脱力発作を誘発させると考えられます。筋緊張抑制系はREM睡眠時の筋弛緩にも関与します。

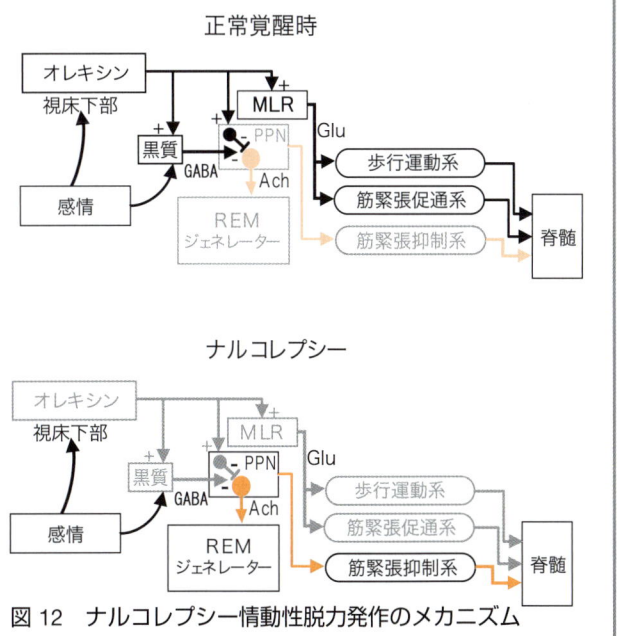

図12 ナルコレプシー情動性脱力発作のメカニズム

第3章 パーキンソン病の主要症状のメカニズムとリハビリテーションの視点

3. 筋強剛・振戦

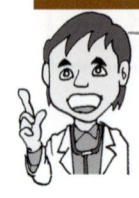

ここではパーキンソン病の主要症状の筋強剛と振戦についてとりあげます。これまで同様、その病態とメカニズムからみたリハビリテーションの視点について解説します。

まずは筋強剛からです。筋強剛はJ. Parkinsonの原著には記載されなかった症状ですが、寡動や姿勢保持障害と同様に4大徴候の1つです。安静にした状態で四肢を他動的に動かすと筋肉の抵抗を感じます。特に手関節や肘関節でみるとわかりやすいです。鉛のパイプを曲げるように一様に硬い感じの場合と歯車を動かすようにガクガクとした抵抗を感じる場合があります。以前は前者を鉛管様強剛、後者を歯車様強剛と呼んでいましたが、現在では鉛管様の強剛がパーキンソン病の本来の筋強剛で、歯車様の抵抗は振戦の影響として歯車現象と呼ばれます。

パーキンソン病の筋強剛（rigidity）

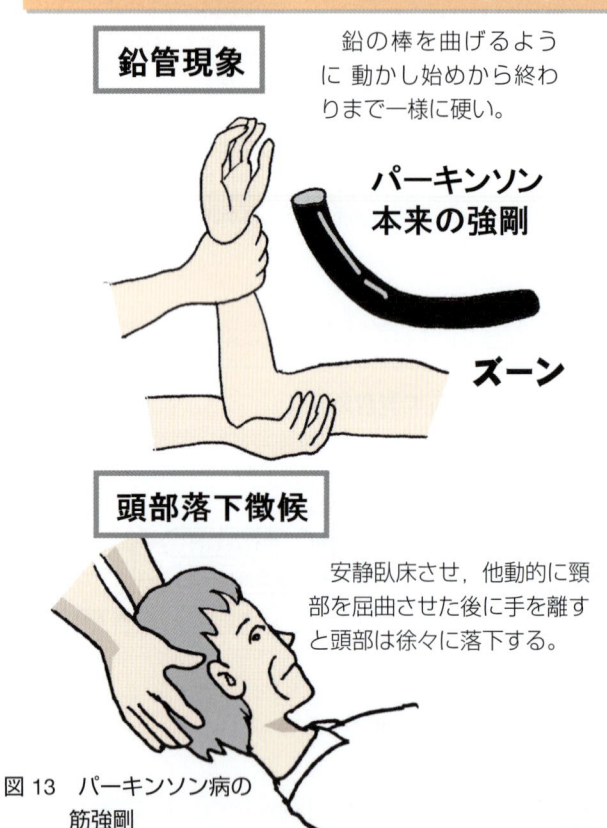

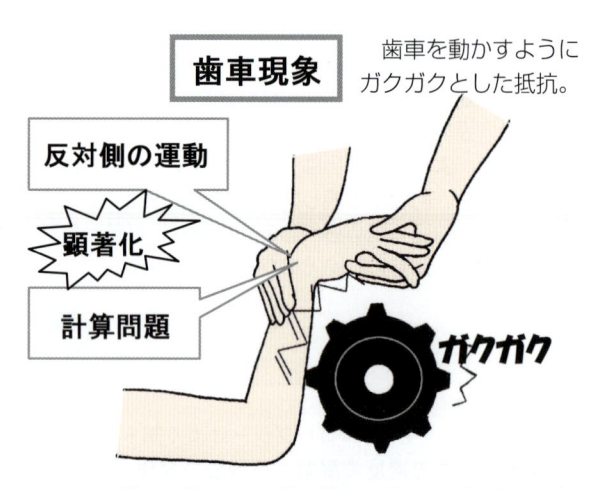

鉛管現象
鉛の棒を曲げるように動かし始めから終わりまで一様に硬い。
パーキンソン本来の強剛
ズーン

歯車現象
歯車を動かすようにガクガクとした抵抗。
反対側の運動
顕著化
計算問題
ガクガク

鉛管現象 ＋ 振戦 ＝ 歯車現象

頭部落下徴候
安静臥床させ、他動的に頸部を屈曲させた後に手を離すと頭部は徐々に落下する。

痙性（spasticity）
脳卒中後にみられる筋痙性とは異なる筋緊張です。痙性の場合、最初は抵抗が強いですが、あるところから急にスーッと曲がります。その感じから折りたたみナイフ現象とも呼ばれます。

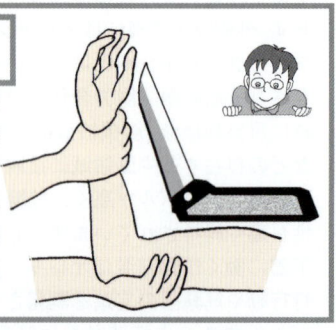

図13 パーキンソン病の筋強剛

鉛管現象（lead-pipe phenomenon）は四肢や頸部に認められ、特に手首では歯車現象（cogwheel phenomenon）が認められることが多いようです。強剛が軽度でわかりにくいときは、身体の一部に随意運動を行わせつつ、ほかの部分の関節を調べると強剛が顕著化し判別しやすくなります（例えば検査側と反対側の指折り運動を指示し、検査側の手関節を他動的に動かす。あるいは計算問題などの心理的ストレスを与え検査するなど）。これはフロマン徴候（froment sign）と呼ばれます。また安静臥床させ、他動的に頸部を屈曲させた後に手を離すと頭部は徐々に落下します（head dropping test）。また、机の上で肘をついて前腕を垂直に立て、手関節の力を抜かせると正常なら手関節は90°まで屈曲しますが、本症では手関節の硬直のために屈曲しません（sign post phenomenon）。体幹四肢の姿勢異常は、持続的な筋強剛によるといわれています。受動短縮時に反射性に筋が収縮することがあり、特に足関節を背屈させた際に前脛骨筋に認められることが多く、ウエストファル現象（westphal現象）と呼ばれます。

筋強剛のメカニズム

　筋強剛のメカニズムは明確にはわかっていませんが，α運動ニューロンの興奮性の亢進によると考えられています。大脳基底核からの下行性投射は，脚橋被蓋核（PPN），さらに延髄巨大細胞性網様核で中継され，網様体脊髄路を介して，脊髄固有ニューロンを興奮させることにより，あるいは抑制性のIb介在ニューロンを抑制することにより，α運動ニューロンが興奮するという説があります。また，関節に短時間，トルクを加えたときに起こる反射性の筋収縮の長潜時反射（long-latency reflex）がパーキンソン病の際に亢進していることも関与しているのかもしれません。長潜時反射や中潜時反射はパーキンソン病では増強し，腱反射などの短潜時反射は正常であると報告されています。

　また健常者では，字を書くときと重い物を持ち上げるときでは運動ニューロンの興奮性が異なりますが，パーキンソン病では運動の種類に関係なく運動ニューロンの興奮性は同じといわれています。したがってパーキンソン病の人は実際に動いている以上に動いている認識を持っている可能性があります。筋強剛の重要な側面は，共同筋と拮抗筋の同時の緊張の高さがエネルギー消費を増大させるということであり，パーキンソン病患者さんは疲労感，特に運動後の疲れを感じることが多いです。

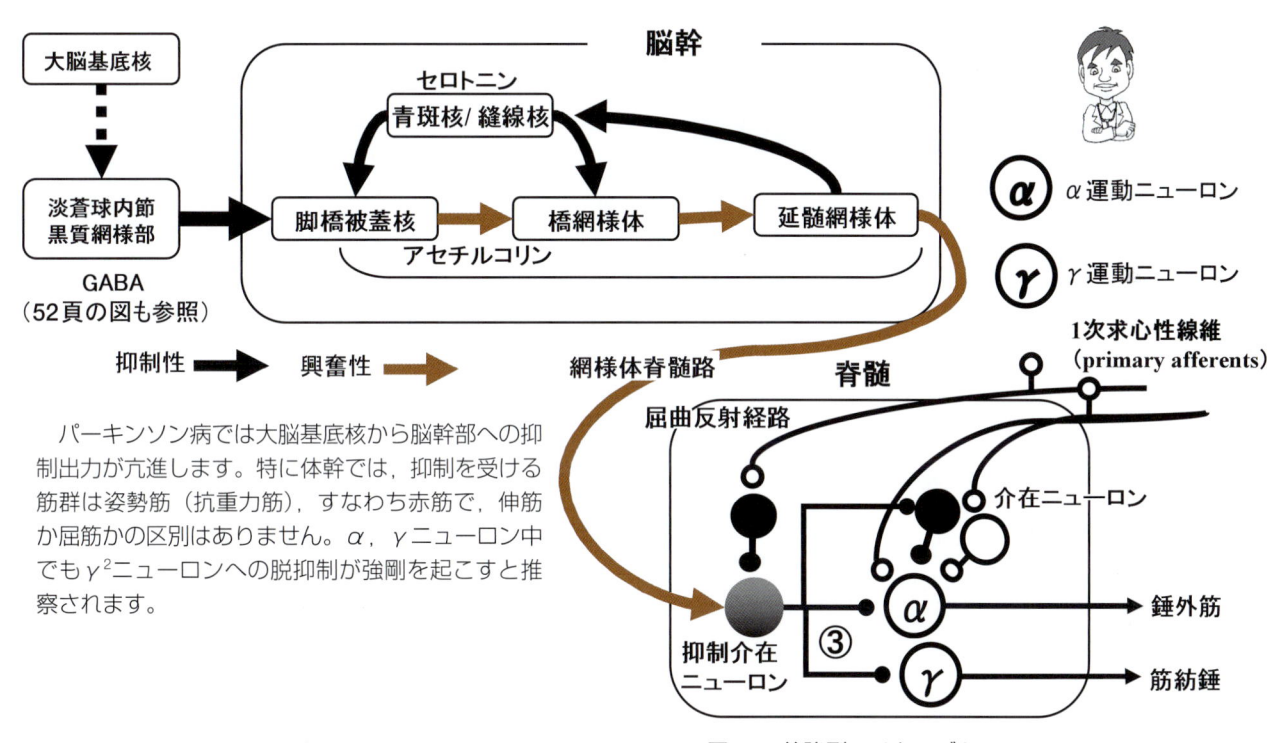

　パーキンソン病では大脳基底核から脳幹部への抑制出力が亢進します。特に体幹では，抑制を受ける筋群は姿勢筋（抗重力筋），すなわち赤筋で，伸筋か屈筋かの区別はありません。α，γニューロン中でもγ²ニューロンへの脱抑制が強剛を起こすと推察されます。

図14　筋強剛のメカニズム（文献3）を一部改変引用）

筋強剛を理解するための基本事項

　筋紡錘は筋の長さの変化を検知するセンサーです。筋の伸張により（筋長の変化に応じて）求心線維（Ia, II）は発火頻度が増加します。筋紡錘は核袋線維と核鎖線維から成ります。核袋線維は2次求心線維のII線維の投射を受けていないものを動的，受けているものを静的とされています。筋紡錘の張力を調整するγニューロンも動的な核袋線維を支配しているものをγ¹（動的），静的な核袋線維を支配しているものをγ²（静的）と呼びます。

　筋紡錘の伸張→Ia群線維→α運動ニューロンの興奮という流れで筋肉が収縮します。この際，動的な核袋線維からの伸張反射は，腱反射などにみられる相動性のものですが，静的な核袋線維からのIa, IIを介するものは持続性で姿勢調節に重要です。

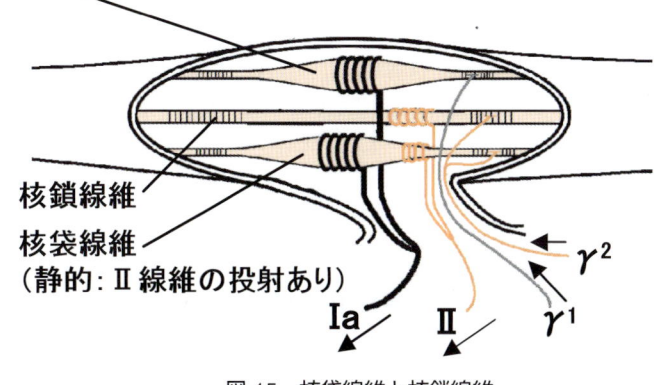

図15　核袋線維と核鎖線維

α-γ連関

α-γ連関：筋が短縮することによって筋紡錘の感受性が低下するのを防ぐ

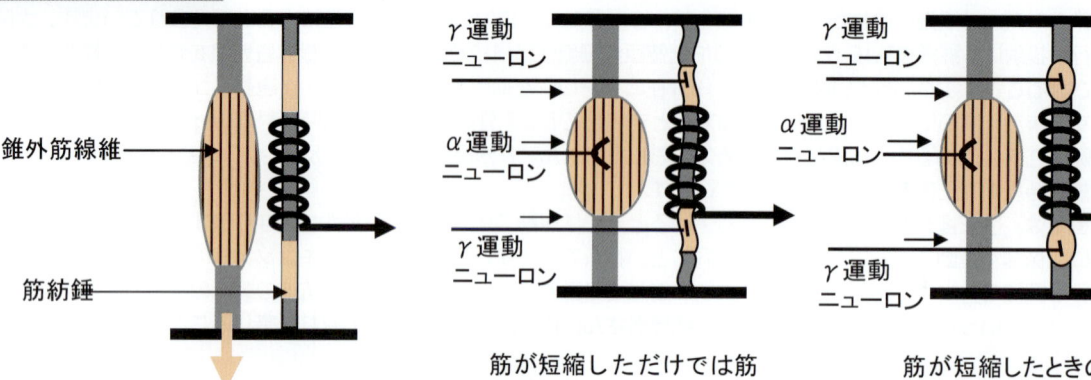

錐外筋線維
筋紡錘

筋が引き伸ばされると筋紡錘は興奮する

筋が短縮しただけでは筋紡錘の感度は低下する

筋が短縮したときの筋紡錘の感度を維持する

図16　α-γ連関

短潜時・中潜時・長潜時反射

① 短潜時反射の例

伸張反射
（役割：筋の長さを一定に保つ自動調整機構）
①筋が伸張される。
②筋紡錘が刺激され，その信号がⅠa線維を上行し，脊髄に伝わる。
③α運動ニューロンに伝わり筋を収縮させる。

② 中潜時反射の例

相反神経支配（役割：円滑に運動させる）
　Ⅰa線維が前角細胞でα運動ニューロンへ介在し筋収縮を起こす（単潜時）一方で，拮抗筋のα運動ニューロンに対しては介在ニューロンを通じて抑制的に作用します（中潜時）。

③ 長潜時反射の例

長潜時反射（役割：円滑に運動させる）
　Ⅰa線維の刺激は上行して視床を介して大脳皮質に伝わり，運動野を介して反応を惹起します。

短潜時反射
　→単シナプス性の反射
中潜時反射
　→多シナプス性の反射
長潜時反射
　→大脳皮質を介した反射

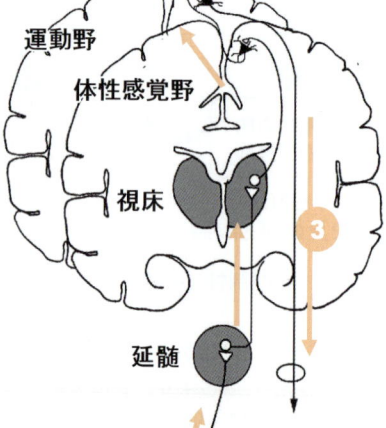

図17　短潜時・中潜時・長潜時反射の経路

安静時振戦とそのメカニズム

　振戦は4大徴候の中では最も目立つ症状です。パーキンソン病の振戦の特徴は安静時振戦です。上肢に多くみられますが，下肢，口唇，舌などあらゆるところに出現します。一般に一側の遠位部より始まり左右差があります。周波数は4.9±0.4Hz（1秒間におおよそ4〜5回のふるえ）で規則的です。何か動作をするときは抑制され，精神的緊張が伴う場合は増強されます。睡眠時には消失します。初期には短時間なら自分で止めることもできますが，進行すると動作時や姿勢時にも振戦（この場合周波数は6.7±1.1Hz）がみられることもあります。振戦は外観上気になるかもしれませんが，日常生活動作遂行においては，ほとんど障害となりません。

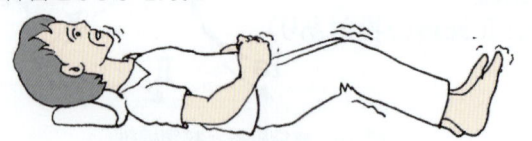

安静時振戦（static tremor）

丸薬丸め様振戦 pill rolling tremor

図18　安静時振戦

第3章 パーキンソン病の主要症状のメカニズムとリハビリテーションの視点

振戦の神経機構

振戦に関わる神経回路網は諸説があります。参考までに代表的な振戦の回路を図19に紹介します。

中枢性リズム形成回路としては，基底核－視床－大脳皮質の回路と小脳－脳幹を含む回路であります。

> 脳幹網様体で発現した振戦のリズムは右の閉鎖回路で発現安定化されていると考えられています。

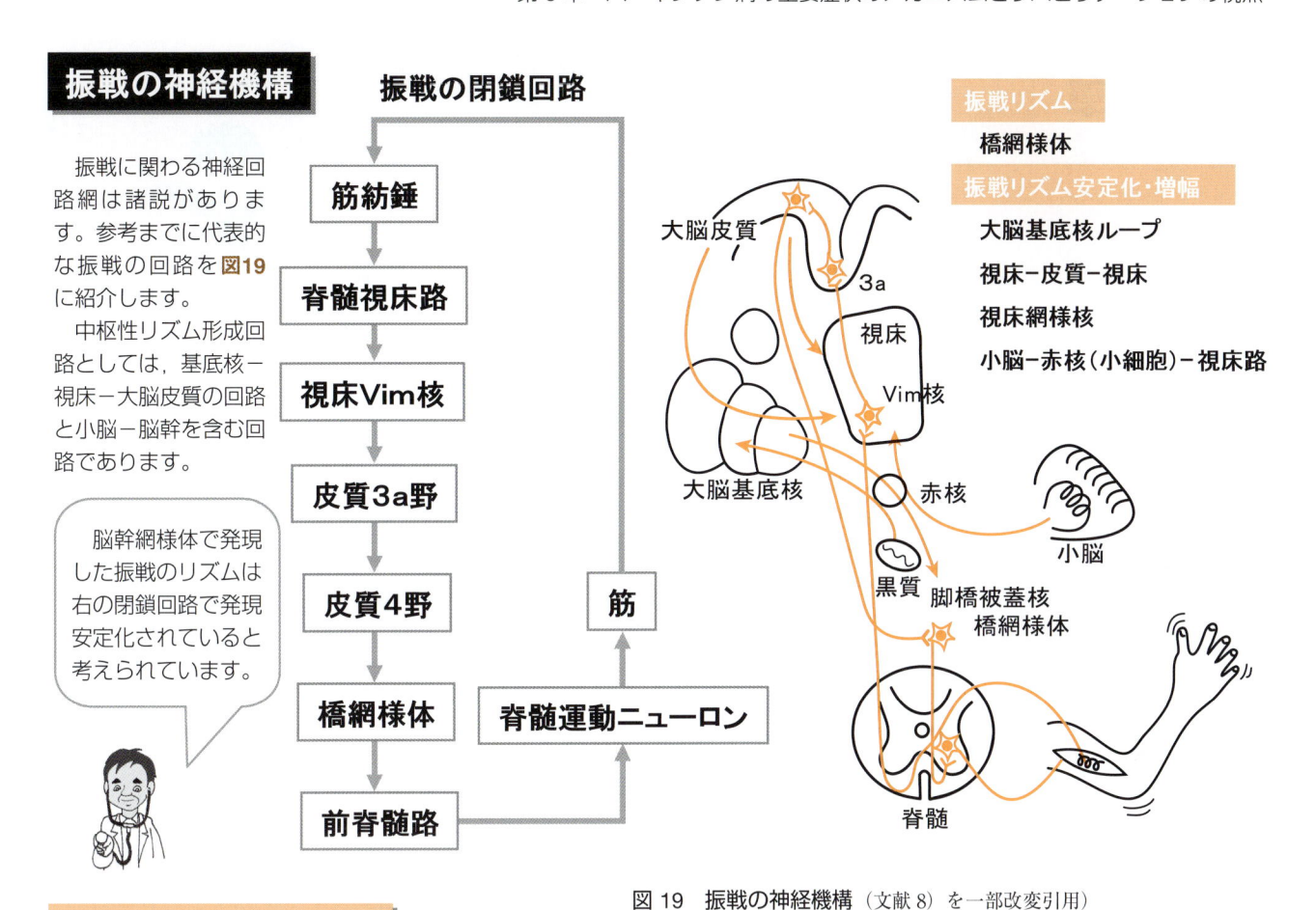

振戦の閉鎖回路

筋紡錘 → 脊髄視床路 → 視床Vim核 → 皮質3a野 → 皮質4野 → 橋網様体 → 前脊髄路 → 脊髄運動ニューロン → 筋

振戦リズム
橋網様体

振戦リズム安定化・増幅
大脳基底核ループ
視床－皮質－視床
視床網様核
小脳－赤核（小細胞）－視床路

図19 振戦の神経機構（文献8）を一部改変引用

パーキンソン病の振戦

パーキンソン病の振戦のメカニズムについては，「中枢説」と「末梢説」の2つがあります。前者は中枢神経のどこかに発振源があるとするもので，後者は末梢からのフィードバックがうまくいかず運動制御ができないことによるという説です。現在「中枢説」が有力です。視床のVim核に振戦に同期して発火するニューロンがあることや，定位視床手術で振戦が止まることから中枢の発振源には視床が有力でしたが，最近では大脳基底核であるという説が有力視されています。

そのメカニズムは，淡蒼球や視床下核はもともと発振しやすい性質を持っていると同時に，互いに負のフィードバックによって抑制されているとするものです。淡蒼球や視床下核はドパミン支配を受けています。明確な機序はまだ解明されていません。

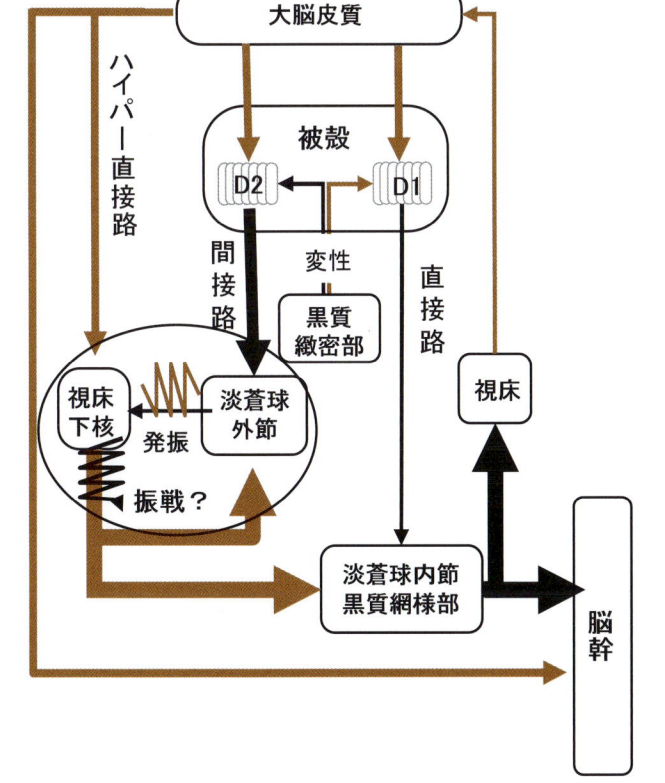

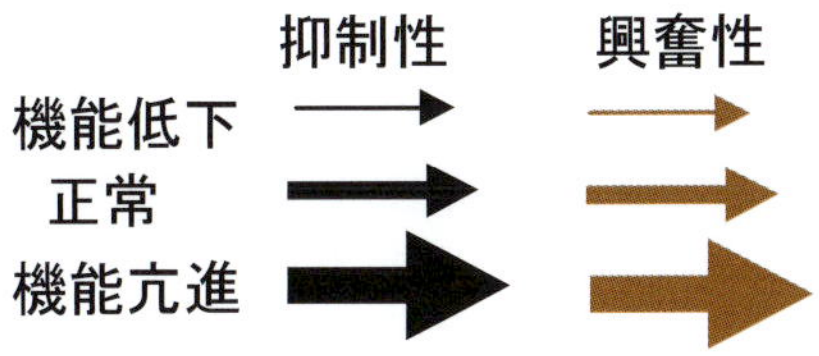

図20 パーキンソン病の振戦のメカニズム（文献4）を一部改変引用

第3章 パーキンソン病の主要症状のメカニズムとリハビリテーションの視点
4. 自律神経障害

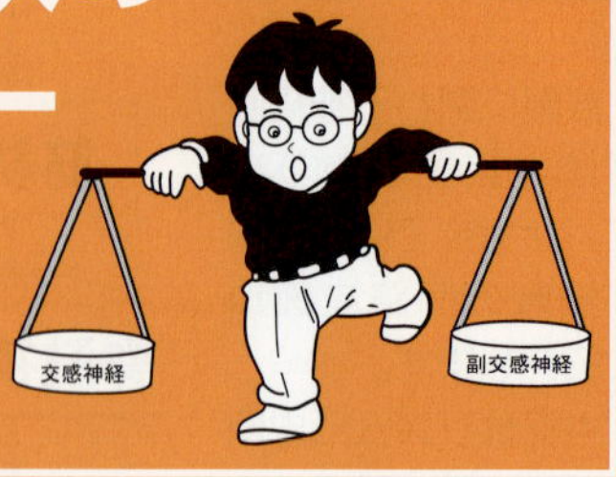

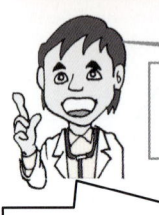

ここではパーキンソン病の自律神経障害について解説します。自律神経障害はこれまで4大徴候として述べてきた運動障害に加え、パーキンソン病の患者さんにとって日常生活上の大きな問題となる症状です。

パーキンソン病の自律神経障害の主なものには、便秘や排尿障害、起立性低血圧、食事性低血圧、発汗異常、体温調節障害、陰萎など、消化器系や心血管系、皮膚における自律神経障害が挙げられます。

パーキンソン病の自律神経症候は大きく自律神経機能亢進と機能低下の2つに分けられます。宇尾野らは自律神経症候の発現頻度を図21のようにまとめています。

パーキンソン病の早期は運動障害が中心ですが、病状が進むと自律神経障害が高頻度で出現します。J. Parkinsonも原著で膀胱直腸症状について記述しています。

パーキンソン病の自律神経症状は比較的軽度である場合が多いですが、最初の病変が迷走神経背側核の障害から始まることが示唆されているため、運動症状が現れる前に便秘などの症状が出現していることが考えられます。

また全身の自律神経障害を呈するケースは自律神経不全症を伴うパーキンソン病（AF with Parkinson disease）として特殊なタイプもあります。

病状の初期に著しい自律神経症候を伴う場合は、多系統萎縮症（MSA）との鑑別が必要になってきます。

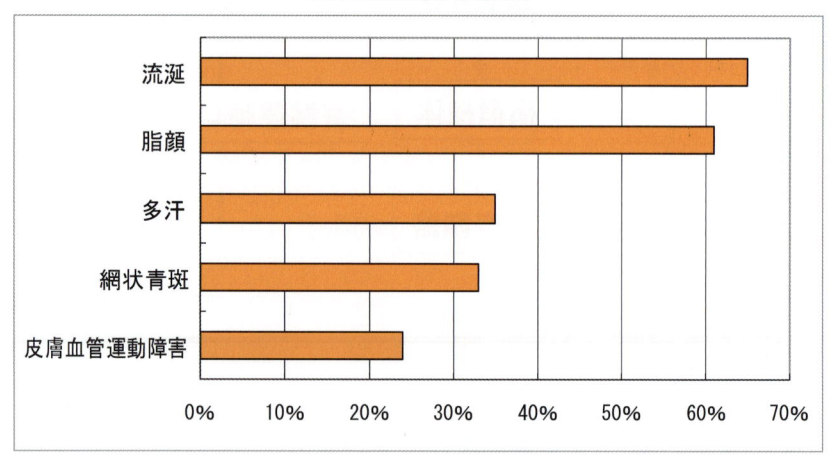

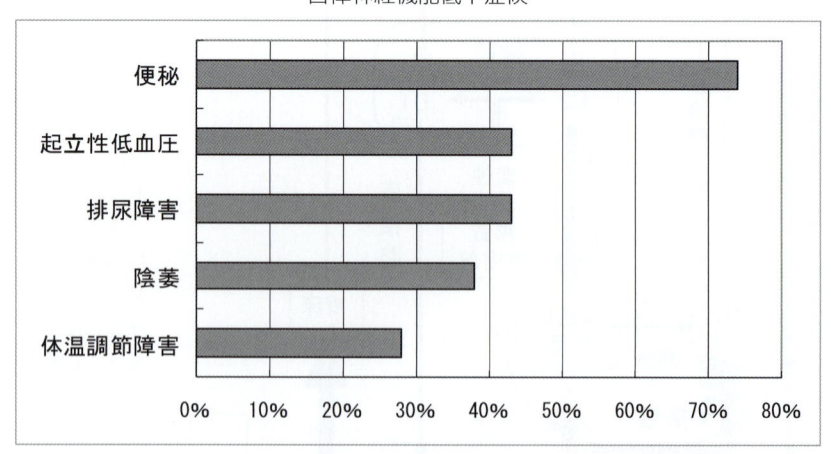

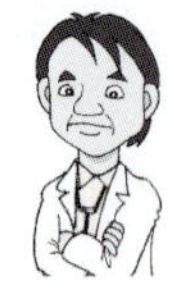

図21　パーキンソン病の自律神経障害（文献1）3）より引用）

レビー小体は視床下部（特に後部）、脳幹の自律神経核、交感神経節に認められます。中間質外側核はMSAでは早期より障害されますが、パーキンソン病では後で障害されると考えられます。パーキンソン病とMSAの自律神経障害の差は進展様式の差であると思います。

第3章　パーキンソン病の主要症状のメカニズムとリハビリテーションの視点

排便障害

パーキンソン病の消化器症状の特徴
- 消化管蠕動運動低下と消化液分泌低下
- 交感神経節と腸管神経叢の神経細胞にレビー小体
- 便秘・イレウス・巨大結腸症・腸捻転・逆流性食道炎

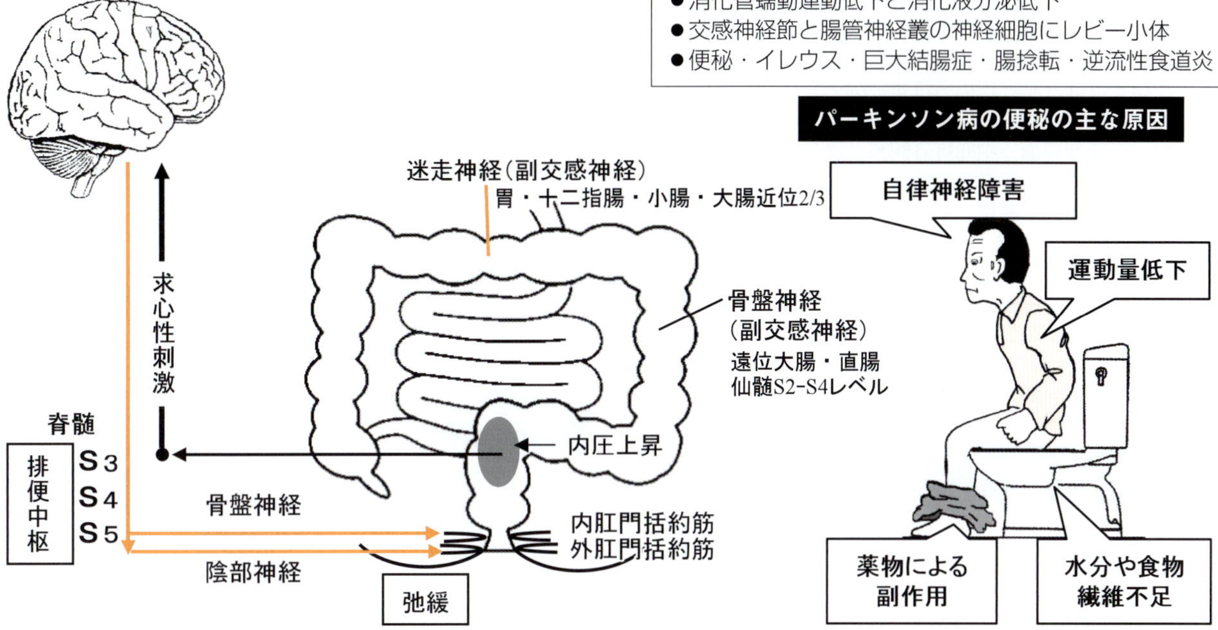

パーキンソン病の便秘の主な原因

自律神経障害／運動量低下／薬物による副作用／水分や食物繊維不足

図22　排便のメカニズム

　便秘はパーキンソン病患者の6,7割にみられ，パーキンソン病の自律神経障害の中でも非常に頻度が高いものです。パーキンソン病の初期では自律神経障害というよりも，運動障害により腹圧がうまくかけられない，括約筋の弛緩が協調できないなどの要素があるようです。病状が進行するとL-ドパの効果も減弱します。しばしばイレウスなどを生じ，難治性の排便障害を引き起こします。
　便秘は排便回数の低下と排便困難の2つの症状からなります。消化管の通過障害と直腸からの排出困難に大別されます。パーキンソン病患者では大腸通過時間が著明に延長していると報告されています。またパーキンソン病では交感神経節と腸管壁在神経叢にレビー小体がみられ，腸管神経叢病変による蠕動運動の障害が消化管運動障害に関与していると推測されます。パーキンソン病では巨大結腸やイレウスがみられることがありますが，これらにはアウエルバッハ神経叢の変性が関与しているといわれています。さらに抗パーキンソン病薬は腸管の蠕動運動を抑制し，通過障害の原因となります。

排尿障害

　排尿障害は蓄尿障害（膀胱に尿をためる障害）と排出障害（たまった尿を排出する障害）の2つに分かれます。パーキンソン病では排出障害はあっても軽度で，蓄尿障害が主体といわれています。したがって頻尿，尿意切迫，切迫性尿失禁，夜間頻尿などが起こります。この点では残尿が多く，排出に問題がある多系統萎縮症（MSA）とは異なっています。

パーキンソン病の排尿のメカニズム

- 病変部位：排尿機能に関連しているとされる黒質などの大脳基底核，視床下部，青斑核や仙髄にレビー小体の病変がみられます。
- 大脳と橋排尿中枢の経路が障害され排尿筋の過反射，膀胱充満感の異常受容があり，随意的に抑制できない状態となり切迫性失禁，膀胱容量の減少を引き起こしていると考えられます。
- ドパミン受容体でD1は膀胱抑制的に，D2は促進的に作用しているといわれています。膀胱には直接路すなわちD1受容体系が重要といわれており，パーキンソン病の病変により蓄尿障害が起こると考えられています。

排尿のメカニズム

① 150～200 mlで尿意を感じる（膀胱壁の伸展受容器が興奮する）。
② 骨盤神経の求心性線維を通って仙髄→橋排尿中枢へ伝わる。
③ 大脳皮質で尿意を感じる。尿意を感じてもしばらく我慢できる（最大膀胱容量 300～500 ml）。
④ 仙髄排尿中枢に下行，膀胱排尿筋収縮，尿道括約筋弛緩→排尿。

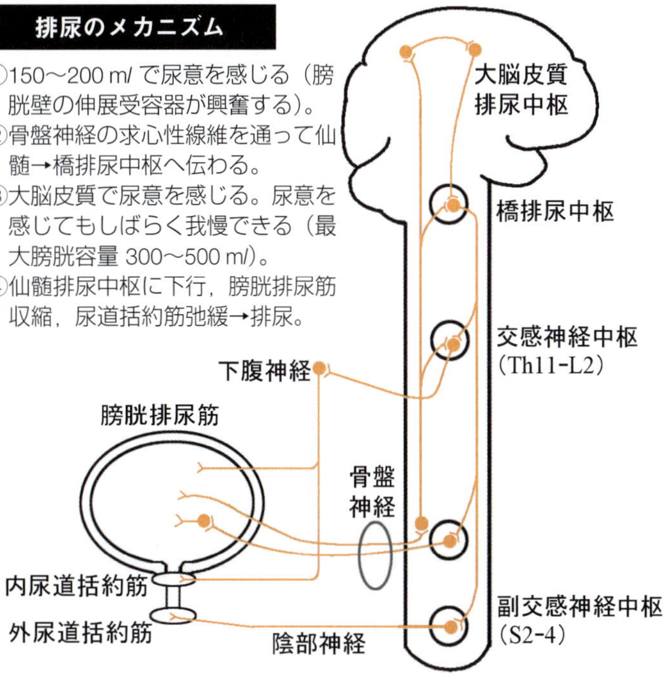

図23　排尿のメカニズム

起立性低血圧

　起立性低血圧は，失神，立ちくらみ感，眼前白濁，眼前暗黒感，起立時の倦怠感・易疲労感など症状は多彩です。パーキンソン病患者の 2～5 割に認められるといわれています。病状の初期ではほとんど認められず，Yahr の重症度分類Ⅳ以降になると高頻度で認められます。責任病巣は確定されていませんが，交感神経節，中間質外側核，迷走神経背側核，孤束核，視床下部などに多巣性の病変が認められ，中枢および末梢双方の交感神経の変性，圧受容器反射の破綻，末梢血中のノルアドレナリン濃度の異常（低下），心臓の交感神経支配の喪失など発生機序は複合的と考えられます。

　パーキンソン病によるものと抗パーキンソン病薬の副作用によるものの両方があります。

　起立性低血圧は起立後 3 分以内に 20 mmHg 以上収縮期血圧が低下または 10 mmHg 以上拡張期血圧が低下した場合と定義され，ティルトテーブルを用いた負荷では 60°以上の負荷とされています。

食事性低血圧

　食事による糖負荷が消化管ペプチド（ニューロテンシン：血管拡張作用）の分泌を促し，消化管の血流増加により血圧が低下します。また，低血圧に対する中枢の反射機構が障害されているためと考えられています。食事開始後早期から低下し始め，30～60 分で最も低下するといわれています。食事内容は炭水化物の量が最も影響するようです。

治療

　内服を確認し，降圧剤，利尿剤などで起立性低血圧が出現，悪化する薬は中止します。日常生活の指導としては**表 3**の指導を実施し，改善が認められなければ血管収縮剤（交感神経刺激剤），Na，水貯留剤，ドロキシドパ（ドプス®）などの投与を検討します。

表 3　食事性低血圧の治療

- 弾性ストッキングの利用を促す
- 夜間はヘッドアップして睡眠をとる（10～30°）
- 塩分・水分を多めにとる
- 1 回の食事量を少なくして回数を多くする
- 飲酒を控える
- カフェインの入った飲み物を飲む
- 適度な運動をする
- ゆっくり立ち上がる
- 長時間の起立位，急な起立，暑さ，食後，運動後は特に注意する

血圧調整のメカニズム

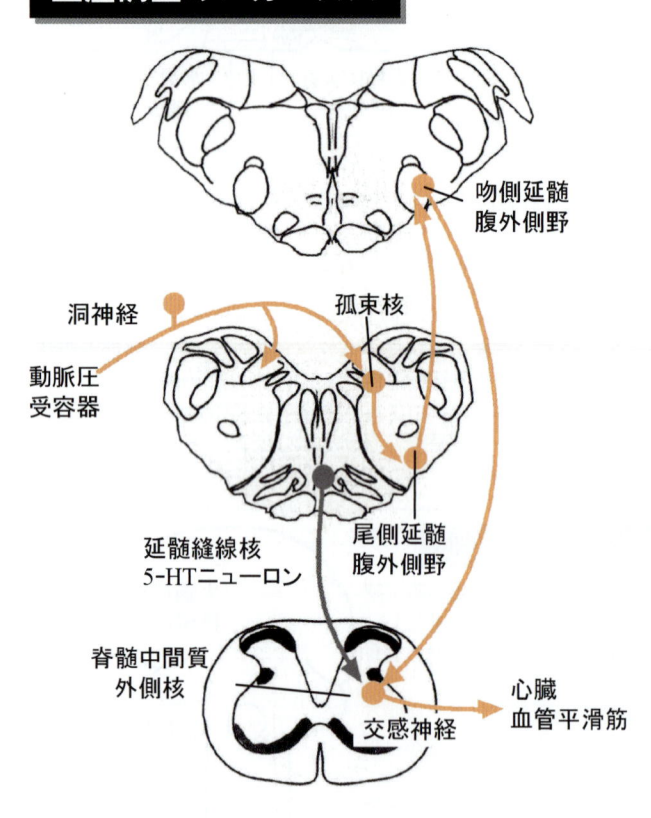

図 24　血圧調整のフィードバック機構（文献 2 より引用）

　頸動脈洞の圧受容器からの刺激は舌咽神経を介して孤束核に伝えられます。尾側延髄腹外側野で興奮から抑制へ転換され，さらに吻側延髄腹外側野の血管運動中枢のニューロンに伝えられます。その軸索が下降して脊髄中間質外側核に投射し，交感神経を修飾して心臓，血管平滑筋の活動を調整します。

　延髄縫線核の 5-HT ニューロンは心拍に同期した変動をせずに，血圧が変化しても影響を受けません。

性機能障害

　性機能障害はパーキンソン病患者の約 6 割に認められるといわれています。性機能低下と亢進の両方がみられます。機能亢進に関しては抗パーキンソン病薬の影響が示唆されています。また，視床下核の深部脳刺激療法（DBS）で発生率が高いといわれています。羞恥心のため表面化しにくい問題ですが，性欲，性交，勃起，射精，オーガズムなどの程度についても理解しておくことが必要です。

発汗障害

　パーキンソン病の発汗障害は発汗過多と発汗低下の両方があり，比較的早期からみられます。L-ドパの服用で改善することから中枢の影響や運動症状の影響が考えられています。症状が進行してくると下半身の発汗機能の低下に対する代償性の上半身の発汗亢進が起こり，さらに進むと発汗低下が主体となります。全身性の発汗過多を示す場合もあり，発汗過多は wearing off と関連しています。オフ時は中枢のドパミン系，ジスキネジアに伴う発汗は運動量の増加との関連が指摘されています。

　パーキンソン病患者の皮膚では血管，汗腺，立毛筋，毛包において広範囲の自律神経支配の喪失が報告されています。

第3章 パーキンソン病の主要症状のメカニズムとリハビリテーションの視点

脂顔・網状青斑

脂顔は顔面が脂ぎった感じで，特に前頭部に強くみられます。男性に多いといわれています。男性ホルモンの影響による皮脂腺の調節異常が示唆されています。

網状青斑は主に下肢に出現し，皮膚の冷感を伴うことが多いようです。L-ドパやドパミン受容体刺激薬，ドロキシドパで症状は軽減し，アマンタジンにより症状は増強しやすくなります。

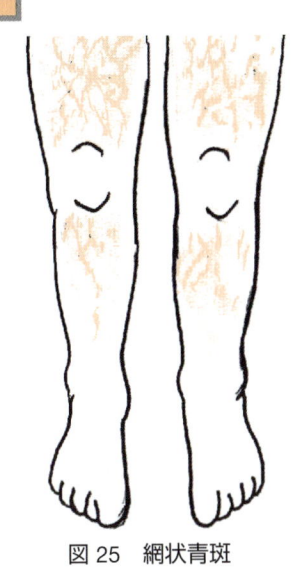

ほかにも流涎，口渇，涙液分泌低下，睡眠時無呼吸などさまざまな自律神経症状を呈する場合があります。自律神経障害は，運動障害や認知障害に比較すると，日常生活への影響が少ないため問題視されない場合もありますが，患者さんのQOLに関わる要素が多いので，十分な観察と聞き取りが必要です。

パーキンソン病の自律神経障害の中で日常生活上大きな問題となるのは便秘です。食事内容の検討，運動，薬物療法（抗コリン剤中止，緩下剤，大腸刺激薬，浣腸など）が実施されますが，排便環境への支援も重要になってきます。

図25 網状青斑

心筋シンチグラフィー

1. MIGB心筋シンチグラフィ

パーキンソン病では，黒質以外に青斑核・迷走神経背側核にも変性が生じます。青斑核ニューロンはノルエピネフリン（NE）含有細胞ですから，パーキンソン病ではノルエピネフリン系の機能障害も存在します。MIGB心筋シンチグラフィと呼ばれる心臓の筋肉内のNE神経の密度を調べる検査で，パーキンソン病では，早期から心臓のNE神経が変性脱落します。

MIBG（^{123}I-meta-iodobenzylguanidine）は交感神経末端において図26のようにNEと類似の分泌・取り込み・貯留を示します。NEの代謝酵素であるMAOやCOMTではほとんど分解されません。このような特徴から，NEの代謝が活発になればMIBGが集積します。したがってMIBG検査は，節後性心臓交感神経の機能低下を検出し，パーキンソン病の早期診断に有用です。

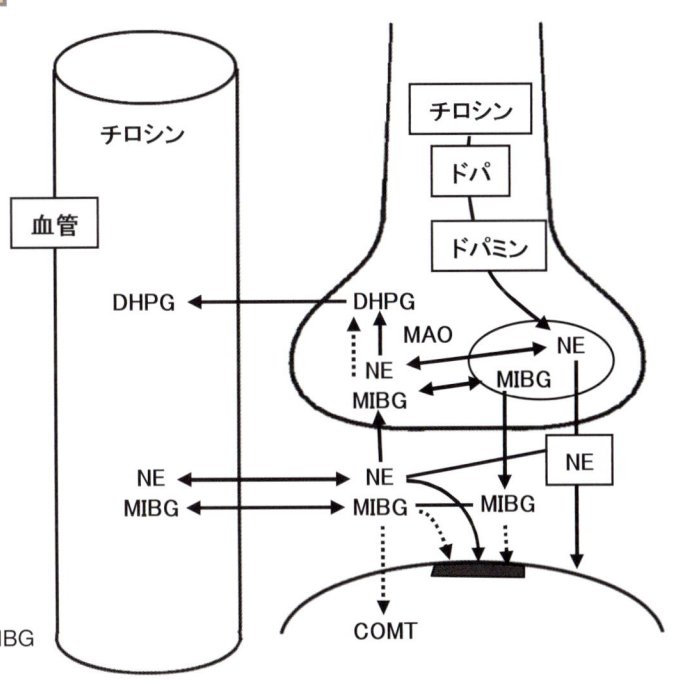

図26 ノルエピネフリン（NE）とMIBGの体内動態（文献10）より引用）

2. ドパミントランスポーター（DAT）シンチグラフィ

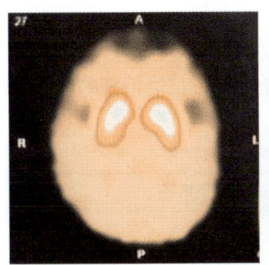

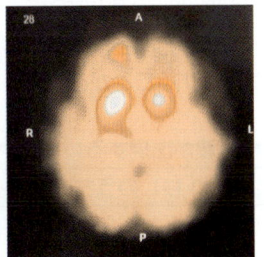

イオフルパンは線条体ドパミン性ニューロンのシナプスにおけるDAT（12-13頁図7参照）に高い親和性を有する薬剤です。イオフルパン静注のSPECT画像はDATを可視化します。黒質線条体ドパミン神経細胞が変性脱落するパーキンソン病ではDATの密度が低下するので早期診断に寄与します（図2）。パーキンソン病と本態性振戦や黒質線条体系の変性を伴わないパーキンソン症候群との鑑別に有用です。

正常　　パーキンソン病
（DAT画像：熊本機能病院提供）

第3章 パーキンソン病の主要症状のメカニズムとリハビリテーションの視点

5. 睡眠障害

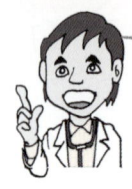

ここではパーキンソン病の睡眠障害について解説します。パーキンソン病では60％以上の患者さんがなんらかの睡眠障害を抱えているといわれています。運動障害以外の症状では前回の自律神経障害と同様にQOLに大きく影響する問題です。ここではまず睡眠の基本的事項に触れ，パーキンソン病の睡眠障害とそのメカニズムについて解説します。

睡眠の基礎

睡眠は生存に欠くことのできない行動です。昼夜のリズムが規則的に交代する地球環境で脳を発達させた生物たちは，この変化に同調し，さらに変化を予測し，活動と休息のリズムを繰り返しています。そのため生物は体内に「生物時計」を持ち環境のサイクルに同調しています。睡眠は，このような全生物に普遍的に共有される休息と活動の概日リズム（サーカディアンリズム）を背景にしています。動物たちは進化の過程で，迅速な情報処理と機能調節のため脳を構築しましたが，その結果，睡眠を制御することもまた脳の仕事になりました。

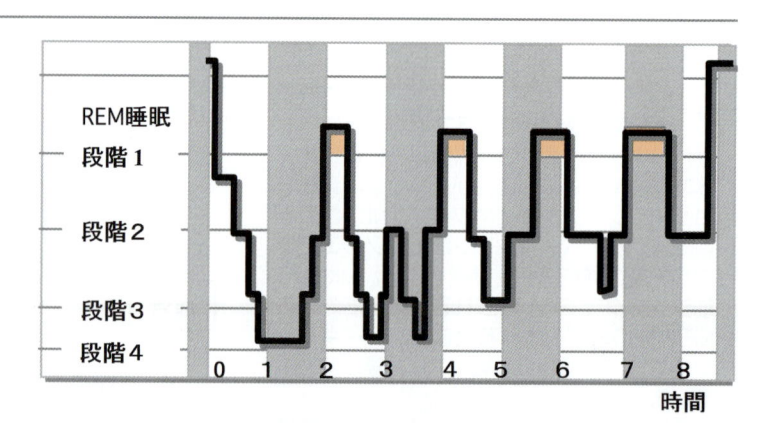

図27 脳波からみた睡眠のサイクル

人の睡眠はREM睡眠とnonREM睡眠に分かれます。
レム睡眠とは，急速眼球運動（rapid eye movementの頭文字REM）を伴う睡眠という意味です。急速眼球運動とは閉じたまぶたの下で眼球がキョロキョロと素早く動くことを指します。体は休息しています。全身の骨格筋が弛緩し，脊髄反射は抑制され，オトガイ筋の持続的活動が消失します。脳は覚醒に近い状態で，夢を見ていることが多い眠りです。

nonREM睡眠とは，REM睡眠でない眠りという意味ですが，人では浅いまどろみの状態から始まり深い眠りに移行します。脳波を基に4段階に分けられています。
健康な成人では，これら2種類の眠りが約90分を周期に反復的に出現します。睡眠全体の後半ではnonREM睡眠の深い段階が減少しREM睡眠の時間が延長します。

表4 各睡眠段階の判定基準（Rechtschaffen & Kales）

覚醒		8〜13 Hzのα波や低振幅速波が現れ，オトガイ筋には持続的な放電がみられる。
nonREM睡眠	段階1	低振幅の徐波と速波が現れ，緩徐眼球運動が出現することがあり，オトガイ筋には持続的な放電がみられる。
	段階2	低振幅の徐波を背景として，頭頂部鋭波や紡錘波が出現する。
	段階3	高振幅の徐波が出現し，単位時間当たり（20〜30秒）のうちの20〜49％である。
	段階4	高振幅の徐波が出現し，単位時間の50％以上である。
REM睡眠		nonREM睡眠の段階1のものに似た低振幅の徐波と速波のパターンがみられる。急速な眼球運動がしばしば出現する。オトガイ筋の持続的な放電は完全に消失する（低振幅の一過性の筋放電は認められることがある）。

サーカディアンリズムの調整

　人間をはじめ地球上に生息するほとんどの生物は24時間前後を周期とする概日リズムがあります。その概日リズムを制御するいわゆる「生物時計」は，生体の機能を昼夜の変化に合わせ時間的秩序を保つことによって，睡眠・覚醒，活動・休止などの行動や認知だけでなく，体温，血圧，脈拍といった自律神経系，コルチゾール，メラトニンなどの内分泌ホルモン系，免疫，代謝系などに生体リズムを発現させ，昼夜の変化にしたがって効率よく，快適に生活できるように調節しています。概日リズムは環境の周期的変動に反応して生じる外因性リズムと生物が独自に持っている内因性リズムがあります。人の内因性リズムはおおよそ25時間といわれており，地球の自転周期24時間とずれが生じます。このずれを調整することをリズム同調といい，同調させる環境因子は同調因子と呼ばれます。生物にとっての最も大きな同調因子は光であり，そのほか温度や気圧，社会生活が同調因子になりえます。光刺激は，網膜の桿体細胞，錐体細胞や網膜神経節細胞の一部（メラノプシンと呼ばれる感光色素を含んでいる細胞）が受け，網膜視床下部路を通って視交叉上核（SCN）に達します。
　SCNには，永久運動をする主時計（中枢時計）があり，ここからのシグナルは，上頸神経節を介して松果体に達し，メラトニンの分泌を調整します。メラトニンは周囲の環境が暗くなるときに限り分泌され，光によって分泌が抑制されることから別名「ドラキュラホルモン」と呼ばれています。メラトニン濃度は夜になる頃上昇し，早朝にピークを迎え覚醒する頃に基礎値に戻ります。SCNは中枢時計としてほかの脳部位，内分泌器官，消化器官などにも伝達され，リズムに関する情報を伝えていますが，情報を受ける肝臓や腎臓などの臓器や筋肉，脂肪などさまざまな末梢組織も自律的な概日リズムを持っていることがわかっています（末梢時計）。また最近の研究では，食事の制限などがSCNを介さず，直接SCN以外の時計を同調させることが明らかとなっています。SCN以外の時計シグナルは，さまざまなルートを伝って，SCNの主時計を非光同調経路で調律しています。
　以上のような睡眠と覚醒に関する2つの機構，すなわち，睡眠の質に関連するREM睡眠とnonREM睡眠の機構と一日のリズムに関連する生物時計の機構は，密接な相互作用を持ちながら，夜には良い睡眠をもたらすとともに昼間には良い活動性をつくり出すのです。

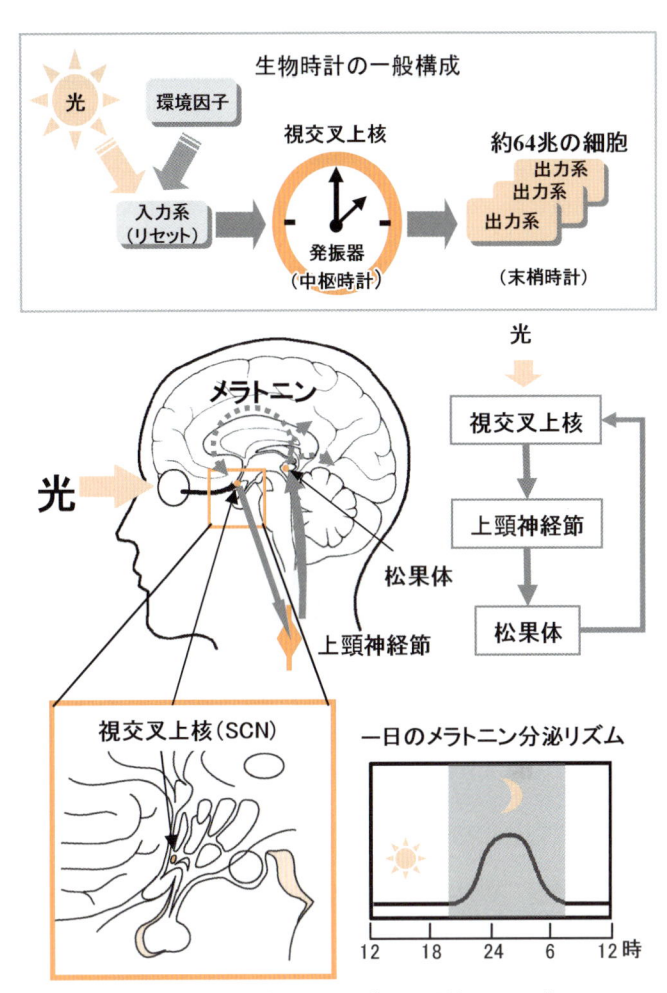

図28　サーカディアンリズムの調整メカニズム

　メラトニンのほかに内因性睡眠物質としてアデノシンがあります。アデノシンの細胞外濃度は覚醒中に高く，睡眠中に徐々に減少していきます。
　カフェインなどのアデノシン受容体拮抗物質が覚醒を維持するのに用いられるのはこのためです。

　そのほかにも睡眠と覚醒や摂食などに関わる重要な内因性物質としてオレキシンやレプチンなどがあります。

パーキンソン病の睡眠障害

　パーキンソン病における睡眠障害の主なものには，60頁の**表5**のようなものが挙げられます。原因としては①パーキンソン病に起因するもの，②パーキンソン病薬の影響，③1次性睡眠関連疾患の合併，④精神症状に起因，⑤概日リズムの問題などさまざまなものが考えられます。

睡眠の問題は大きく「睡眠障害」と「覚醒障害」の2つに分かれます。

睡眠断片化（sleep fragmentation）

　睡眠断片化（中途覚醒）は，夜間から早朝にかけての寝返り困難，有痛性けいれん，筋のこわばり，振戦，睡眠時随伴症状など主にパーキンソン病の運動症状に起因するといわれています。また，夜間頻尿や睡眠時無呼吸症候群なども要因となります。

睡眠期呼吸障害（sleep breathing disorder）

　進行期のパーキンソン病では，睡眠時の閉塞性換気障害がよくみられます。上気道の筋緊張亢進による上気道の閉塞と呼吸筋の筋力低下が原因ですが，声門や声門上部のジスキネジアが間欠的な閉塞を起こしている場合もあります。L-ドパは効果がありません。中枢性または閉塞性睡眠時無呼吸（低呼吸）も生じる場合があります。特に自律神経障害の強い患者さんでは注意が必要です。

レストレスレッグス症候群（restless legs syndrome：RLS）

レストレスレッグス症候群（むずむず脚症候群）は，夜間臥床時に下肢に不快で耐えがたい異常感覚が出現し，下肢を動かしたり，マッサージをすることによって一時的に症状が軽減するのが特徴です。虫が這っている感じや針でなぞられている感じ，振動している感じなど訴えはさまざまで，入眠困難や中途覚醒の原因となります。じっとしていられないため，日中の活動の疲労感につながり日常生活へも影響してきます。欧米ではパーキンソン病患者の10〜20％にみられるとされていますが，日本では頻度が低いといわれています。

周期性四肢運動（periodic limb movement：PLMs）

周期性四肢運動は睡眠時に自分の意志とは無関係に周期的に四肢の運動が起こることをいいます。運動の持続時間は0.5〜5秒です。パーキンソン病の未治療患者の約1/3にみられ，進行例では頻度が増すといわれています。PLMsが頻回に出現すると睡眠が分断されて睡眠の質が低下し，熟睡感の欠如や昼間の眠気が起こります。

REM期行動異常（REM sleep behavior disorder：RBD）

REM期行動異常症は，REM期の夢，悪夢と一致して激しい異常行動を示すことをいいます。鮮明な夢，悪夢，夜驚，夜間の叫び，夜間の幻覚などがあります。軽度の場合は叫び声や四肢の動きのみですが，ときに荒々しい異常行動となり，同床者に対して殴る，蹴るなどの暴力行為を示す場合があります。また，走り出して家具に衝突したり，階段から転落したりなどの事故が起こる場合もあります。約90％が男性患者であるのが特徴です。診断には，家族，特に同床者からの情報が重要です。内容によっては家族も訴えにくく，こちらから聞き出さないと実態がつかみにくい場合も多いです。夢の異常がある患者さんでは幻覚が出やすいとされており，中脳辺縁系ドパミン受容体の感受性亢進などの病態が疑われています。REM期行動異常症はREM期であるにもかかわらず，骨格筋の筋活動の低下を伴わないことが特徴です。REM期行動異常症が先に発症し，経過を観察するうちにパーキンソン病が発症する例も報告されており，REM期行動異常症はパーキンソン病の臨床マーカーとなる可能性があります。

表5 パーキンソン病の睡眠障害

睡眠障害
●睡眠断片化（sleep fragmentation） 　入眠障害 　睡眠維持障害 ●睡眠期呼吸障害（sleep breathing disorder） ●レストレスレッグス症候群（restless legs syndrome：RLS） ●REM期行動異常（REM sleep behavior disorder：RBD） ●睡眠関連幻覚 ●睡眠関連精神行動
覚醒障害
●睡眠発作（sleep attack：SA） ●日中過眠（excessive daytime sleep：EDS）
概日リズムの障害
●日没症候群（sun downing）

睡眠発作（sleep attack：SA）

眠気などの徴候がなく，突然眠り込んでしまう状態をいいます。車の運転時など重大な事故につながる可能性があり，注意が必要です。カナダのパーキンソン病患者の調査ではパーキンソン病患者638名中420名が自動車の運転を行っており，12％は運転中に眠った経験があり，そのうち睡眠発作の経験が3.8％あったと報告しています。

日中過眠（excessive daytime sleep：EDS）

日中過眠はパーキンソン病の51％にみられるといわれています。睡眠開始時REM睡眠期（sleep onset REM period）があることが報告されています。日中過眠症状はQOLに関わるだけでなく，事故や作業ミスなどの重要な問題に関わるので軽視せず対応することが重要となります。リハビリ中にもつらつらと眠るケースをしばしば経験します。

日没症候群（sun downing）

パーキンソン病に認知症を合併した例で，睡眠覚醒リズムが乱れ，昼夜逆転傾向になることにより引き起こされる混乱した行動や興奮状態が長く持続します。覚醒中に混乱した様子で歩き回ります。

パーキンソン病の睡眠・覚醒障害の治療・対応

図29 パーキンソン病の睡眠障害への対応

環境整備／朝日を浴びる／適切な運動／カフェイン・アルコールの制限／抗パーキンソン病薬の調整／睡眠薬の適切な使用

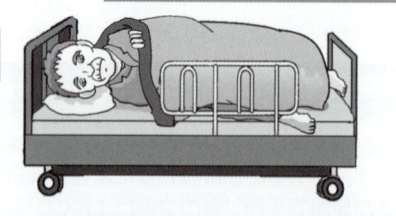

不眠

精神的な要因，社会的な要因などの有無を確認しつつ，寝室ベッド，マットレス，枕，掛け布団などの睡眠環境を整えます。YahrのステージⅣ以上では体圧分散の優れたマットレスを使用する例が増えますが，体圧分散の機能面だけでなく，通気性や寝心地感も良質な睡眠に重要です。またステージが良くても，特に冬場の布団はかけはぎが困難で，夜間トイレ時に布団と格闘して熟睡できなくなる場合もあります。自助具や布団への工夫，リハビリスタッフによる動作指導が必要となります。日中の運動や睡眠前の大量の水分摂取やコーヒーなどカフェインを多く含んだ飲み物を控えるよう指導します。セレギリンやアマンタジンなどの覚醒作用のある薬物の調整も必要になります。眠剤の適切な使用も重要です。

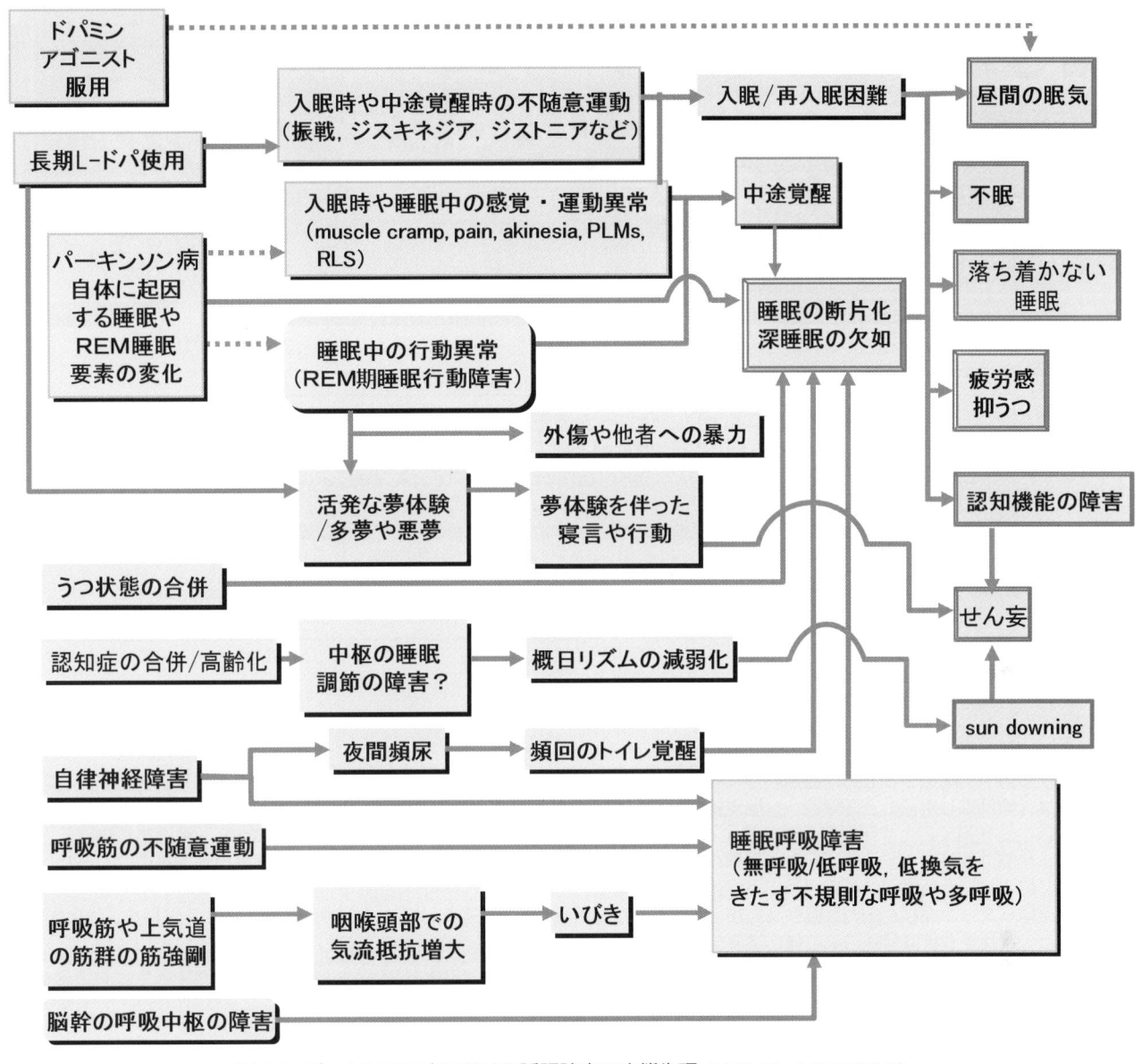

図30 パーキンソン病における睡眠障害の病態生理（文献10）より改変引用）

レストレスレッグス症候群

　眠前にドパミン，ドパミンアゴニストの投与が有効といわれています。セレギニンの投与やアルコールやカフェインの摂取は症状を悪化させる可能性があるので控えます。鉄欠乏，腎不全などの基礎疾患がある場合もレストレスレッグス症候群が起こる可能性があります。その場合は基礎疾患の治療を優先します。

REM期行動異常

　寝言程度であれば経過観察でよいのですが，介護者にけがを負わせるような場合は，薬の調整，寝室を中心とした周辺環境の整備，危険物への早急な対応が必要となります。

日中過眠・日没症候群

　朝日（特に青空がよい）を30分程度浴び散歩することや，規則正しい食事時間や日中の運動など適切なケアやリハビリが必要です。

第3章 パーキンソン病の主要症状のメカニズムとリハビリテーションの視点

6. 強化学習・認知障害

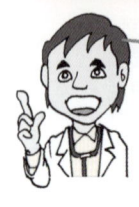

　パーキンソン病による障害は主に運動機能障害としてとらえられてきましたが，早期から認知機能障害を有することが明らかになり，本質は実行機能障害であることがわかってきました。臨床上はなんとなくおかしいといった漠然としたもので，多くの認知機能障害は前頭葉課題によってわかります。日常生活上で特に大きな問題となることは少ないようです。しかし，リハビリテーションを実施するうえで，注意変換の障害，作業記憶の障害，視覚性認知障害，学習障害（特に手続き学習が障害される）などがあることを認識しておく必要があります。
　認知機能とも関連しますが，パーキンソン病のリハビリテーションを実施するうえで知っておくべき基底核の強化学習の神経生理学的メカニズムについても解説します。

運動や行動の学習

　手の動かし方や，物のつかみ方は直接誰かに教えてもらわなくても環境との相互作用により自然に学習していきます。このような学習は「教師なし学習」と呼ばれ，大脳皮質が感覚運動情報に潜むモジュール構造（意図）を取り出す場合などが当てはまります。また絵を描くことや楽器の演奏を覚えるような学習は，覚える絵や楽器が与えられているため，「教師あり学習」と呼ばれます。小脳は教師つき学習で，行動が目標からどれだけずれているのか誤差信号にて学習し，誤差信号を基につくった「内部モデル」によりある行動が状態のどういう変化につながるかを予測します。
　一方，目標パターンがなく出力が良かったか，悪かったか（報酬）を与えるだけで，その評価を最大にする学習を「強化学習」といいます。大脳基底核は報酬による強化学習を行い，試行錯誤しながら適切な行動を選択します。選択の手がかりとして「快」か「不快」で選び，うまくいったら正の強化，失敗したら負の強化をして，今度は失敗を回避するように働きます。ドパミン細胞が伝える報酬信号により，長期的な報酬を最も大きくするように状況に応じた行動を選択します。

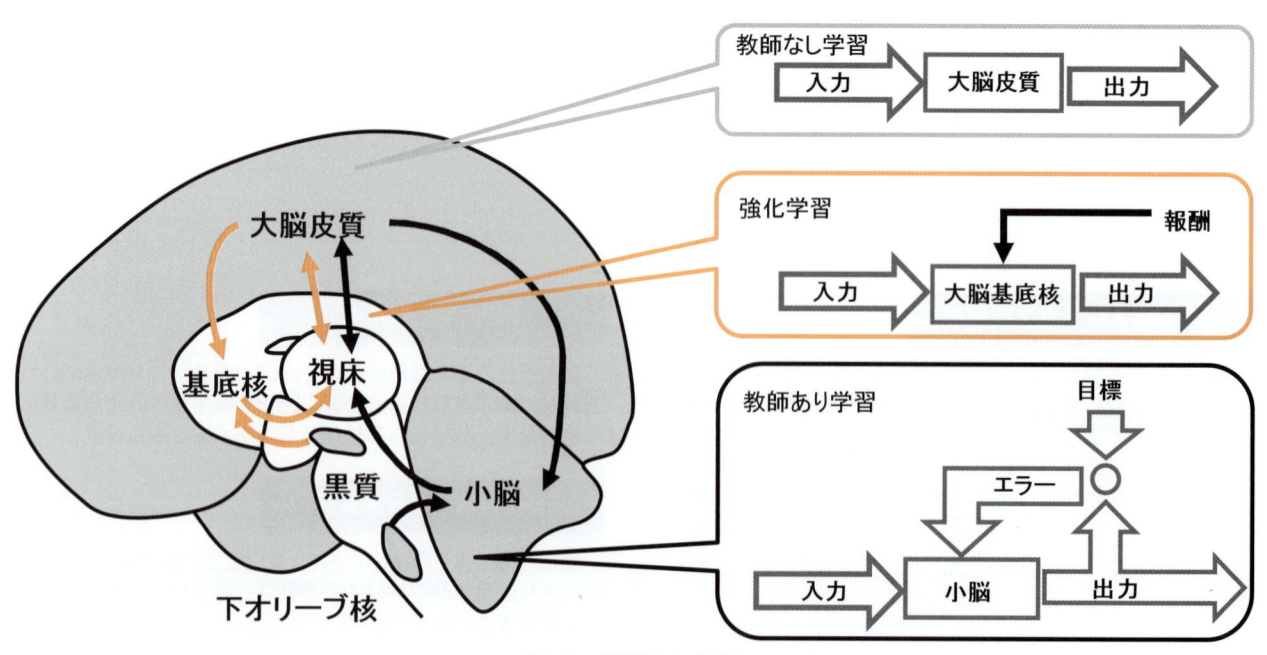

図31　学習の3分類

報酬予測誤差

Schultz らは，ランプの点灯を合図にキーを押すとジュース（報酬）がもらえるという課題をサルに学習させました。ドパミンニューロンは課題を学習する前は，ジュースが与えられた時点で反応しますが，学習後にはランプが点灯した時点で反応し，ジュースが与えられたときは反応しません。次にランプが点灯してもジュースを与えないようにすると，ドパミンニューロンは抑制されます。

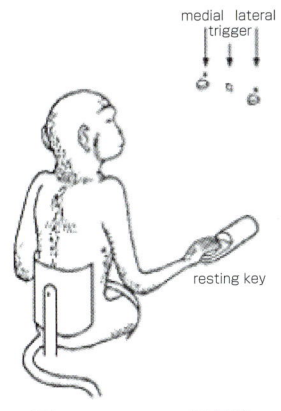

図 32　Schultz の実験

Schultz らの実験はドパミンが単に報酬そのものに反応しているというのではなく，期待する報酬からのズレ「実際の報酬」－「予測された報酬」（報酬予測誤差と呼ばれます）に反応していることを示しています。Schultz らの実験で示したドパミンニューロンの活動は，ロボットなどで用いられている強化学習のアルゴリズムで TD 学習（temporal difference learning）と呼ばれる学習信号に似ていることがわかり，たいへん注目を集めています。

Schultz らの実験はランプ刺激，行動，報酬という単純なものですが，図 33 のように目先の報酬だけでなく将来の報酬と両方を予測して行動の選択をする場合も，このアルゴリズムに基づいた考え方が用いられています。最近の研究では，ドパミン細胞が手がかりとなる記憶を巧みに利用して報酬予測誤差を出していることがわかってきました。

大脳基底核は，さまざまな状況とそれに対してとった行動，それによって得られた報酬（もちろん報酬はお金や，ジュースだけではありません）を基に目先と将来を予測して適切な行動の学習，選択に関与しているのです。

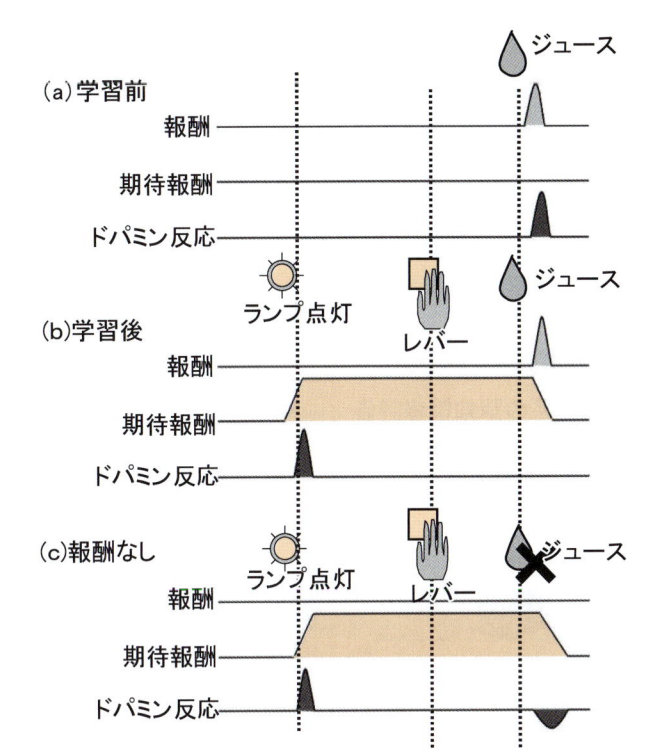

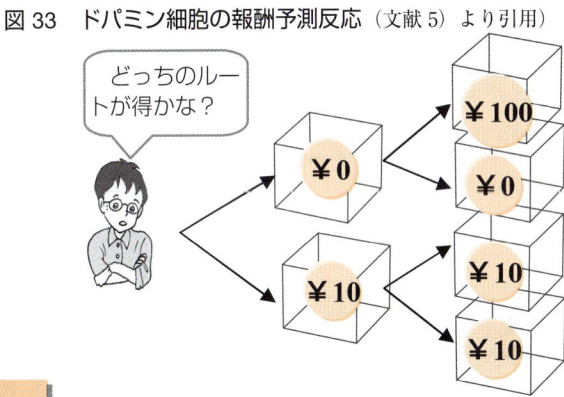

図 33　ドパミン細胞の報酬予測反応（文献 5）より引用）

Barto による大脳基底核の強化学習理論

報酬の期待があるとやる気や動機づけが増し，ドパミンニューロンよりドパミンが放出され大脳皮質からのシナプス効率が上がります。繰り返されるとシナプスが強化されます。

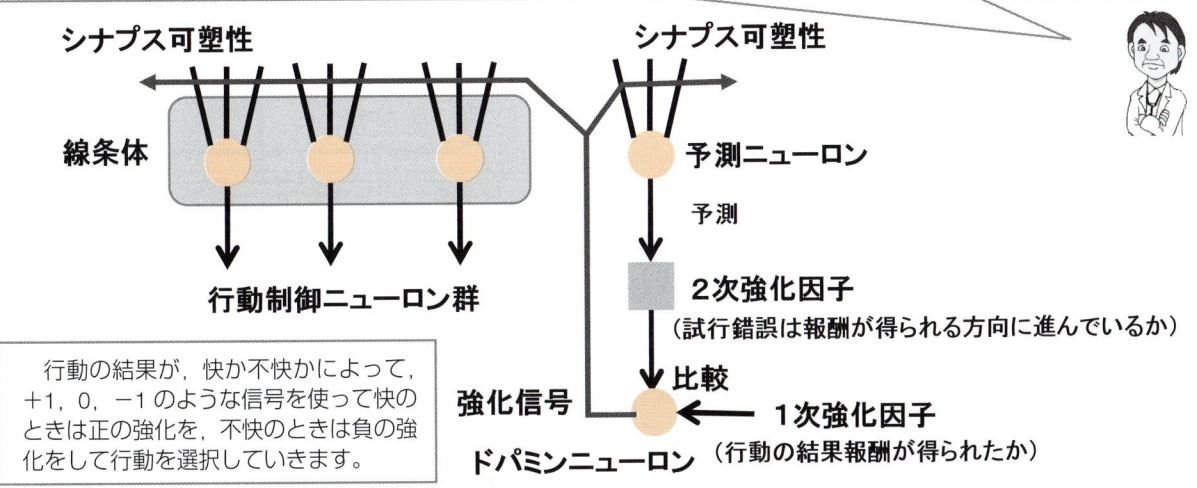

行動の結果が，快か不快かによって，＋1，0，－1 のような信号を使って快のときは正の強化を，不快のときは負の強化をして行動を選択していきます。

図 34　Barto による大脳基底核の強化学習理論（文献 2）より引用）

図説　パーキンソン病の理解とリハビリテーション

行動の選択

基底核の出力は運動系ループのみならず，辺縁系ループなどほかのループを調節することで認知機能や，精神機能の発現をコントロールしていると推察されます。

行動のプロセス

```
辺縁系の認知情報評価
        ↓
前頭連合野で行動計画
        ↓
運動関連領域
運動プログラム作成
運動準備
        ↓
1次運動野から随意運動
の指令が脳幹・脊髄へ
```

規範として快・不快情報が大切

- 運動プログラム
- 運動準備
- 運動の遂行

大脳皮質 運動関連領域

大脳皮質-基底核ループ

- 認知（作業記憶）
- 行動計画
- 意思発動
- 社会性

前頭連合野　基底核　視床

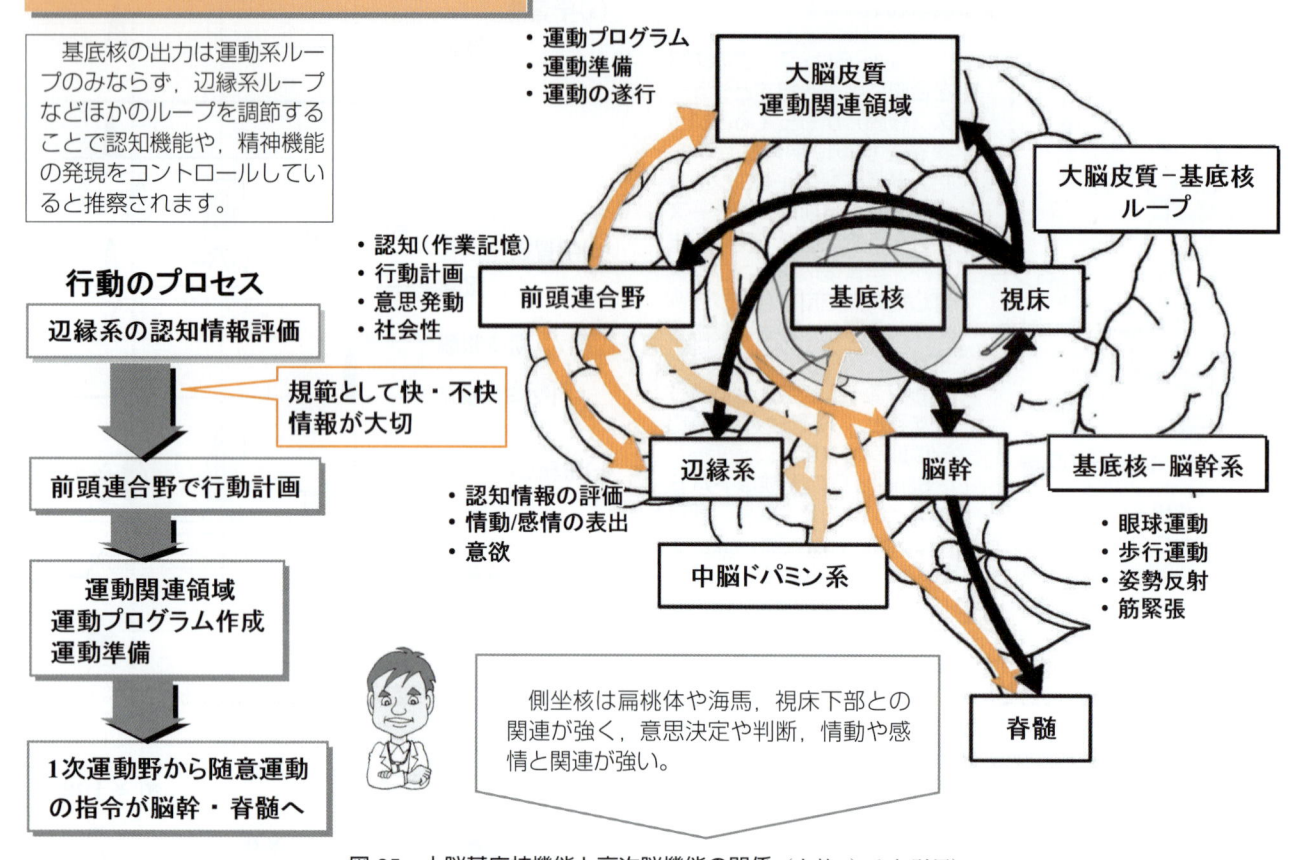

- 認知情報の評価
- 情動/感情の表出
- 意欲

辺縁系　脳幹　基底核-脳幹系

中脳ドパミン系

- 眼球運動
- 歩行運動
- 姿勢反射
- 筋緊張

脊髄

側坐核は扁桃体や海馬，視床下部との関連が強く，意思決定や判断，情動や感情と関連が強い。

図35　大脳基底核機能と高次脳機能の関係（文献4）より引用）

5つの大脳基底核ループのうち認知機能に関わる3つのループを示しています。認知機能との関係においては，視床を介したほかのループも注目されています。例えば，前頭連合野→尾状核→（黒質網様部または淡蒼球内節）→視床→（補足運動野，運動前野）というループがあります。これは大脳皮質の起点と終点領域が異なるため閉ループではなくフィードフォワード回路として働いています。前頭連合野の認知的指令に基づいて運動が発現される際に，運動前野に準備されているパターン運動から状況に合わせて適切なものを選択するというような働きが，この視床を介したループによって追加されています。

側坐核は辺縁系と運動系のインターフェイスの役割をしています。側坐核はシェル（shell）とコア（core）に分かれます。シェルは情動回路を構成しコアは運動回路を構成します。パーキンソン病における腹側被蓋野の変性は，側坐核のシェルの機能障害により情動障害を起こし，前頭前野へのドパミン不足で認知機能障害を生じます。

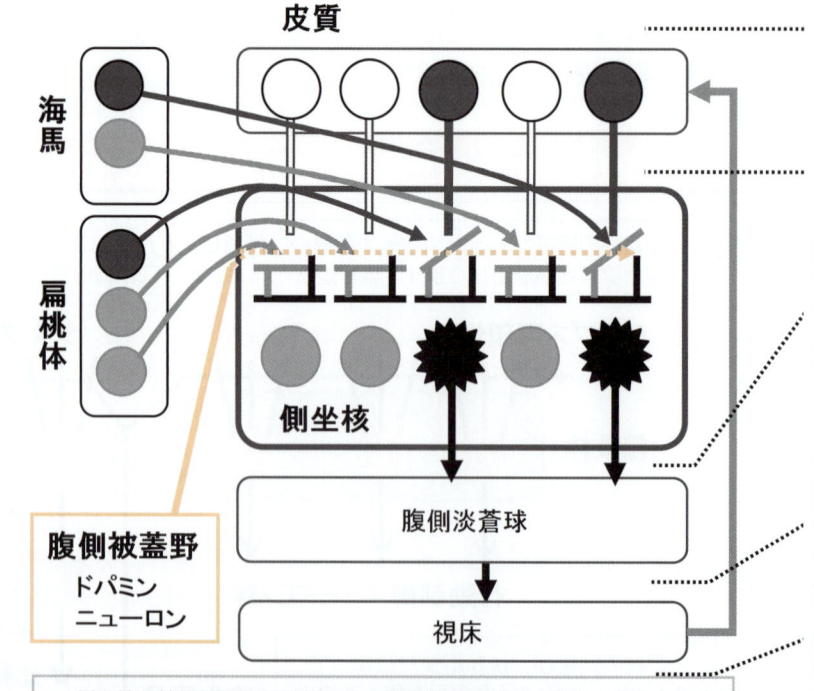

皮質

海馬　扁桃体　側坐核

腹側被蓋野 ドパミンニューロン

腹側淡蒼球

視床

側坐核の神経細胞は扁桃体からの情動的価値判断の情報や海馬の周囲の状況に関する情報入力により閉じたり開いたりします。特定のループを活性化するスイッチとして働いています。腹側被蓋野のドパミンニューロンは報酬予測誤差に応じて伝達効率を変化させます。

第3章　パーキンソン病の主要症状のメカニズムとリハビリテーションの視点

パーキンソン病の認知症

パーキンソン病の認知症と精神症状にはさまざまなものがあり，互いに重複して起こります。パーキンソン病の認知症の頻度は10〜33%といわれています。パーキンソン病に出現する認知症は皮質下すなわち大脳基底核や視床に主病変を有する疾患に共通の特徴を有する精神疾患をいいます。思考緩慢，意欲低下，自発性低下，遂行能力低下などを特徴とします。

認知症を伴うパーキンソン病とレビー小体型認知症（DLB）の区別は明確ではなく，臨床的にはワンイヤールール（one year rule），すなわち認知機能の障害がパーキンソニズム発症後1年以内であればレビー小体型認知症，それ以外は認知症を伴うパーキンソン病という基準がしばしば用いられています。**表7**は国際ワークショップにて提唱されているレビー小体型認知症の臨床診断基準を示しています。

表6　パーキンソニズムと認知症を主徴とする疾患

認知症を伴うパーキンソン病
レビー小体型認知症
進行性核上性麻痺
皮質基底核変性症
脳血管性偽パーキンソニズム
パーキンソン認知症複合（グアム，紀伊半島）

表7　レビー小体型認知症の臨床診断基準

必須症状　進行性認知機能障害
中核症状（2個以上でprobable，1個でpossible）
・変動性認知機能障害（注意と意識清明度）
・繰り返し出現する幻視
・1次性パーキンソニズム（認知症が先行またはパーキンソニズム出現後1年以内に認知症が出現：ワンイヤールール）
支持的所見
　反復性転倒，失神，一過性意識喪失，妄想・幻視以外の幻覚，抗精神病薬で運動障害悪化，抗パーキンソン病薬で精神症状悪化
レビー小体型認知症に否定的な所見
　脳卒中の既往（臨床症状/脳画像）
　原因になりうるほかの疾患の存在

運動と情動に関わるループ回路を利用して異なる情報を並列処理しています。

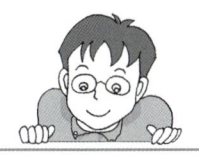

前部帯状皮質を通るループは，特に情動・動機づけに関連した刺激に反応して運動を起こすときに重要なループ回路と考えられています。

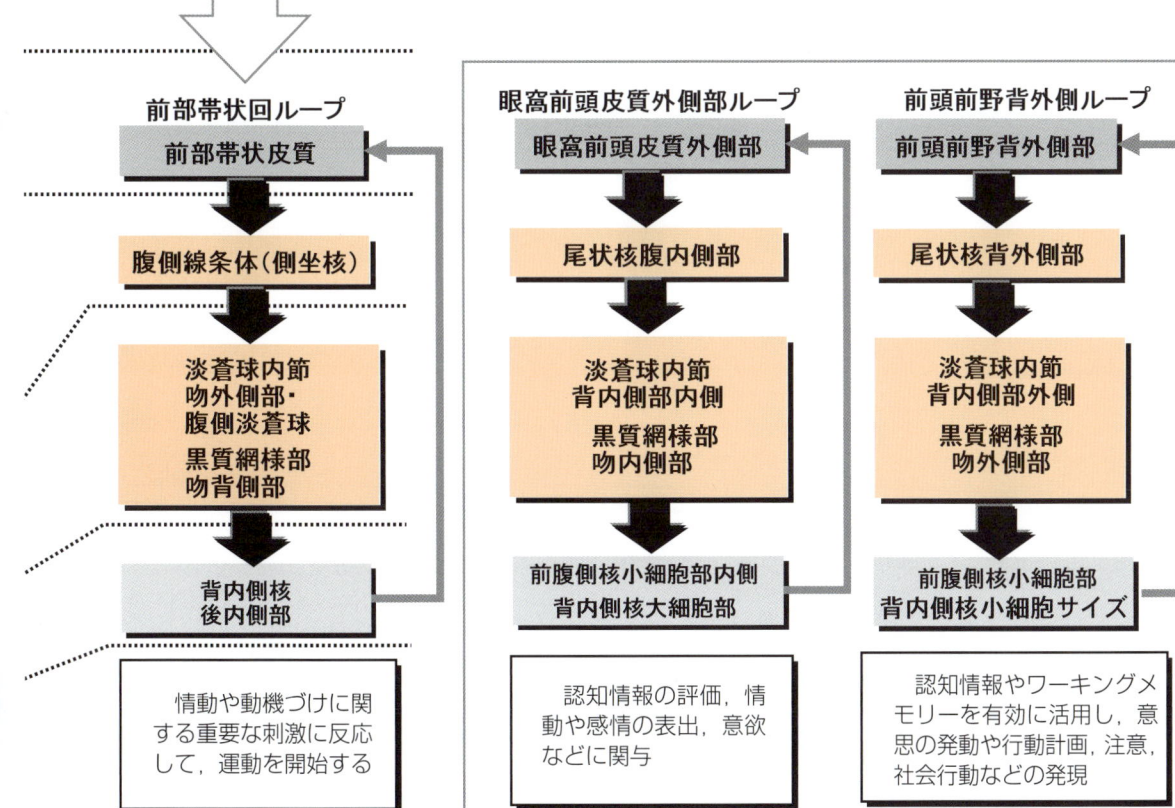

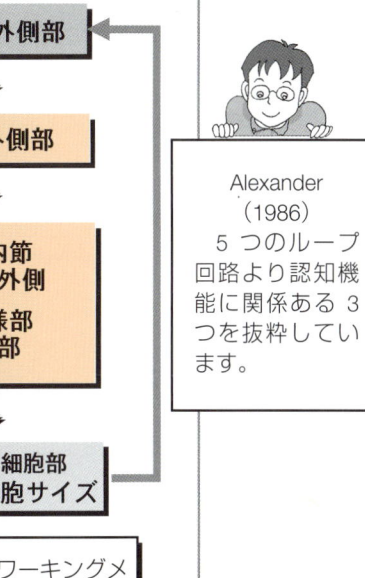

前部帯状回ループ
前部帯状皮質
↓
腹側線条体（側坐核）
↓
淡蒼球内節吻外側部・腹側淡蒼球
黒質網様部吻背側部
↓
背内側核後内側部
→ 情動や動機づけに関する重要な刺激に反応して，運動を開始する

眼窩前頭皮質外側部ループ
眼窩前頭皮質外側部
↓
尾状核腹内側部
↓
淡蒼球内節背内側部内側
黒質網様部吻内側部
↓
前腹側核小細胞部内側
背内側核大細胞部
→ 認知情報の評価，情動や感情の表出，意欲などに関与

前頭前野背外側ループ
前頭前野背外側部
↓
尾状核背外側部
↓
淡蒼球内節背内側部外側
黒質網様部吻外側部
↓
前腹側核小細胞部
背内側核小細胞サイズ
→ 認知情報やワーキングメモリーを有効に活用し，意思の発動や行動計画，注意，社会行動などの発現

Alexander（1986）　5つのループ回路より認知機能に関係ある3つを抜粋しています。

図36　大脳基底核ループと認知機能（文献3）9）を一部改変引用）

第4章
パーキンソン病のリハビリテーション

第4章 パーキンソン病のリハビリテーション
1. リハビリテーションの概要

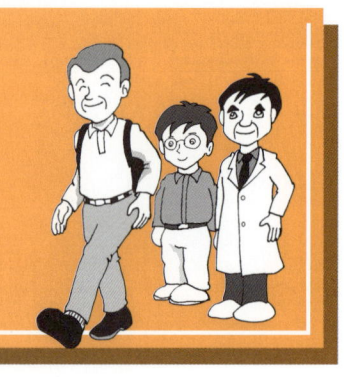

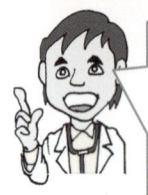

いよいよパーキンソン病のリハビリテーションの具体的内容に入ります。すでに述べてきたようにパーキンソン病は進行性の疾患です。残念ながら理学療法や作業療法，言語聴覚療法によって，疾患そのものが改善するものではありません。しかしながら，薬物療法やそのほかの治療法と併用することにより，パーキンソン病が引き起こすさまざまな機能障害，活動制限，参加制約を可能なかぎり維持，改善し，環境因子における阻害因子を取り除くことによって，できるだけ質の高い生活を持続していくために有効な手段です。薬物療法同様に進行の過程に応じて介入方法を変えていく必要があります。

介入方法はさまざまな手法があり，エビデンスが明確なものと，経験的なものが混在して実施されているのが現状です。

Yahrの重症度分類各ステージにおけるリハビリテーション内容

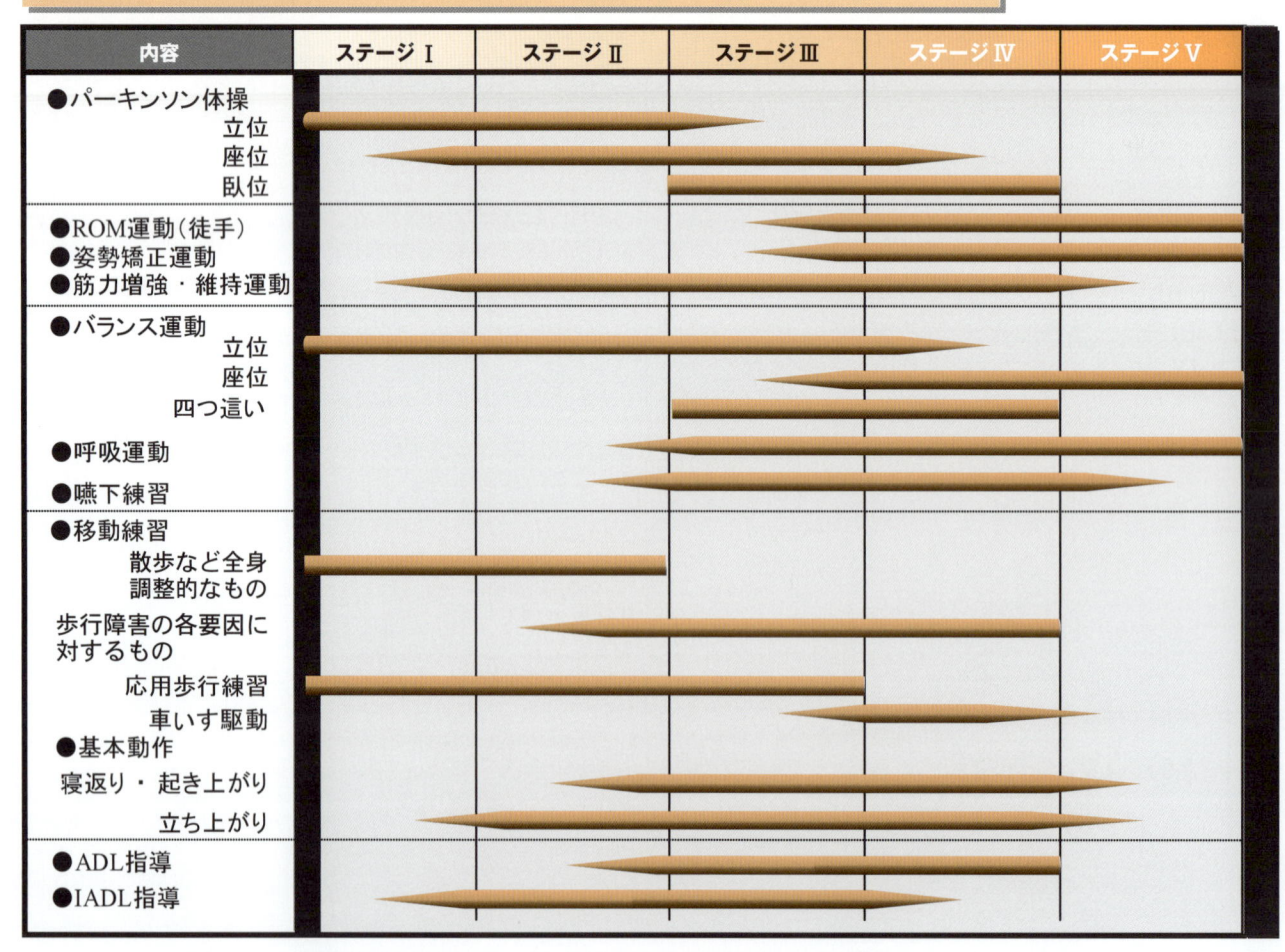

図1 Yahrの重症度分類各ステージにおけるリハビリテーションの内容（文献1）より改変引用）

パーキンソン病のリハビリテーション概要

パーキンソン体操

体操はまずリラクセーションをしてから始めます。体力面や立位・座位バランスを考慮してケースに合ったものを指導します。バランス面を考慮すると臥位は安全なポジションですが、筋緊張を考えると座位が最もリラックスできるポジションです（70頁）。

筋力増強運動

立位・座位姿勢や歩行の安定性確保のために体幹筋，股・膝伸筋群を中心に全体の筋力を向上させます。しかしながらパーキンソン病では全身性のミトコンドリア異常が示唆されており，同じ運動に対して正常人の2倍の運動量が必要になると報告されています。また，L-ドパ療法は筋肉の生理学的変化をもたらし仕事量を減少させるともいわれているため，筋力増強に限らず負荷の高い運動を行う場合は，主治医，病棟と連携をとりながらL-ドパが効いている時間帯に運動するように配慮します。

呼吸運動

パーキンソン病特有の姿勢から拘束性換気障害を呈しやすくなります。後述の姿勢矯正運動と併せて胸郭の拡張，呼吸筋および呼吸補助筋の筋力増強を実施します。

嚥下練習

口腔，舌運動や食事姿勢に関するアプローチが行われます。

基本動作の練習

寝返り，起き上がり

非常に苦手な動作の1つです。寝返りは両膝を曲げて寝返る側に倒し，重力を利用して側臥位となる方法がよく利用されます。起き上がりは側臥位から腹臥位となった後，股関節を一側ずつ屈曲し起き上がってくる方法，あるいは両下肢の反動を利用して起き上がる光景をよく見かけます。そのため基本動作練習の中では，対角回旋性の動き（体が回旋する動き）を引き出すような動作練習がリハビリの場面で実施されます。Yahrの重症度分類ステージⅠ，Ⅱの程度が軽い場合はよいのですが，進行期になると基底核障害のため，新しい動作の獲得がますます困難となり，練習場面では実施できても生活場面では行えない症例が多くみられます。進行期では回旋動作が伴わなくても，より安定した安全な方法を指導します。

またリハビリ室のマット上で起き上がりが自立しても，病棟や在宅では掛け布団をはぐことができずにベッドから起き上がれない人が多いです。掛け布団をはぎ取る方法，布団の素材，折り方も併せて指導します。

いすからの立ち上がり

パーキンソン病の特徴的な前屈姿勢から判断すると重心が前方にあると思われがちですが，顎が前方に突出した亀の首様姿勢（体幹前屈・頸部伸展）によりむしろ後方にあるとの報告もあります。顎を十分引いてからの重心の前方移動と立ち上がり，立位時の支持基底面の確保がポイントとなります。

関節可動域運動・姿勢矯正運動

パーキンソン病では筋強剛や姿勢保持障害により変形や拘縮を起こしやすい状態にあります。症状が進行し，Yahrの重症度分類ステージⅢに入ると，側弯が出現する場合もあります。パーキンソン体操による関節可動域の維持，改善や姿勢矯正，筋肉の伸張を行います。セラピストや家族による他動的な運動が必要となります。

バランス練習

Yahrの重症度分類ステージⅠ，Ⅱのバランス障害が認められない早い時期から積極的に反復練習を行います。YahrのステージⅢ以降のバランス障害が目立ってくる時期では，状態に応じ難易度を変え，バランス練習を継続します。日常生活においては特に後方バランスの障害がドアの開閉，方向転換，物の出し入れ，浴槽への出入りに影響を与えるので，生活場面での動作指導，病室，在宅での環境整備（84頁）が重要です。

歩行練習　応用歩行練習

手の振りの欠如や小刻み歩行の改善，方向転換や急な停止，スラロームや段差昇降，対象物へのアプローチ方法，すくみ足が出た場合の対処方法の指導などが実施されます（74, 75頁参照）。

車いす駆動

車いす駆動は非常に苦手な動作の1つです。歩行同様に上肢の動きは小刻みで，加えて前傾姿勢によりキャスターにかかるウエイトの比重が大きく，駆動効率が悪くなっているためほとんど前へ進みません。

車いすのタイプ，車軸の位置やフットサポートの角度，キャスターの種類などを検討し，駆動効率を上げる配慮が必要です。またYahrのステージⅢぐらいから側弯が出てくる症例もあり，適切なシーティングによる座位姿勢の確保が重要です。

ADL指導

セルフケアでは更衣動作がまず困難になります。その他はYahrのステージⅢまでは何とか自立して行うことができます（81, 82頁参照）。

IADL指導

YahrのステージⅡ～Ⅲの段階においてはADLよりもIADLに障害が目立ちます。調理，電話の操作，財布の開閉や袋の開閉，ビン，缶の蓋の開け閉めなどの可・不可，操作遂行時間などを評価し，動作指導や福祉用具の導入を行います。

QOL向上

パーキンソン病は病前性格としても無趣味で非社交的であることが知られています。そのため在宅では閉じ込もりになりがちで，廃用症候群から寝たきりになりやすい傾向にあります。通所サービスやパーキンソン病友の会などへの参加を積極的に勧めることが必要です。

図説　パーキンソン病の理解とリハビリテーション

パーキンソン体操

ポイント
1. リラクセーション
2. 末梢から中枢へ
3. 座位から臥位・立位へ
4. 対称性の運動から対角回旋性へ
5. 音楽やかけ声と一緒に行う
6. 薬が効いているときに行う

リラクセーション

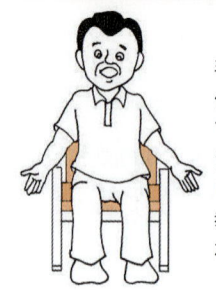

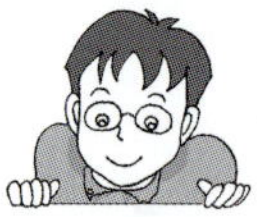

深呼吸や軽く手足を揺すって体の力を抜きます。リラクセーションの方法としてヨガや太極拳なども推奨されています。

顔面の

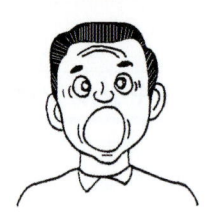

口を大きく開けたり閉じたりします。

頭部の体操　座位

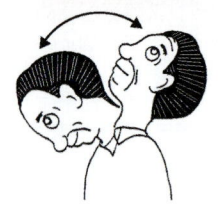

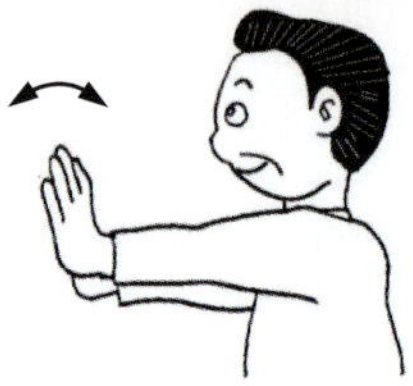

頭を前後にゆっくり倒します。

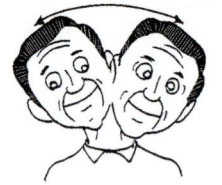

頭を左右にゆっくり倒します。

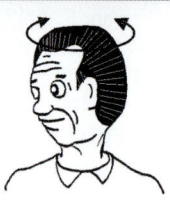

頭を左右にゆっくり回します。

上肢の体操

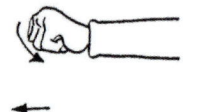

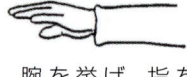

腕を挙げ、指を握ったり伸ばしたりします。

肘を伸ばし手首を上げ下ろします。

下肢の体操　座位

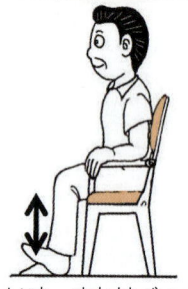

いす、またはベッドの端に座り足先を交互に上げ下げします。

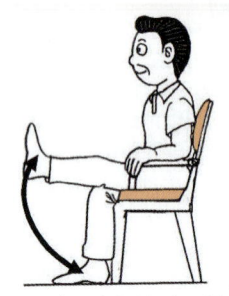

いす、またはベッドの端に座り膝を交互に曲げ伸ばしします。

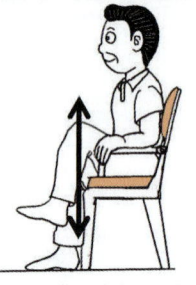

いす、またはベッドの端に座り腿を交互に上げ下げします。

体幹の体操

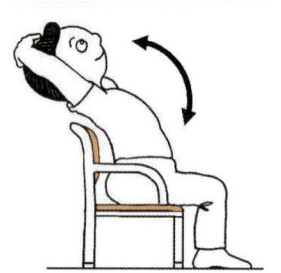

いす、またはベッドの端に座り両手を頭の後ろに組み、体をゆっくり前後に曲げ伸ばしします。

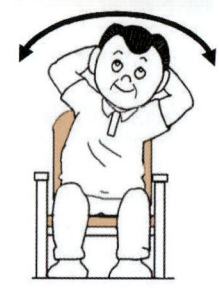

いす、またはベッドの端に座り両手を頭の後ろに組み、体をゆっくり左右に倒します。

体幹の体操　臥位

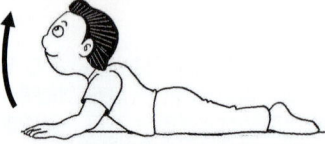

うつ伏せに寝て両手でゆっくり上体を起こします。

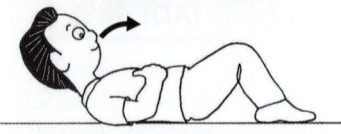

仰向けに寝て両足を曲げ起き上がります。

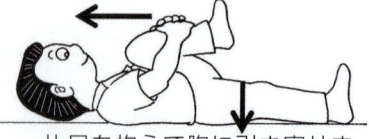

片足を抱えて胸に引き寄せます。他方の足を床に押しつけます。

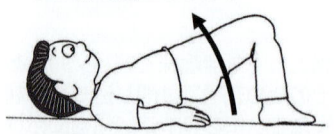

仰向けに寝て両足を曲げお尻を挙げます。

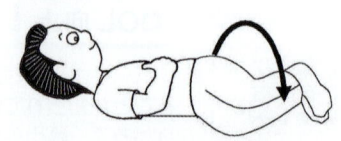

仰向けに寝て両足を曲げ左右にゆっくり倒し腰をひねります。

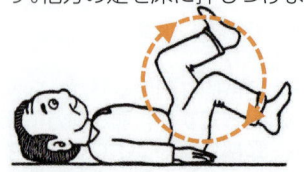

仰向けに寝て自転車をこぐように、両足をクルクル回します。

第4章 パーキンソン病のリハビリテーション

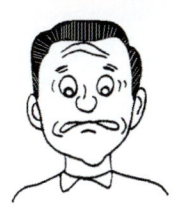

体操　座位・臥位・立位

- 口の両端を横に引きます（イーの音）。
- 口をすぼめて息を吐きます。
- 口を左右に引き，引いた側の目を閉じます。
- 舌で唇の周りをなめます。
- 両頬に息をためてふくらませます。

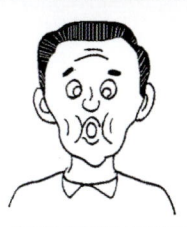

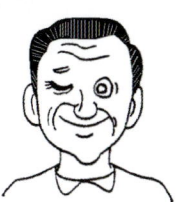

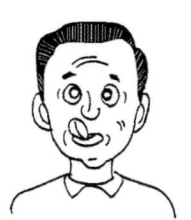

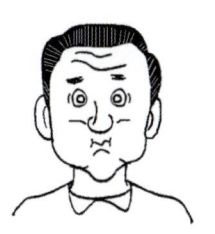

座位・臥位・立位 / 座位

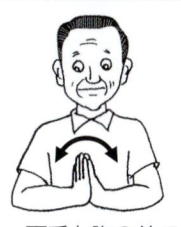

- 両手を胸の前で合わせ手首を左右に倒します。
- 肘を直角に曲げて体につけ，手を外に開きます。 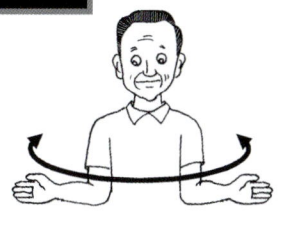
- 両肘を交互に曲げ伸ばしします。
- 両肩をすくめて力を抜きます。
- 両手を合わせ腕をゆっくり挙げます。
- 両手を合わせ腕をゆっくり体をひねりながら斜めに挙げます。

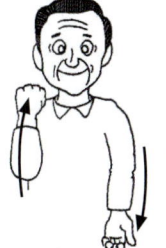

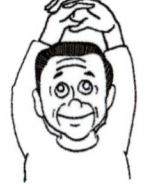

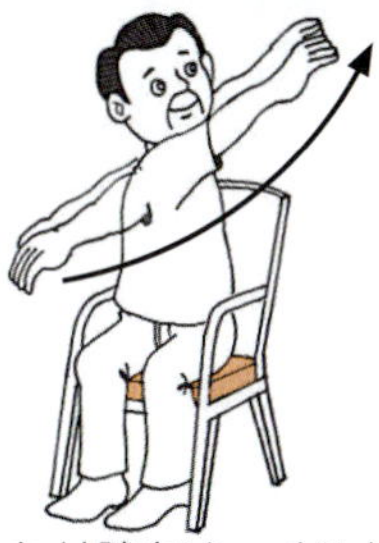

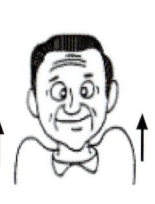

座位 / 体幹の体操　立位

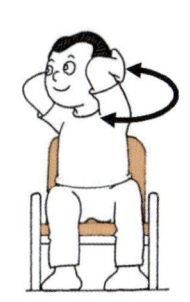

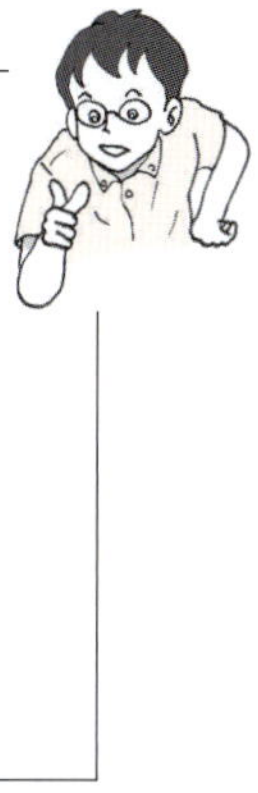

- いす，またはベッドの端に座り，両手を頭の後ろに組み，体をゆっくり左右にひねります。 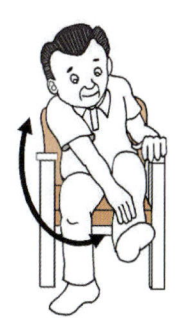
- いすに座り手と反対側の足先が触れるように体をひねります。
- 壁に向かって立ち，両手を壁について，胸を壁につけるつもりで背筋を伸ばします。 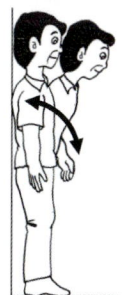
- 壁を背にして立ち背中を壁につけるようにします。
- 立ったまま体をゆっくり左右にひねります。

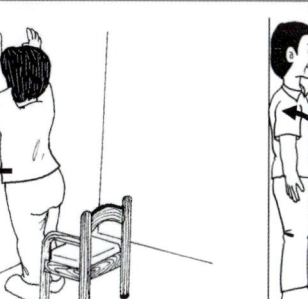

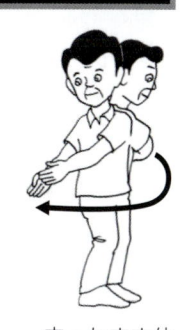

体操の種類は他にもたくさんあります。アメリカで開発されたリーシルバーマン法（LSVT）は発声訓練を主体とするLSVT-LOUD，運動訓練を主体とするLSVT-BIGがあり効果が高いエクササイズとして紹介されています。実施するには定められた講習会を受ける必要があります。

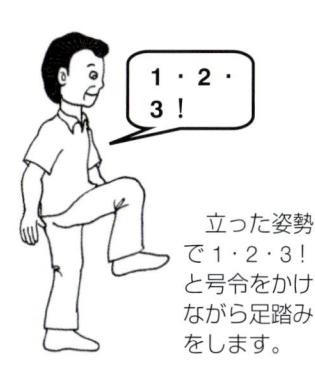

「1・2・3！」

立った姿勢で1・2・3！と号令をかけながら足踏みをします。

歩行

床に板きれやタオルなどを等間隔に置き，それをまたぐように歩く練習をします。

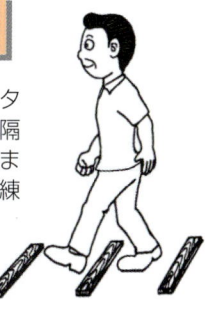

第4章 パーキンソン病のリハビリテーション

2. 歩行障害

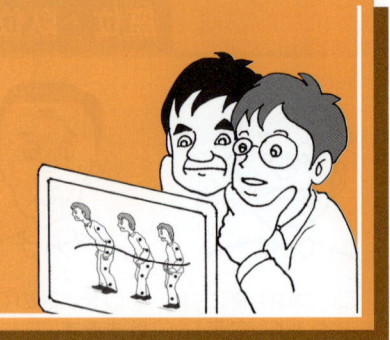

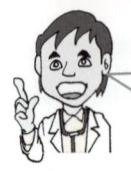

ここではパーキンソン病の歩行障害について解説します。パーキンソン病の歩行障害の特徴やそれに対する歩行訓練や対処法について解説します。

パーキンソン病の歩行障害の特徴

パーキンソン病の歩行障害は Yahr のステージⅢくらいから目立ってきます。

小股歩行

歩行はチョコチョコ歩く感じです。すなわちストライド長が短く，歩行速度は遅い状態です。歩行周期の持続時間も短くなります。運動抑制と体幹の筋強剛により骨盤の回旋が伴わないためステップ長が短く（24〜25 cm）小股歩行となります。

手の振りの欠如

歩行時，上肢は体幹の前傾に沿ったかたちで固定し，手の振りが非常に小さいか，まったくみられません。体幹の筋強剛による骨盤回旋の欠如や MLR，CPG の抑制による歩行リズムの障害が考えられます。

すくみ足

パーキンソン病の歩行障害のもう1つの特徴はすくみ足です。発症後約5年で60%に出現するとも報告されています。すくみ足は姿勢保持障害に起因する，小股，足踏み様のすくみ足と，無動に起因し，下肢の運動が停止するすくみ足があります。ウェアリング・オフ（wearing off）を呈する場合はオフ時に多い歩行開始の障害です。

すくみ足は歩行開始時，歩行後に振り返るとき，目標物が近づいたとき，障害物が近づいたとき，狭いところを通るときになどに出現し，まったく無意識に自然に出現する場合もあります（表1）。パーキンソン病の歩行の問題の根本は運動遂行の開始が遅れることです。パーキンソン病では，力を発揮するとき力の増減率を適切に調節できません。方向転換する前に方向転換のための運動を予測し，準備する能力が低下しているとも考えられます。

2動作の障害

話をしながら歩くことが苦手です。歩行中に話しかけると足が止まってしまいます。大脳基底核が歩行リズムの調節など意識に上らない自動運動を制御しているため，この機構の障害が1つの行為をしながらほかのことをすることを困難にしています。

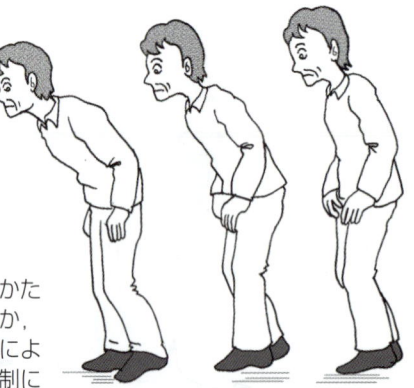

突進現象

歩き始めると徐々にスピードが速くなり，止まることが困難となります。

前傾姿勢にあるパーキンソン病患者さんが，歩行の際に支持基底面を超えた重心位置を保つため次のステップを出します。その際に，予測運動の障害と運動抑制により適切なステップを踏めないため，重心位置が支持基底面を大きく超えてしまいます。これを繰り返すことによって突進現象が起こると推察されます。

逆説歩行

平地での歩行は困難でも，階段昇降や床に置いた梯子の中を歩くなどは容易な場合があります。床の線など視覚刺激を用いた状態で歩行を指示すると健常者と差がないとも報告されています。

表1 すくみ足のタイプ

●スタート・ヒジテーション（start hesitation） 歩行開始時にみられるすくみ	●ターニング・ヒジテーション（turning hesitation） 方向転換時にみられるすくみ
●リーチング・ヒジテーション（reaching hesitation） 目標の直前で起きるすくみ	●ナロースペース・フリージング（narrow space freezing） 狭いところでのすくみ
●スポンテニアス・サドゥン・トランジェント・フリージング（spontaneous sudden transient freezing） 突然起こるすくみ	

第4章　パーキンソン病のリハビリテーション

コラム　パーキンソン病の歩行を理解するための基本用語

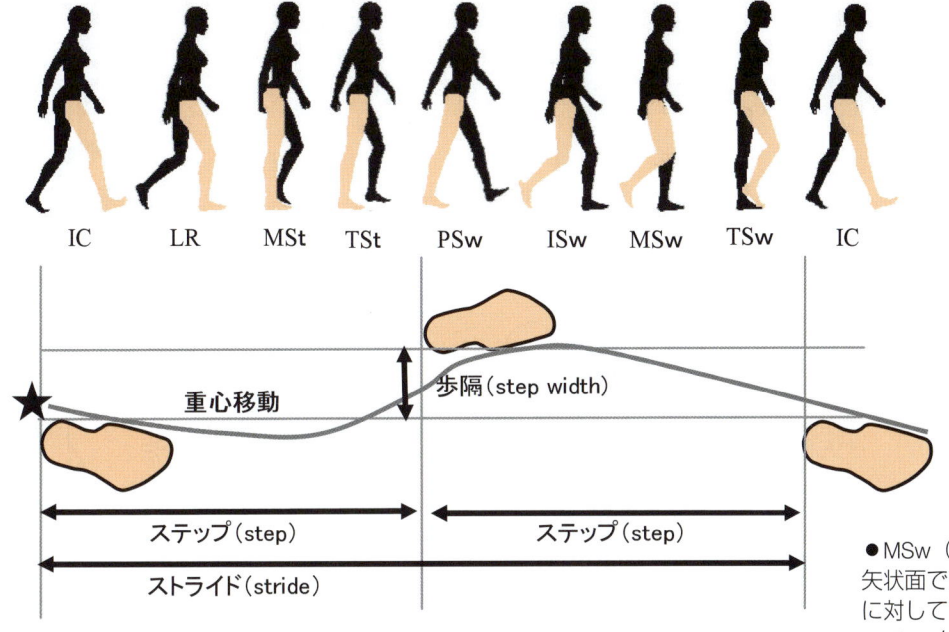

立脚期（stance phase）｜遊脚期（swing phase）

IC　LR　MSt　TSt　PSw　ISw　MSw　TSw　IC

重心移動　歩隔（step width）

ステップ（step）　ステップ（step）
ストライド（stride）

青色（右足）で説明しています。
- IC（イニシャルコンタクト）：足が地面に接触する瞬間
- LR（ローディングレスポンス）：右ICから左側の足が地面から離れる瞬間まで
- MSt（ミッドスタンス）：左側の足が地面から離れる瞬間から右足の踵が地面から離れた瞬間まで
- TSt（ターミナルスタンス）：右足の踵が地面から離れた瞬間から左のICまで
- PSw（プレスイング）：左のICから右足の爪先が離れる瞬間まで
- ISw（イニシャルスイング）：右足の爪先が離れてから矢状面で両方の足関節が交差する瞬間まで
- MSw（ミッドスイング）：両側の下腿が矢状面で交差した瞬間から右足の下腿が床に対して直角になった瞬間
- TSw ターミナルスイング：右足の下腿が床に対して直角になった瞬間からICの瞬間まで

（分類はランチョ・ロス・アミーゴ方式）

ケーデンス（cadence）：単位時間内の歩数で、通常は1分間の歩数です。自由歩行時の歩数は男性では約110 steps/分、女性で116 steps/分です。

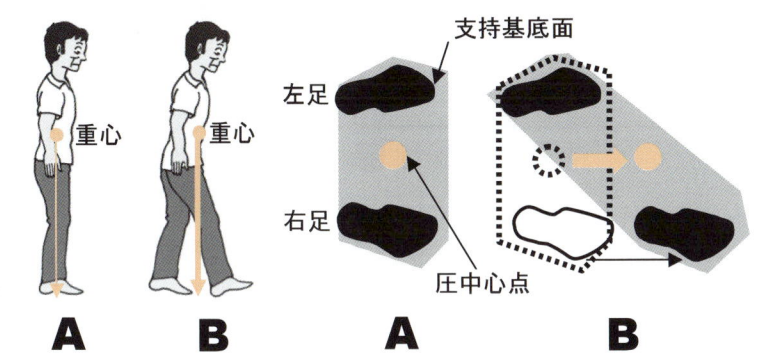

重心　重心
A　　B

支持基底面
左足　　　右足
圧中心点
A　　B

立位で体を前に倒すと、支持基底面の前方に圧中心点（重心から下ろした垂線）が出ます。右足を前へ出して新しい支持基底面をつくり、圧中心点が支持基底面に収まるよう調整します。

歩行では、上図の★印のように重心が移動します。一側下肢で支持しているときは支持基底面内に圧中心点がありません。したがって転倒しないためには、次を予測して反対側の足を前方へ出します。この繰り返しが歩行です。

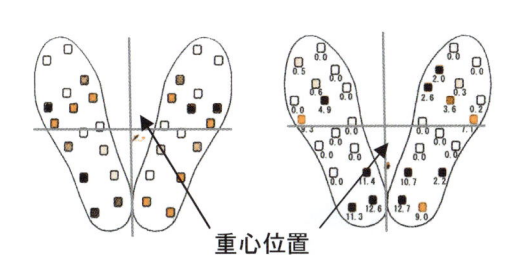

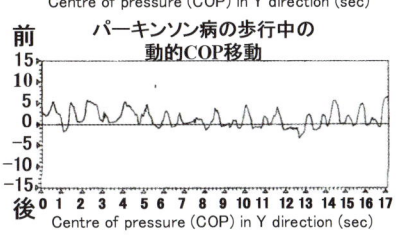

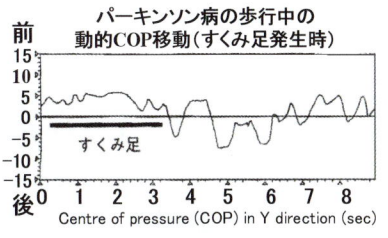

健常高齢者　　パーキンソン病患者

重心位置

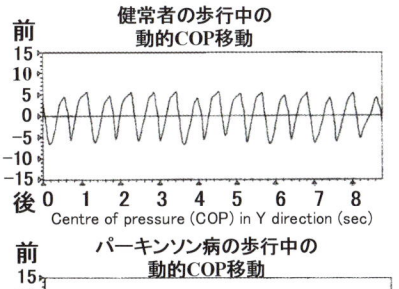

（文献10）より一部改変引用）

健常者の歩行中の動的COP移動
Centre of pressure (COP) in Y direction (sec)

パーキンソン病の歩行中の動的COP移動
Centre of pressure (COP) in Y direction (sec)

パーキンソン病の歩行中の動的COP移動（すくみ足発生時）
すくみ足
Centre of pressure (COP) in Y direction (sec)

パーキンソン病の人の足圧中心位置（COP）は後方にあることが多いといわれています。しかしいったん歩行が開始するとCOPは健常者より前方に移動します。歩行時の不安定性には立ち直り反応と平衡反応の低下も影響します。

図説　パーキンソン病の理解とリハビリテーション

すくみ足の対処方法

床の目印利用
廊下の床パネルの境や，梯子状に床に貼りつけたテープなど目印となるものを越えるように歩く。

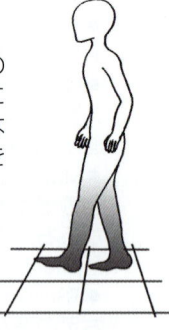

側方歩行
横歩きは可能なので左右どちらかへいったん横歩きしてから前方へ歩く。

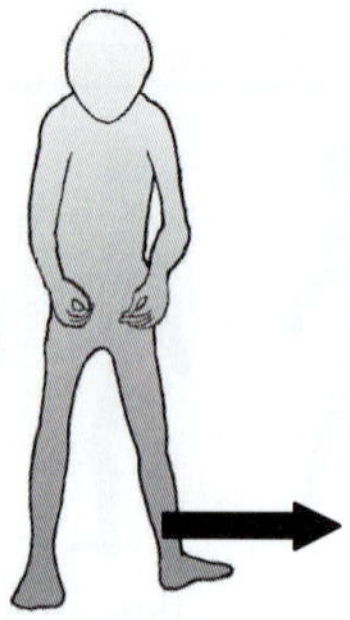

後方への振り出し
左右どちらかの足をいったん後ろに引き，その後，引いた足を前方に踏み出す。

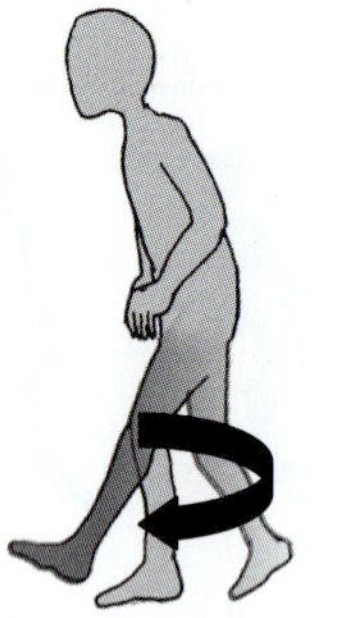

T字杖への工夫
進行方向に対し直角に，障害となる棒をT字杖の先端に取りつけ，それを越えるように歩く。

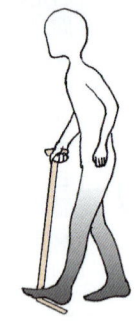

視線を反らす
近づきたい対象物から，遠くの花瓶，絵などに視線をいったん反らす。

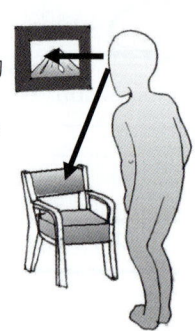

動作手順の復唱
① 右足から出す
② 右足のつま先を上げる
③ 右足の踵を着ける
など具体的に動作手順を決め復唱しながら動作を行う。

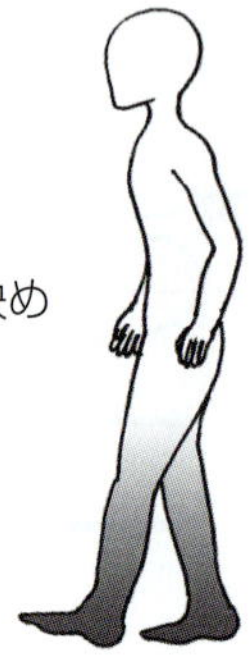

方向転換

歩行しながら方向転換。

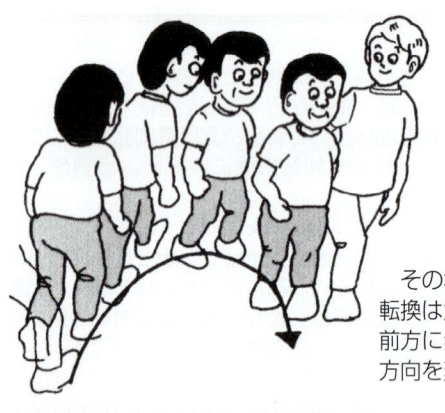

その場での方向転換は危険です。前方に歩きながら方向を変えます。

前方に壁など障害物がある場合の方向転換。

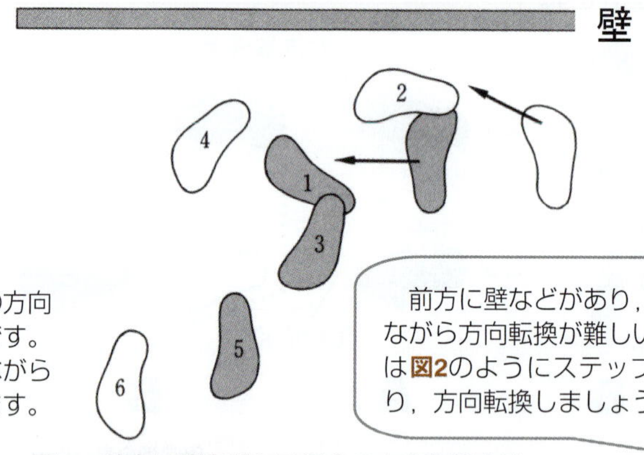

前方に壁などがあり，歩きながら方向転換が難しい場合は図2のようにステップを取り，方向転換しましょう！

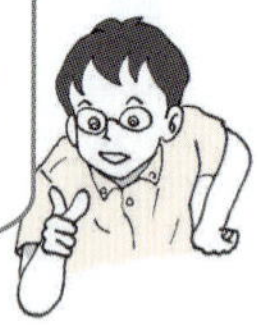

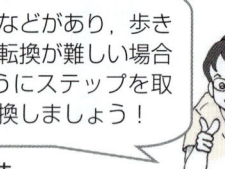

図2　前方に障害がある場合の方向転換方法

ベッドへのアプローチ

ベッド直前ですくみ足が出現し倒れこむようにベッドに手をつきます。

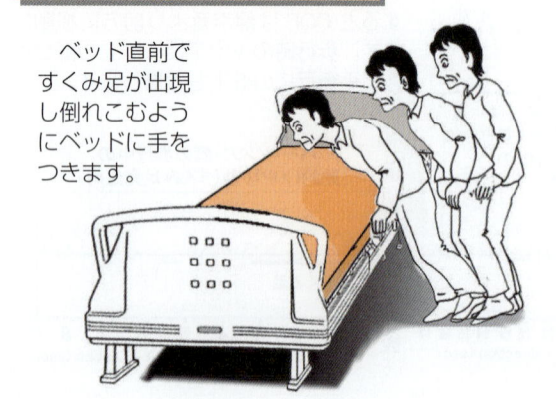

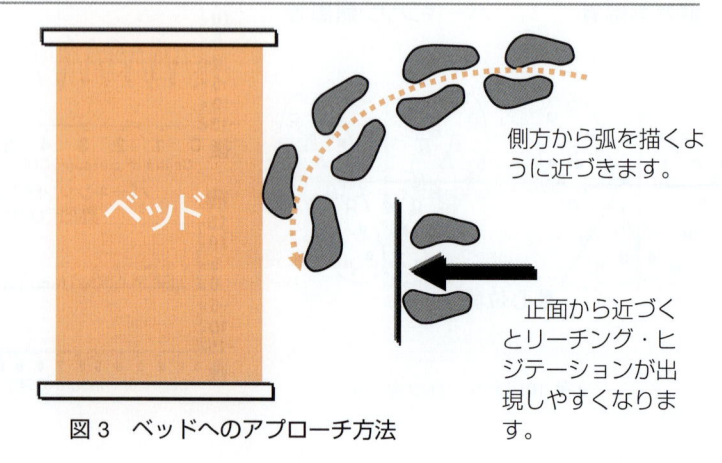

側方から弧を描くように近づきます。

正面から近づくとリーチング・ヒジテーションが出現しやすくなります。

図3　ベッドへのアプローチ方法

第4章　パーキンソン病のリハビリテーション

歩行練習

ポイント
1. 目印などの視覚刺激を用いる
2. 音楽や手拍子などリズムを用いる
3. 薬が効いている時間帯に実施する

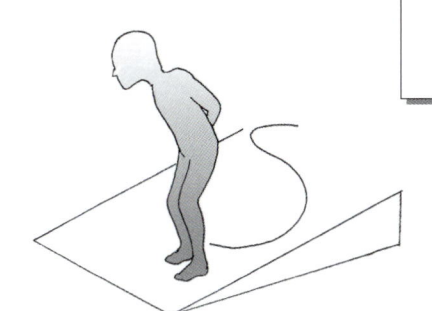

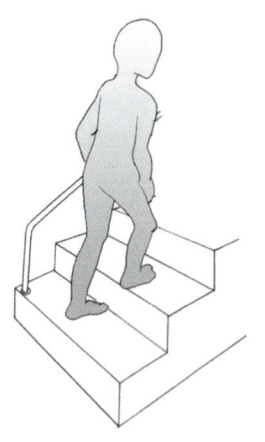

スロープ歩行
緩やかな勾配から徐々に急な勾配へと練習する。急な下り坂では，加速歩行が助長され危険を伴うため，直進的に降りず，緩やかな弧を描くように歩くよう指導する。

階段昇降
手すりにつかまり階段を昇降する。逆説現象により，平地歩行より容易な場合が多いが，転倒を防ぐため，必ずセラピストの近接監視下で行う。

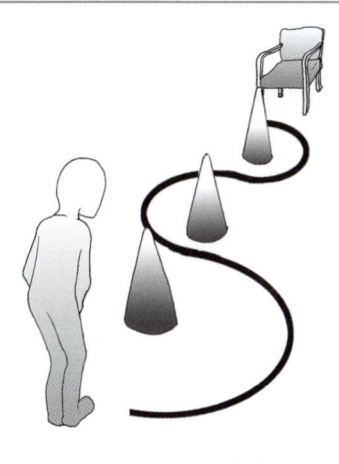

スラローム歩行
コーンなど目印となるものを一定間隔に置き（最初は1m間隔程度から開始），片側あるいは両サイドにいすを置く。いすから立ち上がり，目印の間を縫うように歩行し，いすに腰かける。

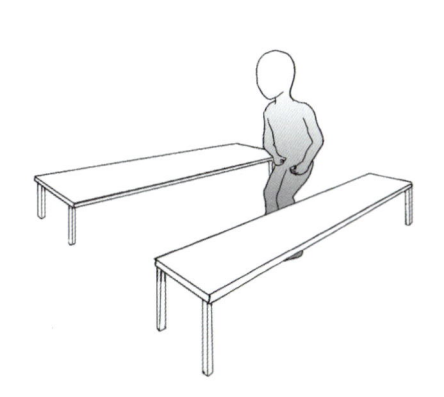

狭いところの歩行
ベッドやいすなどで狭い通路をつくり，その間を歩行する。1m間隔程度から始め，横歩きで通り抜けられる程度まで狭める。

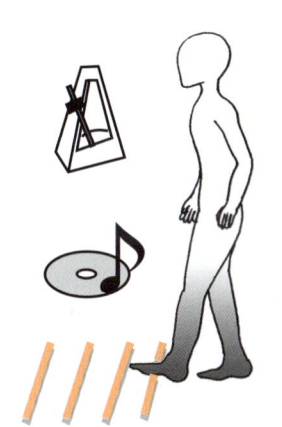

外部刺激を利用しての歩行
床に引かれた等間隔のラインなどの視覚刺激やメトロノームや音楽など聴覚刺激を用いての歩行練習

歩行と転倒

パーキンソン病は転倒も多く，すくみ足や起立性低血圧に起因するものなどが多くみられます。移動環境の整備や動作練習では予防できない例も多く，ヘルメットや肩パッド，ヒッププロテクター，ニープロテクターなど転倒を防げないことを前提とした対応が必要な場合もあります。またほかの疾患に比べ複数回転倒が多く，転倒恐怖感が欠如していることが指摘されています。

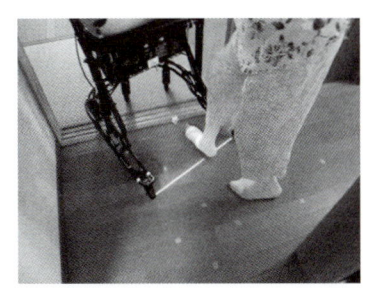

アクトモア U ステップ 2 ロータイプ レーザー＆サウンド機能付き

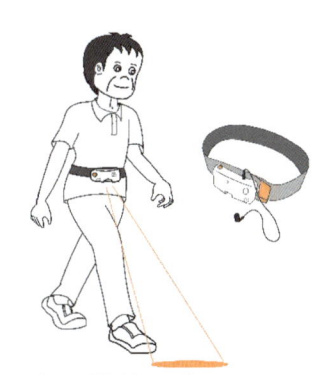

身体装着型移動支援機器「Qピット」
視覚CUEと聴覚CUEによる外的刺激で歩行をサポートする福祉用具です。このほかにも靴から光が出るもの，杖からレーザーが出るものなどさまざまです。最初はよくても使用期間により外的CUEとしての機能を果たさなくなることがあります。利用後のフォローが重要です。

第4章 パーキンソン病のリハビリテーション
3. 嚥下障害

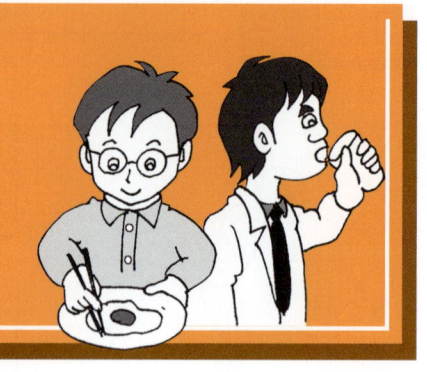

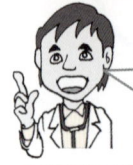

ここではパーキンソン病の嚥下障害について触れます。パーキンソン病の嚥下障害の特徴やそれに対する摂食・嚥下訓練や環境整備など食事全般について解説します。

パーキンソン病の嚥下障害の特徴

パーキンソン病の嚥下障害に関する報告はさまざまで，パーキンソン病患者の約50％にみられると考えられています。無症状であっても，こまかく検査すると嚥下障害が検出される場合があります。水飲みテストで81％に嚥下障害，video fluoroscopyを用いて100％に異常を認めたとの報告もあります。嚥下障害の重症度とパーキンソン病の重症度を図5に示しています。末期になると嚥下障害は好発します。77頁に示す各嚥下の全段階で嚥下機能が障害されますが，舌の動きが悪く，歩行のすくみ足と同様に，舌のすくみ様の舌運動が認められることもあります。食塊形成がなかなかできず，口腔期と食道期の送り込みに時間がかかるようになります。さらに抗コリン薬を服用している場合は，副作用で口腔内が渇き，食物が硬口蓋に張りついた状態でいつまでも口腔内に食物が残留します。また，嚥下反射の遅れもしばしばみられます。

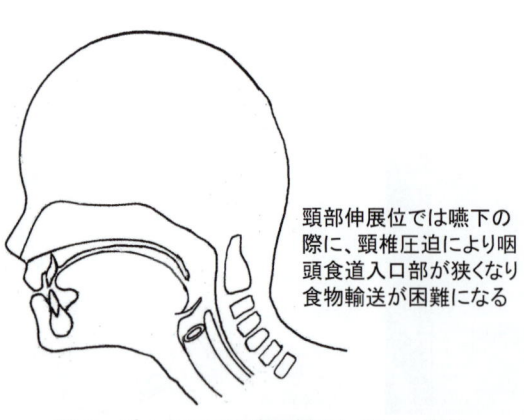

図5　Yahrのステージと嚥下障害（文献3）より引用）

頸部伸展位では嚥下の際に，頸椎圧迫により咽頭食道入口部が狭くなり食物輸送が困難になる

図6　パーキンソン病で起こしやすい姿勢（体幹前屈位で頸部伸展位）

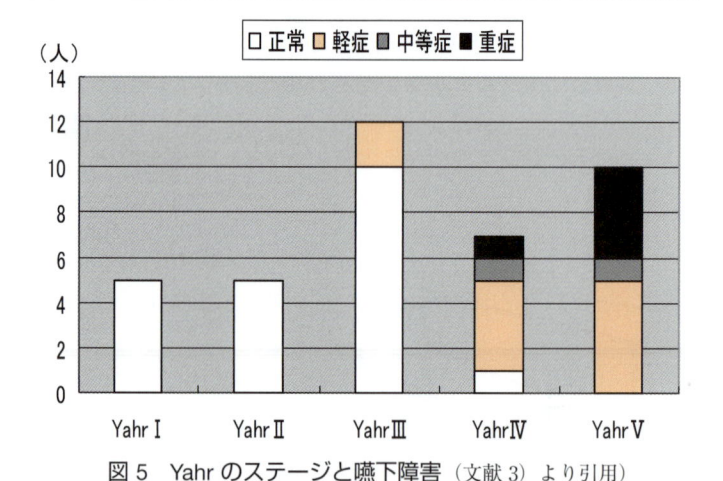

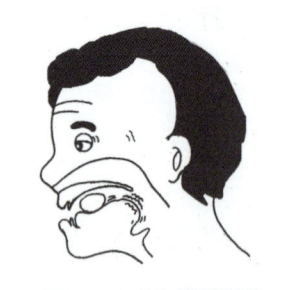

図7　すくみ様舌運動（hesitation of tongue movement）
歩行時のすくみ足のように舌がすくんで食塊形成や咽頭への送り込みが困難となる。

舌のすくみや寡動の影響で食塊形成と送り込みが難しいので，食事介助をする場合は，食物を少し奥のほうに入れてあげるとよいです。

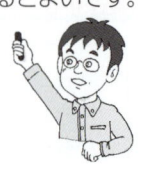

パーキンソン病の食事に関わる注意点（その1）

寡動や舌のすくみ様運動により食塊形成，咽頭への送り込みが困難なため，きざみ食などの食塊形成が困難となりやすい食事形態は不適切です。嚥下障害の程度に応じ，水分のトロミやソフト食，やわらか食などを検討します。
食材の調理方法の工夫，食事による便秘対策も重要です。同時にタンパク質や牛乳の摂取はL-ドパの吸収を遅らせる作用があるので，摂取する時間帯には配慮が必要です。

嚥下の基本事項

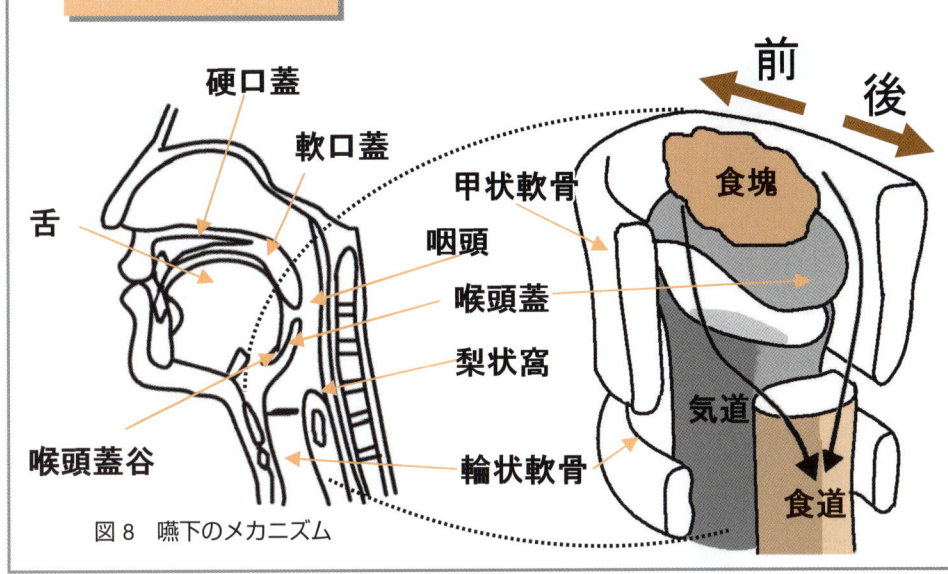

図8 嚥下のメカニズム

硬口蓋／軟口蓋／舌／喉頭蓋谷／甲状軟骨／咽頭／喉頭蓋／梨状窩／輪状軟骨

前 ← → 後
食塊／気道／食道

嚥下の5段階
- 先行期（認知期）
  食物を目で見て認識
- 準備期
  手に取り口まで運び，口腔内で咀嚼・食塊形成
- 口腔期
  咽頭腔に運ぶ
- 咽頭期
  咽頭より食道内に移送される
- 食道期
  食道の運動により胃に運ばれる

先行期
- 食物が口腔に入る前の時期で，これから摂取しようとする食べ物を認知・予測・決定する。

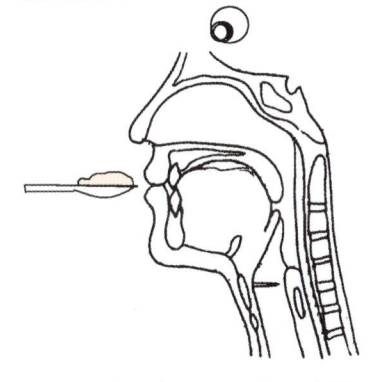

準備期
- 固形食の場合，食物を前歯でとらえる。
- 食物を取り込んだ後，口唇を閉鎖し食べこぼさないようにする。

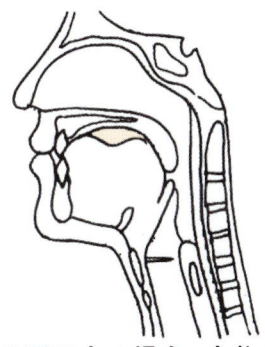

口腔期
- 舌が舌尖から持ち上がり食塊を後方に移送する。
- 上下の臼歯は嚙み合った状態で，下顎を固定する。
- 軟口蓋は上後方に移動し，咽頭後壁とともに鼻咽腔を閉鎖する。
- 舌根部は下方へ移動し口峡は全開になる。

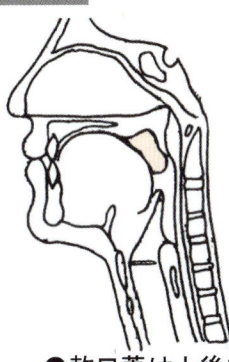

咽頭期
- 嚥下反射。
- 舌根部の後下方への移動。
- 舌骨と喉頭が上前方へ移動し喉頭蓋が倒れ，喉頭入口を閉鎖する。
- 食塊の先端は喉頭蓋谷に達している。 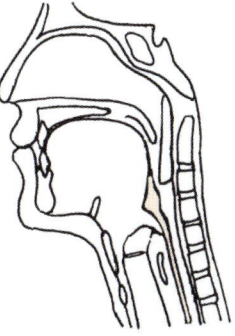
- 喉頭の挙上と輪状咽頭筋の弛緩により食道入口部が開大される。
- 口腔，鼻腔，咽頭は閉鎖されたままである。
- 食道入口部が開き，咽頭から搾り出されるように食道に流れ込む。
- 喉頭口に食塊の一部が入ることがある。

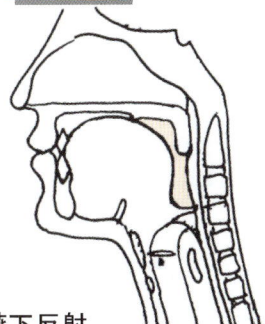

食道期
- 食塊が送り込まれると，輪状咽頭筋が収縮し，食塊が逆流しないように閉鎖する。
- 食道は蠕動運動と重力により下方に移動する。
- 舌骨と喉頭は安静位に戻る。

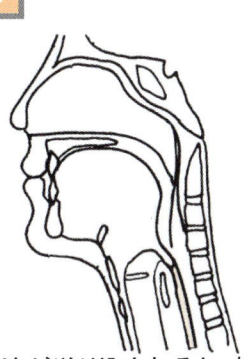

図説　パーキンソン病の理解とリハビリテーション

嚥下体操

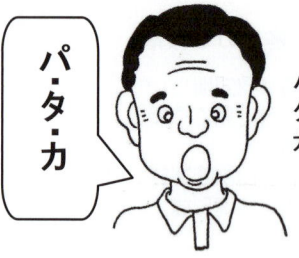

パ・タ・カ
パ→口唇の動き
タ→舌先の動き
カ→奥舌の動き

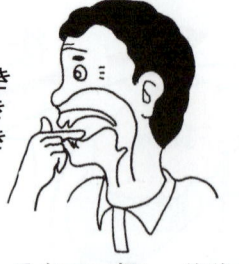

パ・タ・カとはっきり発音し、繰り返します。

舌を下に押し、前後にマッサージします。

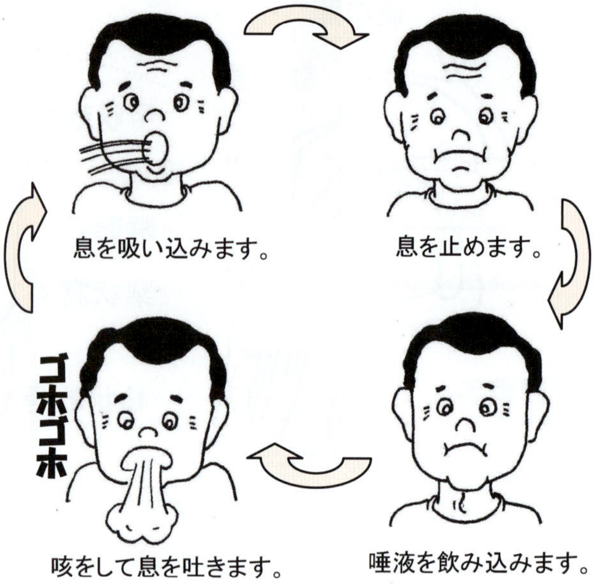

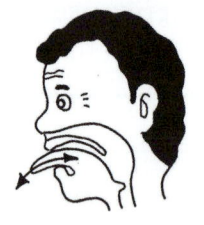

舌を前後に動かします。

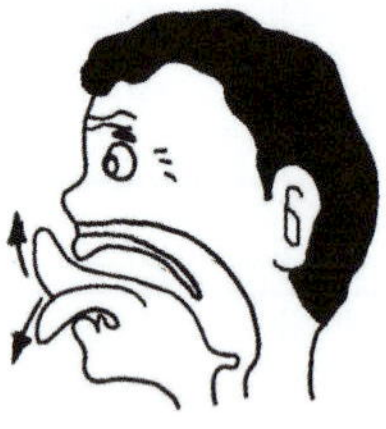

舌を上下に動かします。

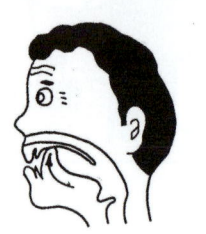

舌を口蓋に押しつけます。

息こらえ嚥下

息を吸い込みます。

息を止めます。

咳をして息を吐きます。

唾液を飲み込みます。

食事姿勢

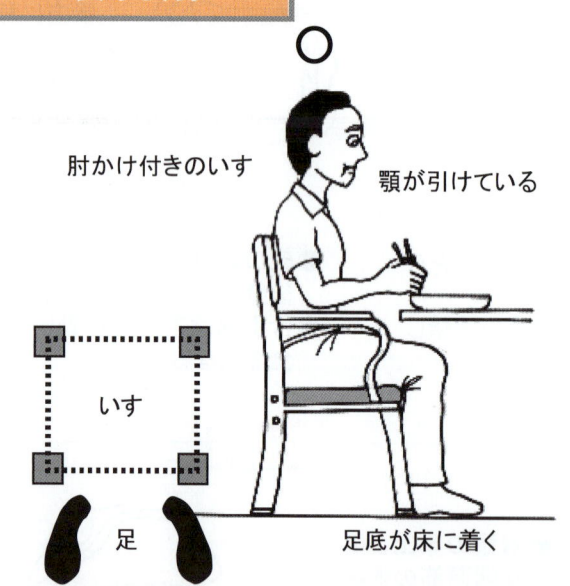

○
肘かけ付きのいす
顎が引けている
足底が床に着く
基底面を広く

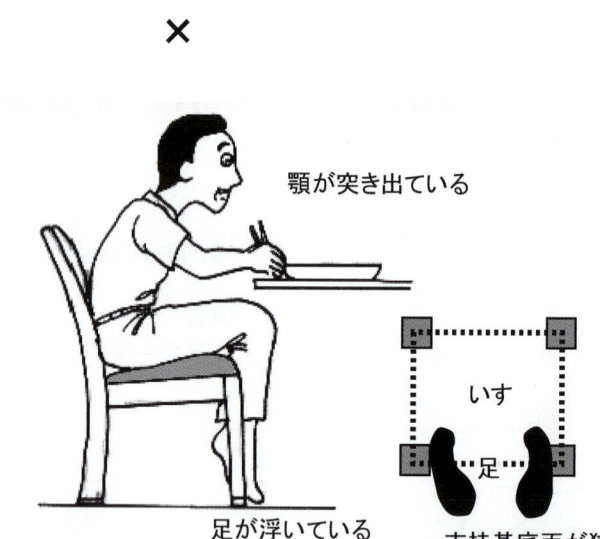

×
顎が突き出ている
足が浮いている
支持基底面が狭く膝屈曲が強いため体幹が前方、側方に倒れやすい。

パーキンソン病の食事に関わる注意点（その2）

食事性低血圧

パーキンソン病では食事性低血圧がYahrのステージⅠ・Ⅱの初期段階から高率に発生することが報告されています。自覚症状としてはあまり訴えはありませんが、起立性低血圧と同様に注意が必要です。

2動作の障害

食事動作は2動作の障害（複数の運動や認知作業を同時に処理することができず、注意の分配が障害される）により、おかずを取ろうとすると茶碗を落とすなどの訴えがあります。そのような症例では1動作ずつ確実に行うよう指導します。

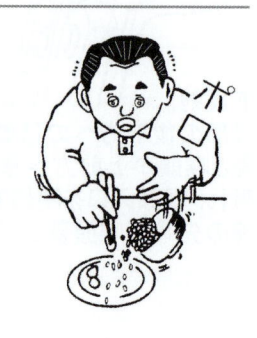

第4章　パーキンソン病のリハビリテーション

福祉用具

高齢者，障害者に配慮されたスプーン

ライトスプーン　　テイスティースプーン

一般のスプーン

開口幅の小さい高齢者やパーキンソン病の患者さんには広すぎる。

スプーンの後方に食べ物が多くなる。

介護用スプーン

高齢者の開口幅を測定して設計してある。

スプーンの先端に食べ物が多くなる。

バネ箸

スプーンの重心の位置

> スプーンの重心の位置（つり合う位置）はスプーンの使いやすさに大きく影響します。
> 普通に握る位置にあると操作しやすいです。

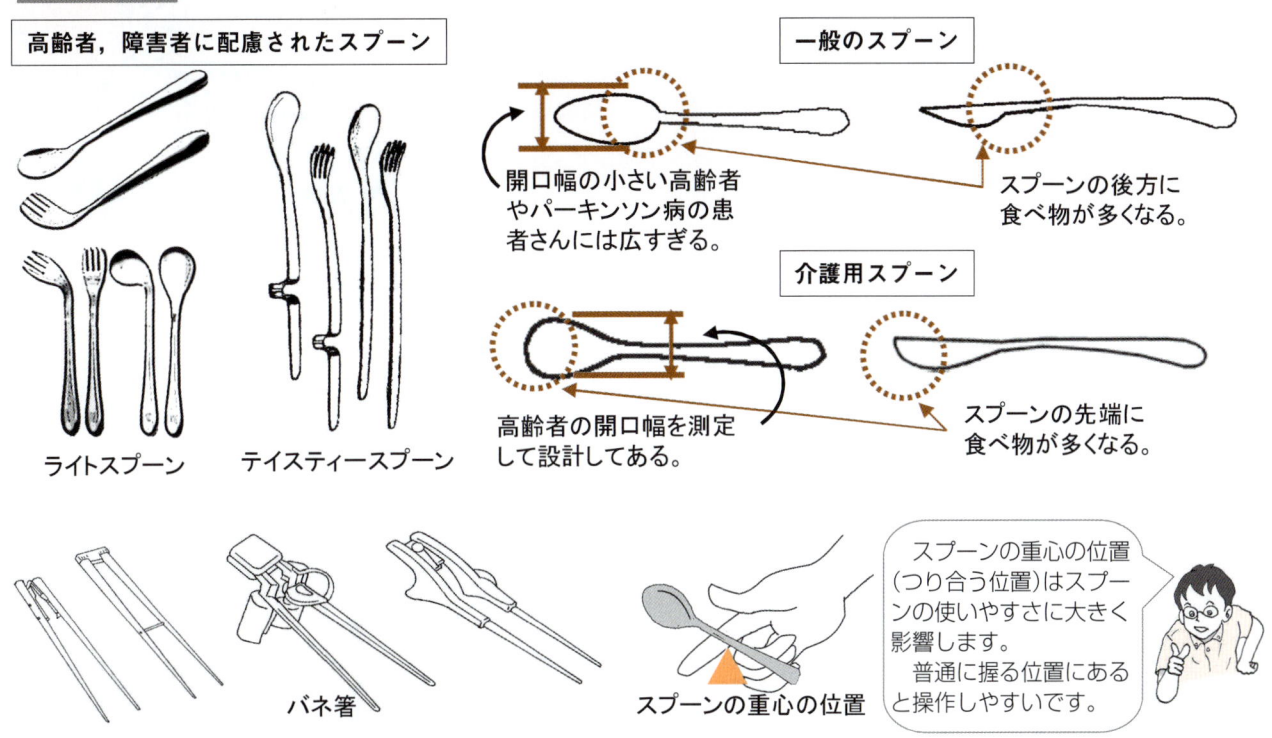

パーキンソン病の人は単位時間当たりの筋出力が小さいため，自助具を使用するときは，力が効率よく発揮できるものを選ぶとよいです。

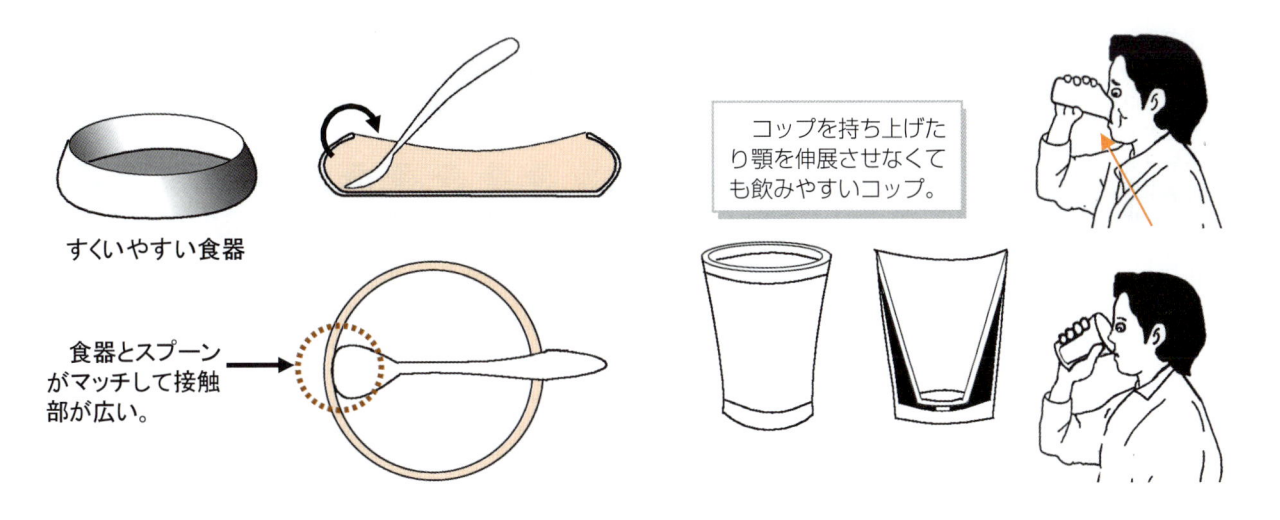

すくいやすい食器

食器とスプーンがマッチして接触部が広い。

> コップを持ち上げたり顎を伸展させなくても飲みやすいコップ。

福祉用具

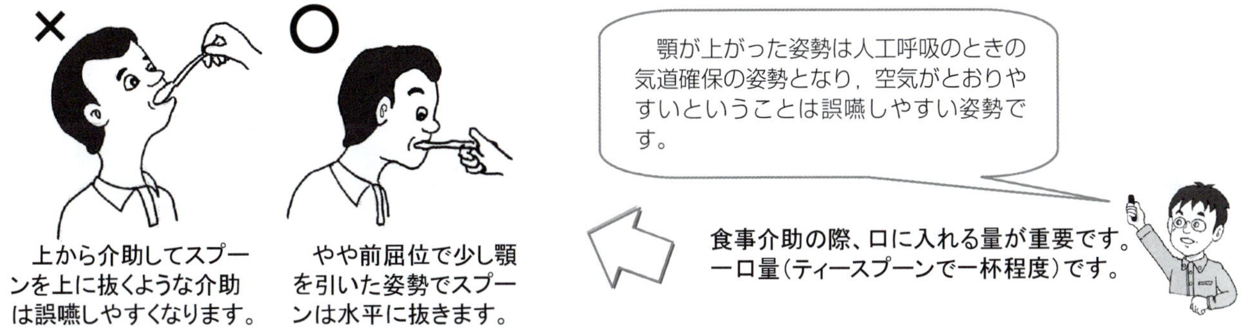

× 上から介助してスプーンを上に抜くような介助は誤嚥しやすくなります。

○ やや前屈位で少し顎を引いた姿勢でスプーンは水平に抜きます。

> 顎が上がった姿勢は人工呼吸のときの気道確保の姿勢となり，空気がとおりやすいということは誤嚥しやすい姿勢です。

> 食事介助の際，口に入れる量が重要です。一口量（ティースプーンで一杯程度）です。

第4章 パーキンソン病のリハビリテーション
4. 在宅生活支援とリハビリテーション（1）

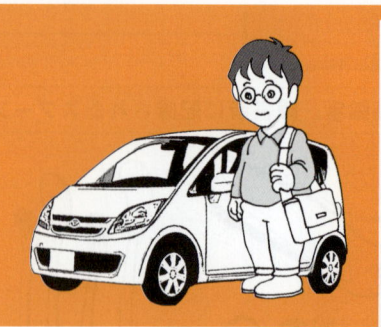

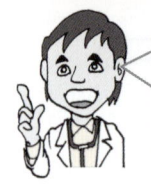

これまで解説してきたパーキンソン病の4大徴候やほかの多彩な症状，薬物療法による副作用などは，パーキンソン病患者さんの在宅生活に大きく影響します。まず最初にパーキンソン病患者さんの生活全体の構成（ここでは生活構造と呼びます）が，症状の進行とともに，一般の健常人の生活とどのように異なってくるのかを解説し，支援方法をどう考えたらよいのかについて説明します。

健常者の生活

パーキンソン病患者さんの在宅生活がどうなっているかを考える前に，健常者はどのように生活しているのか総務省のデータを参考にみてみましょう。

総務省統計局統計調査部は，昭和51年から5年おきに社会生活基本調査（以下，基本調査）を実施しています。平成18年も全国8万世帯，約20万人を対象に調査を実施し，一般国民の生活行為の内容と費やしている時間を詳細に調査しています。

基本調査では生活行為を1次活動（生理的活動：睡眠とセルフケア），2次活動（役割活動：家事や仕事など），3次活動（余暇活動：趣味や休息など）と大きく3つに分類しています（表2）。

図9は1次活動（睡眠時間を除いたもの），2次活動，3次活動の合計を100%とし各活動の割合を示したものです。セルフケアに相当する1次活動に費やす時間は，起床から就寝までの時間の20%前後であることがわかります。

著者らも在宅要介護者を対象として生活行為に費やす時間を調査していますが，その結果とも一致します。また1次活動の割合は一生を通じて大きな変化がないことがわかります。2次活動，3次活動の領域は，いわゆる「その人らしさ」に相当する部分で，就職や定年などライフイベントを機に大きく変化します。

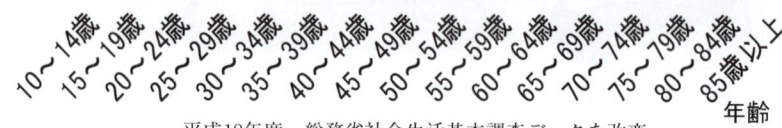

平成18年度　総務省社会生活基本調査データを改変

図9　健常者の年代ごとに各活動が占める割合（1次活動は睡眠を除く）

表2　基本調査における日常生活活動の分類

1次活動	2次活動	3次活動
睡眠・食事など生理的に必要な活動	仕事・家事など社会生活を営むうえで義務的な性格の強い活動	各人が自由に使える時間における活動
●睡眠 ●身の回りの用事 ●食事	●通勤・通学　●介護・看護 ●仕事　　　　●育児 ●学業　　　　●買い物 ●家事	●移動　　　　　●スポーツ ●テレビ・ラジオ　●ボランティア活動 ●新聞・雑誌　　●社会参加活動 ●休養・くつろぎ　●交際・付き合い ●学習・研究　　●受診・療養 ●趣味・娯楽　　●そのほか

パーキンソン病患者さんの生活

図10は訪問リハで関わった在宅パーキンソン病患者さんの生活を基本調査と同様に調査して、各活動の割合をYahrの重症度分類ごとに示したものです。図10の左端にはパーキンソン病患者さんと同じ年代の基本調査の結果を示しています。

1次活動では、Yahrの重症度分類各ステージと基本調査の間で、統計的にみても差は認められていません。2次活動ではステージⅡ以下で極端に低下しています。3次活動ではステージⅢ、Ⅳで基本調査より統計的に有意に長くなっていました。また3次活動の内容を調べてみると、ほとんどがTV視聴やボーッとしているなど、消極的な時間で占められていました。役割が消失し、受身的な生活を送っている在宅パーキンソン病患者さんの生活構造がわかります。

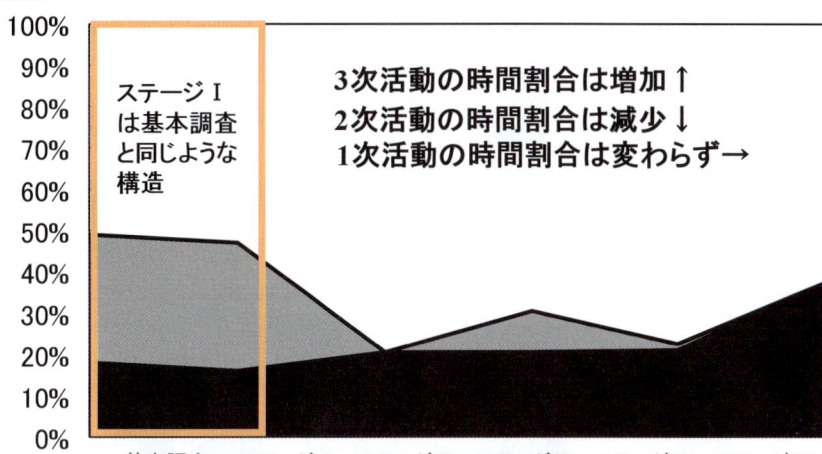

図10　パーキンソン病患者さんの生活構造（1次, 2次, 3次活動の割合）
（文献5）を改変引用）

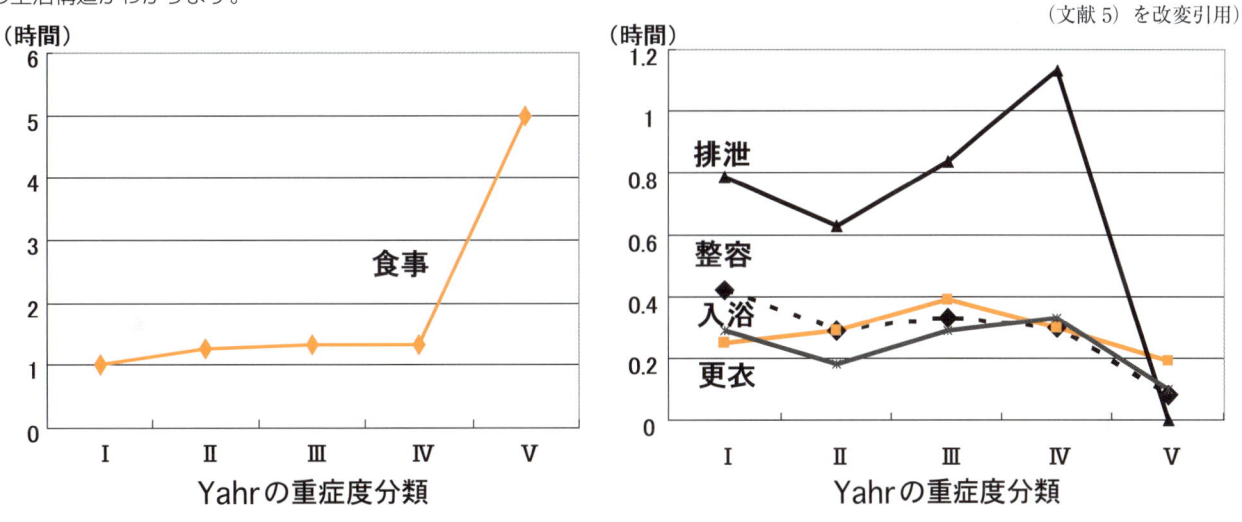

図11　Yahrの重症度分類各ステージの重症化とセルフケアに費やす時間の推移

図11は1次活動（睡眠を除く）に費やす時間を各行為ごとに集計し、Yahrの重症度分類各ステージごとに示したものです。食事はステージⅣまで変化は少ないですが、Ⅴに進むと嚥下障害やそれに伴う胃瘻、経管栄養の導入の割合が増え、時間が急激に増加しています。整容や更衣にかける時間は、病気の進行とともに減少していきます。

時間をかければまだ自分でできる段階ですが、外出や受診など介護者との生活上の都合で急ぐことのほうが優先される結果、介助の頻度が増え、かかる時間は減少しているようです。排泄・入浴は、なんとか歩行が可能なYahrのステージⅣまでは、時間をかけてもできるかぎり自力で実施していますが、寝たきりとなるⅤでは著明に減少しています。

総務省のウェブサイトに入ると、これらの統計データをエクセル形式でダウンロードできます。各都道府県ごとにも見ることが可能で、暮らしぶりを知るのに非常に有用なデータです。

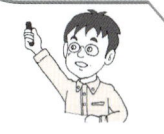

UPDRS　パーキンソン病統一スケール

UPDRSもウェブサイトから印刷可能です。

表3　UPDRSの評価項目

1. 精神機能, 行動, および気分（4項目）
2. 日常生活動作（13項目）
3. 運動能力検査（14項目）
4. 治療の合併症（11項目）

UPDRS（unified parkinoson disease rating scale）：パーキンソン病患者さんの病態を把握するための評価尺度として1987年につくられました。表3の4つのパートに分かれ全42項目を0～4の5段階で評価します。数値化することで重症度の程度を示すことができます。Yahrの重症度分類に比べはるかにこまかく評価することができます（117頁付録参照）。

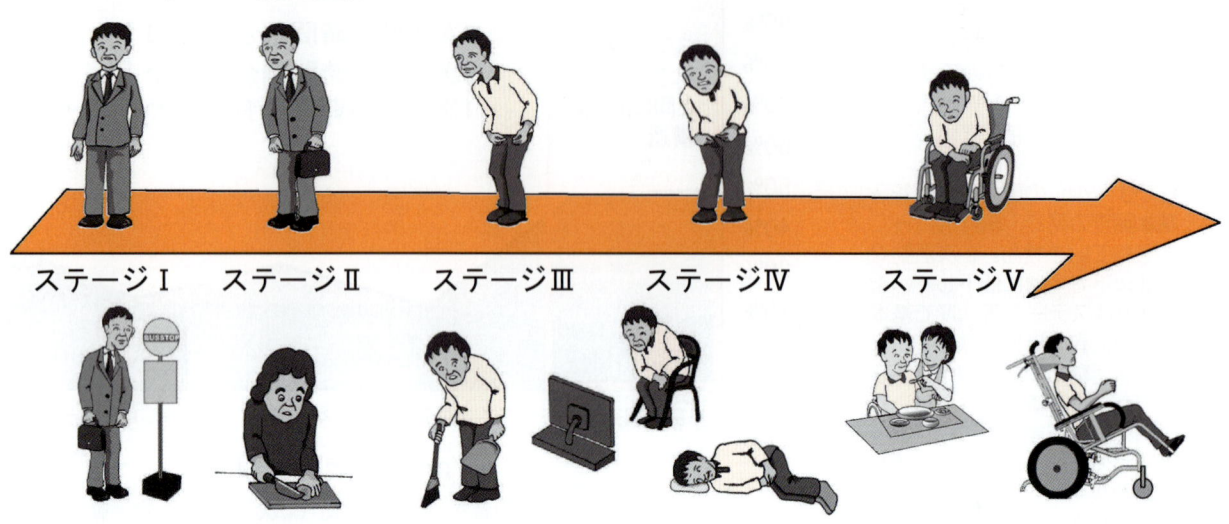

図説 パーキンソン病の理解とリハビリテーション

パーキンソン病の進行に伴う生活構造の変化に応じたリハビリテーションの目標

パーキンソン病の進行 →

ステージⅠ　ステージⅡ　ステージⅢ　ステージⅣ　ステージⅤ

2次活動の継続をできるかぎり支援

消極的3次活動を積極的3次活動に

生理的活動の割合がほかの活動を上回らないよう支援

図12　パーキンソン病の進行に伴う生活構造の変化に応じたリハビリテーションの目標（文献5）より引用）

パーキンソン病の生活構造からみた日常生活の支援のポイント

ステージⅠ・Ⅱ	ステージⅠ・Ⅱの軽度の段階では，仕事や家事などの2次活動の継続をできるかぎり支援し，外出などに関連する整容や更衣の工夫による時間の短縮を図る。
ステージⅢ・Ⅳ	ステージⅢ・Ⅳでは排泄・食事・入浴への介入とともに2次活動の消失を防ぎ消極的3次活動を積極的3次活動に変える支援を行う。
ステージⅤ	ステージⅤでは食事に関する介護負担をできるだけ軽減し，生理的活動の割合がほかの活動を上回らないよう支援する。

　パーキンソン病では2次活動が，軽度の段階から急速に減少し，重症化に伴いさらに減少します。YahrのステージⅣの段階では消失します。3次活動は重症化に伴い，休養など消極的な活動が徐々に増加しステージⅤで1次活動（特に食事時間）の割合が増加することで減少しています。
　これらより，著者らはパーキンソン病に対する在宅でのリハビリ介入のポイントとして図13のように整理しています。
　大枠の支援の方向性を頭に入れながら，既存の評価表，UPDRS，FIMなどの評価を実施し，国際生活機能分類（ICF）の構成要素に配慮しながら支援を行っています。
　また，生活の基本構造を83頁のように考え，介入の優先順位をつけています。

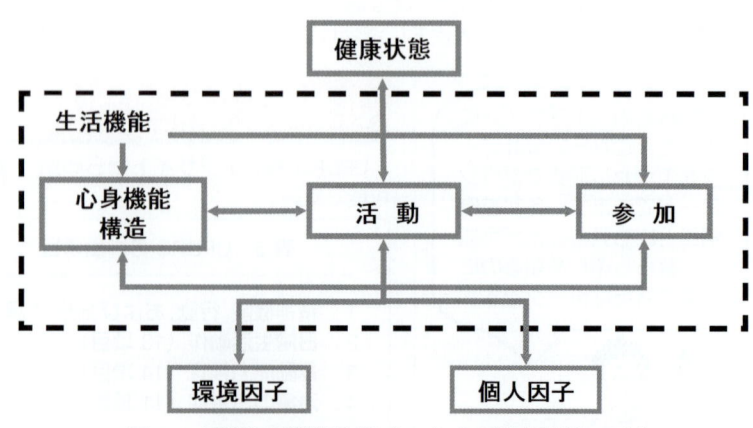

図13　国際生活機能分類（ICF）生活機能構造モデル

生活構造と在宅リハビリの介入イメージ

生活構造へのアプローチ

在宅リハビリ介入の優先順位

- 3次活動：各人が自由に使える時間における活動
- 2次活動：仕事・家事など社会生活を営むうえで義務的な性格の強い活動
- 1次活動（生理的に必要な活動）
  - ② 整容・更衣
  - ① 睡眠・食事・排泄

移動・移乗／コミュニケーション

病院・施設／在宅

82頁を参考に私たちはこのように考えています。

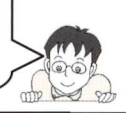

生活構成要素へのアプローチ

医療機関や施設で実施されるADL練習で，各行為ごとのリハビリ
（よい材料をつくっている）

移動・移乗は各活動の柱です。

- 移動・移乗　コミュニケーション
- 整容・更衣
- 睡眠・食事・排泄

1次活動

在宅復帰後の1次活動を中心とした生活支援
（基礎工事をしている）

- 3次活動
- 2次活動

役割と楽しみの場づくり。年代により優先順位が変わる。

役割や楽しみ（2次，3次活動）の幅を広げる
（居住空間をつくっている）

　まず1次活動の中でも，睡眠・食事・排泄が最も基本です。イメージ図でいくと敷地の部分に相当します。その上に整容・更衣・入浴がきます。移動・移乗・コミュニケーションはすべての活動に共通します。生活の基本となるセルフケアと移動・移乗の課題を解決したら，その上にある2次，3次活動の幅を広げます。役割や楽しみの支援を実施し，80頁で示したパーキンソン病の領域グラフを一般国民のように再構築していく介入を実施します。

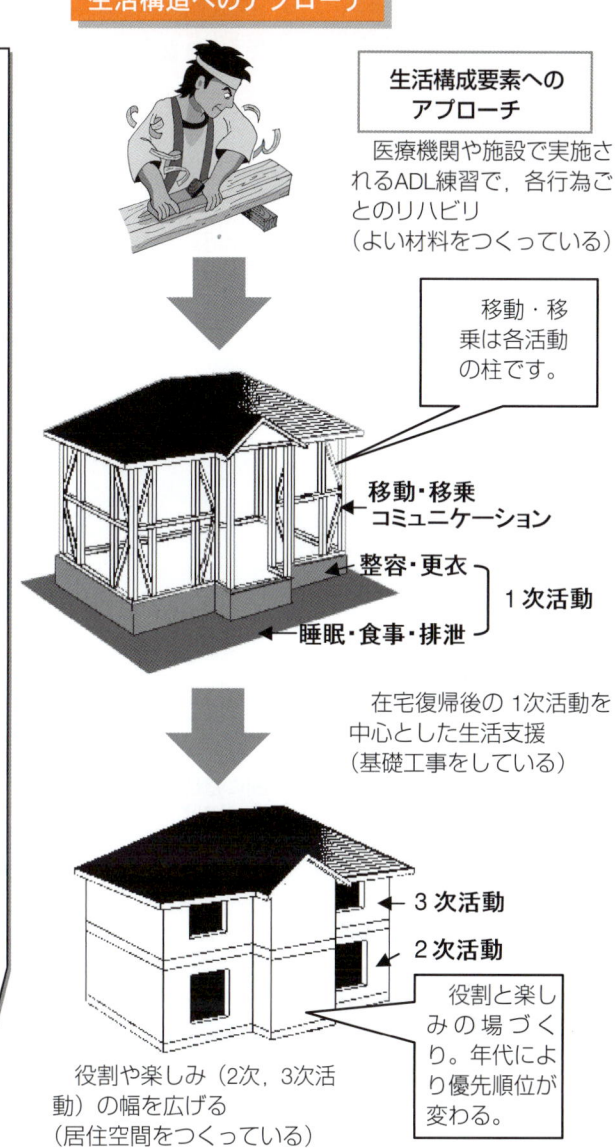

図14　パーキンソン病の生活再建のプロセス

DDS（dopamine dysregulation syndrome）

　長期のドパミン補充療法に伴う快感，あるいはオフ時の不快感から逃げるために必要量以上に薬物を服用するようになる状態をいいます。DDSによる行動異常には**表4**に示すようなものがみられます。ドパミン長期服用の問題点としてジスキネジアがあります。これはドパミンが枯渇した線条体でドパミン受容体が間欠的に刺激され，ドパミンの伝達性が亢進することによるといわれています。
　ジスキネジアは運動異常ですが，同様なメカニズムが側坐核へのドパミン投射路に起こり，新奇探求傾向，報酬欲求が高まる可能性が示唆されています。

表4　ドパミン補充療法で惹起される行動異常
（文献9）より引用）

常同行動（同じ動作を反復する）
多幸，軽躁
食行動変化
性行動亢進
病的賭博，買いあさり
激越
渇望と禁断
幻覚・妄想

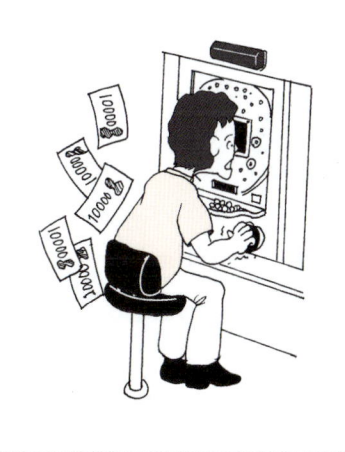

第4章 パーキンソン病のリハビリテーション
5. 在宅生活支援とリハビリテーション (2)

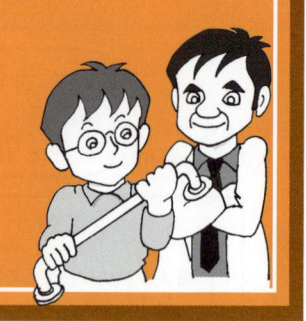

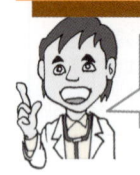

引き続きパーキンソン病の在宅支援について解説します。ここでは環境整備や日常生活の具体的支援のポイントについて解説します。

家具類

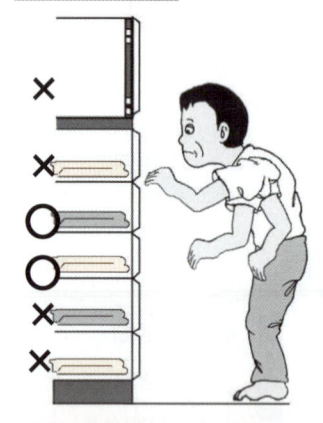

使用頻度や安全なリーチの範囲をチェックし，よく使用する物を安全な範囲に整理します。衣替えの時期は，特に転倒への注意が必要です。

トイレ

トイレまでの動線とドア開閉方向の関係，出入り口の広さ，ドアのタイプ，段差の有無，手すりの有無，照明スイッチのタイプ，位置などをチェック。

また，便座のタイプ，高さ，フラッシュの位置，手洗いの場所，蛇口のタイプなどもチェックします。

玄関

玄関までのアプローチ部の段差，材質，庇(ひさし)の有無などをチェックします。アプローチ部に手すりを設置する場合は，手すりが外気温によって熱くなったり冷たくなったりして握れない場合が出てきます。手すりの素材，コーティング材などへの配慮が必要です。

玄関は車いす使用者の場合，段差解消機やスロープの設置を検討します。

廊下

廊下の敷居は除去するか蛍光テープなどでマーキングして認識しやすくします。ミニスロープの設置は，歩行レベルではむしろ危険な場合もあります。十分検討しましょう。

すくみ足の状況によっては廊下に目印をつけることも検討します。

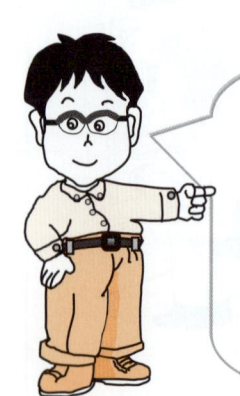

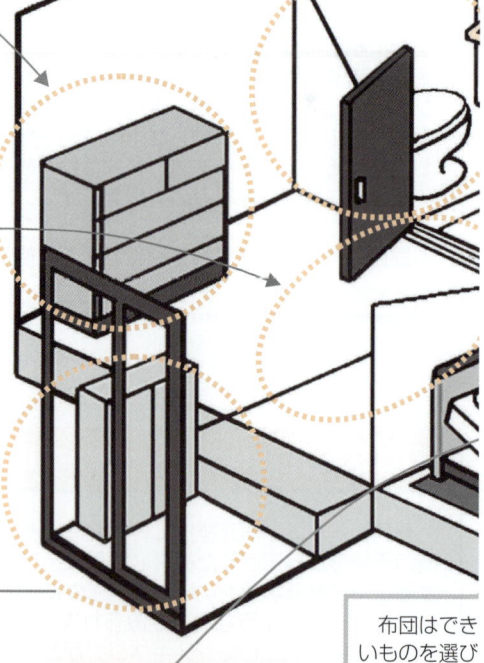

訪問サービスや通所サービスの送迎時に自宅環境を見る機会はたびたびあると思います。その際のチェックポイントについて示しています。初回訪問のときは，あまりジロジロ家の周りを観察すると不審に思われます。さりげなく観察してください。ラポールが取れると，冷蔵庫の中や，洋服ダンスの整理状況を確認することも安全な動作環境のチェックポイントとして重要です。見せていただければ，押さえておきたい個所です。

布団はできいものを選び

寝室

●ベッドの配置，●ベッドの高さ，●背上げ機能の有無，種類，●ボトムのタイプ，●マットレスの種類，●移動用バーの設置位置，種類などを確認します。

図15 在宅訪問時のチェックポイント

第4章　パーキンソン病のリハビリテーション

在宅訪問時のチェックポイント

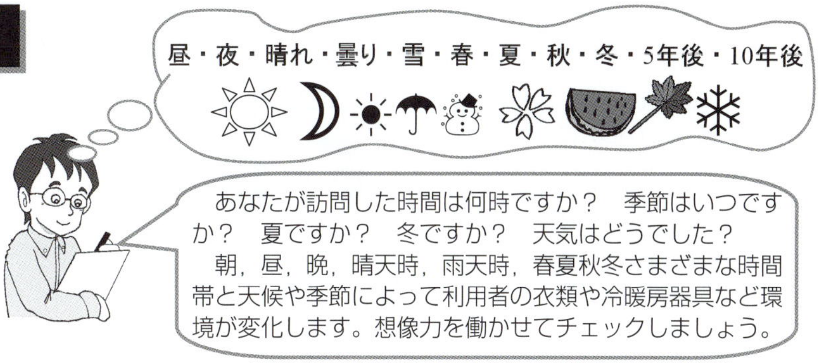

昼・夜・晴れ・曇り・雪・春・夏・秋・冬・5年後・10年後

あなたが訪問した時間は何時ですか？　季節はいつですか？　夏ですか？　冬ですか？　天気はどうでした？　朝，昼，晩，晴天時，雨天時，春夏秋冬さまざまな時間帯と天候や季節によって利用者の衣類や冷暖房器具など環境が変化します。想像力を働かせてチェックしましょう。

浴室

　脱衣所の広さ，明るさ，浴室の出入り口の広さ，ドアのタイプ，段差の有無，浴室床面の素材，浴槽のタイプ，設置方法（埋め込み，半埋め込み，置き式），洗い場からの高さ，シャワーの位置，排水口の位置などをチェックします。
　手すりの設置の必要性，すでに設置済みの場合は適切な位置か，追加設置の必要性の有無を検討します。必要な場合，タイプや直径，色（壁とのコントラスト）などへの配慮が必要です。段差解消や入浴支援用具の導入も検討します（87頁で解説）。

キッチン周辺

　キッチンの高さ，蛇口の位置，タイプ，換気扇や照明のスイッチの位置，タイプ，食器棚の高さやよく使用する食器の配置，冷蔵庫のドアタイプと位置，よく使うものの配置などをチェックします。

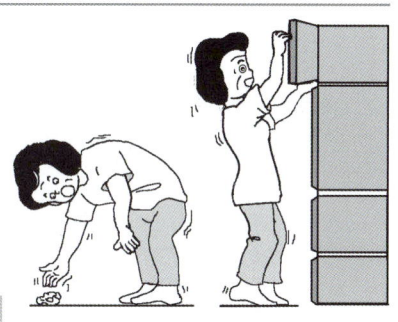

使用頻度，安全なリーチの範囲をチェックし中身の配置を決定します。

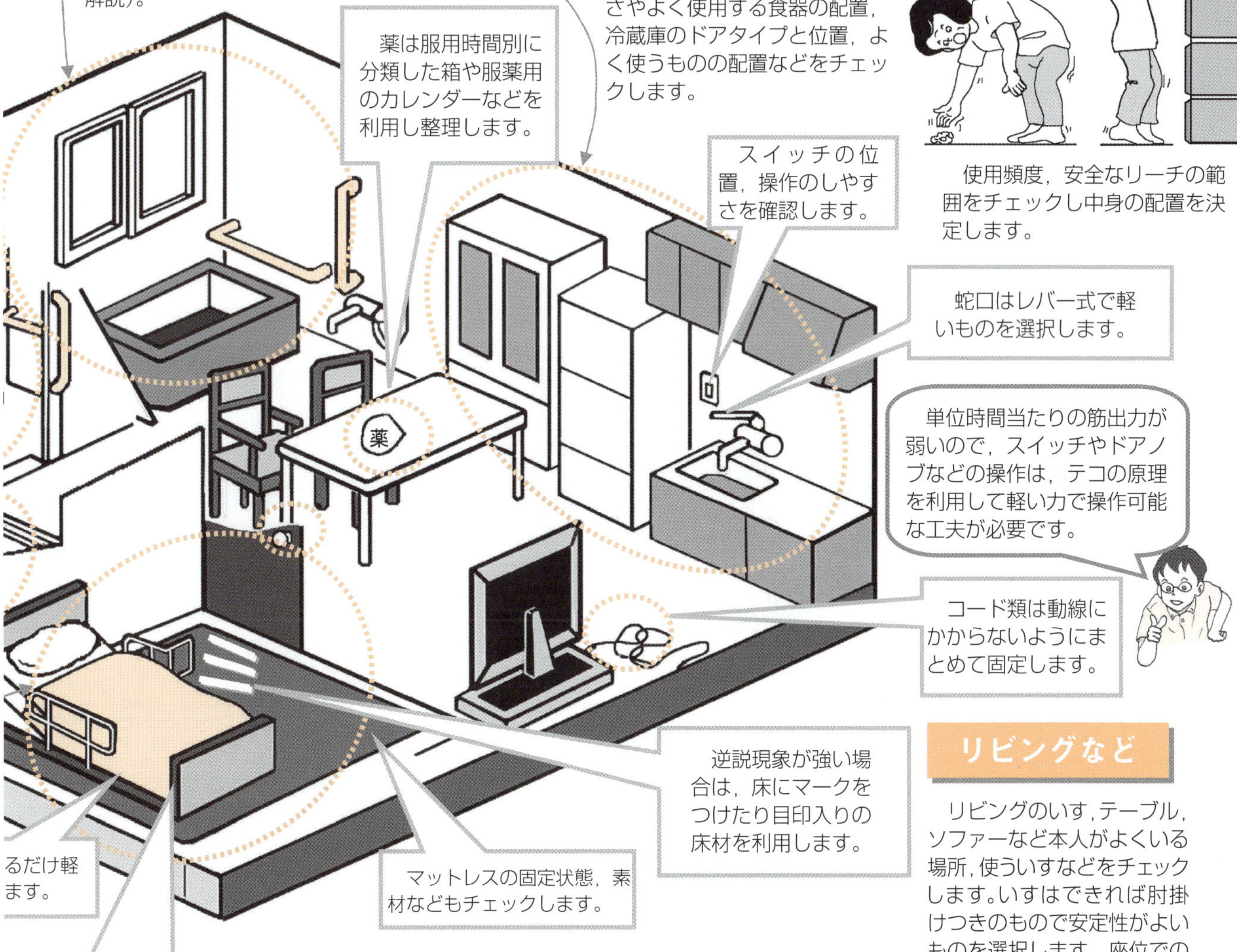

薬は服用時間別に分類した箱や服薬用のカレンダーなどを利用し整理します。

スイッチの位置，操作のしやすさを確認します。

蛇口はレバー式で軽いものを選択します。

単位時間当たりの筋出力が弱いので，スイッチやドアノブなどの操作は，テコの原理を利用して軽い力で操作可能な工夫が必要です。

コード類は動線にかからないようにまとめて固定します。

逆説現象が強い場合は，床にマークをつけたり目印入りの床材を利用します。

マットレスの固定状態，素材などもチェックします。

るだけ軽ます。

ベッドの配置は，この状態だとドアから歩いて入ってベッドに腰かけるときに，180°回転が必要となり機能的には好ましくありません。

180°回転

90°回転

リビングなど

　リビングのいす，テーブル，ソファーなど本人がよくいる場所，使ういすなどをチェックします。いすはできれば肘掛けつきのもので安定性がよいものを選択します。座位での方向転換が難しい場合は，回転盤などの福祉用具を使用します。ソファーは低くて座面が沈み込むものは立ち上がりが困難になりますので，座面，背もたれの工夫やソファーのタイプの変更を検討します。

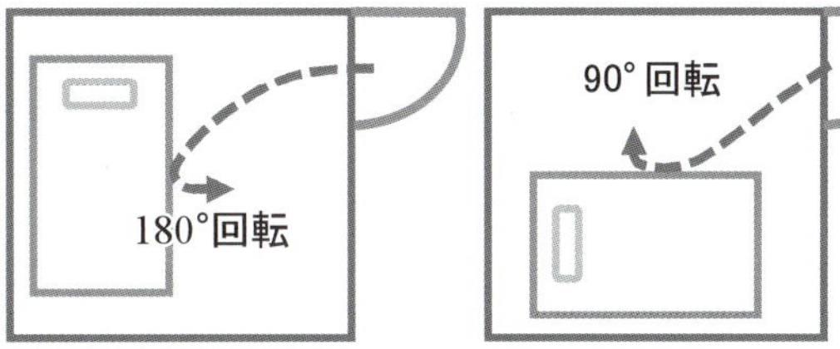

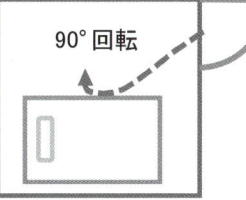

85

玄関

玄関は「家の顔」といわれるようにそこに住む人にとって重要な空間です。またリハビリテーションの視点からも地域社会とつながる重要な場所です。できるだけ安全で容易に出入りできる環境設定が、閉じこもり防止にもつながります。歩行能力、使用頻度、介護者などに配慮し、適切な動作指導や、福祉用具の使用、住宅改修の支援を行います。

日本家屋は湿度の高い気候への対応や、建築基準法により床面を地盤面から450 mm 以上にするよう規定されているため、大きな段差が生じやすい箇所です。パーキンソン病の場合、歩行可能な人では、平地歩行よりも段差昇降のほうが容易な場合が多く、適切な位置に手すりを設置すれば解決できることも多いです。

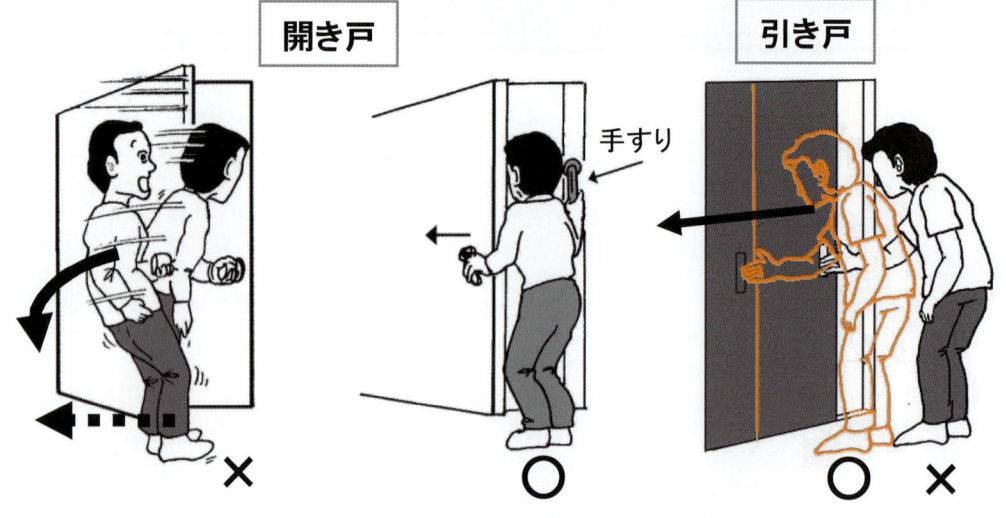

図16　ドアタイプの違いによる開閉時の立つ位置

開き戸の場合、ドアの動線上に立つと、体を後方にそらす動作が必要となり、転倒の危険性が増します。図16 中央のように動線にかからないように立ち、開閉する方法を指導します。手すりを設置するとより安全です。

引き戸の場合は、逆にドアの端に立つとドアを開けるときに重心が大きく移動し、転倒の危険性が増します。正面（図16 右）に立ち重心移動が最小限で済むように指導します。

玄関での靴の着脱

玄関にいすなどを置いて、一度腰かけて、靴を着脱する方法はよく指導される方法です。しかし、パーキンソン病の患者さんは方向転換が苦手で、後方バランスが悪いため、この方法は指導しても実施されない場合が多いです。

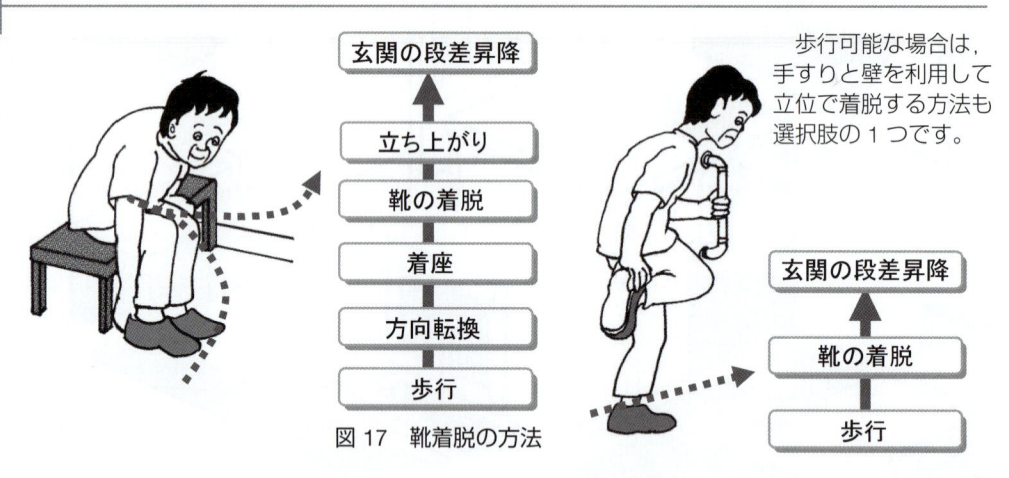

歩行可能な場合は、手すりと壁を利用して立位で着脱する方法も選択肢の1つです。

図17　靴着脱の方法

浴室

浴室は水場で滑りやすい環境に加え、日本では（一部地域を除く）浴槽に浸かる習慣があります。そのため自宅での入浴は、身体機能がかなりよい人でも、見守り程度の介護が必要となり、難易度の高い生活行為といえます。

パーキンソン病では自律神経障害による脂顔や多汗のため1日2回以上入浴する人もいます。自宅で入浴する場合、住宅改修や福祉用具の利用による安全な環境と適切な介護が重要です。

入浴の時間はできるだけ薬の効果がよく現れ、動きやすい時間帯を選んで入ります。on-off 現象がある場合は、動きのよいときに入ったとしても急にオフになる場合があります。見守りは必ず必要です。

浴室内の移動は歩行状態に合わせて、手すりや滑り止めマットの設置を行います。

浴槽内も殿部の滑り防止や浴槽内の移動の補助に浴槽内手すりや滑り止めを設置します。

浴槽への出入りは、一般によく指導されるシャワーいすやエプロン部にいったん腰かけて出入りする動作は、方向転換が苦手で後方バランスが悪いため困難な場合が多いようです。その場合は手すりなどを利用した「またぎ」による方法を指導します。この方法を選択する場合、洗い場と浴槽の底の高低差に注意が必要です（87 頁図 18 参照）。

第4章 パーキンソン病のリハビリテーション

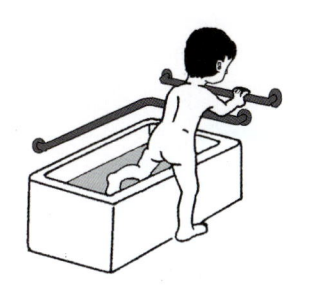

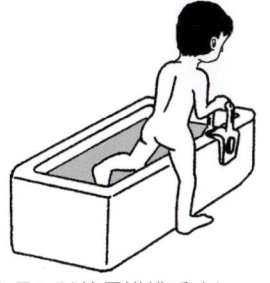

壁に取り付けた手すりあるいは簡易浴槽手すり（バスアーム）などを握り，片足ずつ浴槽に入る。

図18 浴槽への出入りの方法

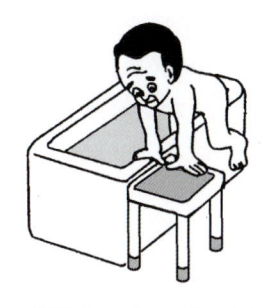

浴槽のエプロン部または安定したシャワーいすなどに手をつき，片足ずつ浴槽に入る。

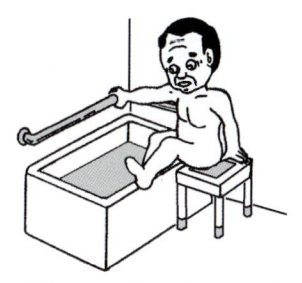

浴槽のエプロン部または安定したシャワーいすにいったん腰かけ，片足ずつ浴槽に入る。

またぎ動作と浴槽環境

洗い場との高低差が大きく片足を浴槽内に下ろすとき，体が大きく浴槽側へ傾き転倒の危険があります。またいで介助する介護者にとっても危険です。

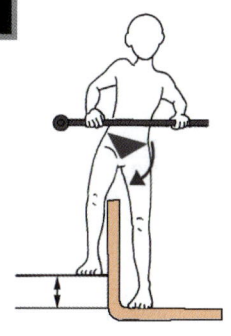

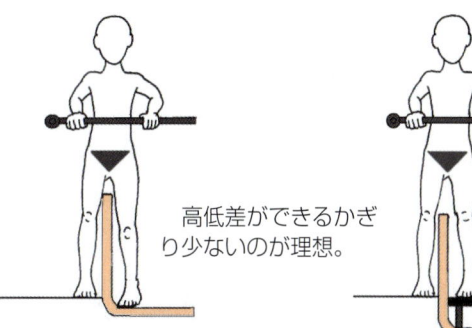

高低差ができるかぎり少ないのが理想。

入浴用踏み台などで高さを調整する。

図19 またぎ動作と浴槽環境

入浴時の事故（転倒，溺死）防止のための配慮

- 入浴の時間帯：動きのよい時間帯に入浴時間を設定
- wearing off, on-off 現象の有無：on-off 現象がある場合，動きのよいときでも入浴時の見守りが必要
- 起立性低血圧の有無：急な血圧低下による転倒注意
- 滑り止めマットの設置：浴槽内での殿部の滑り防止，移動時の足の滑り防止
- 浴槽内手すりの設置：入浴時座位の安定，浴槽内での殿部の滑り防止，浴槽内移動の補助

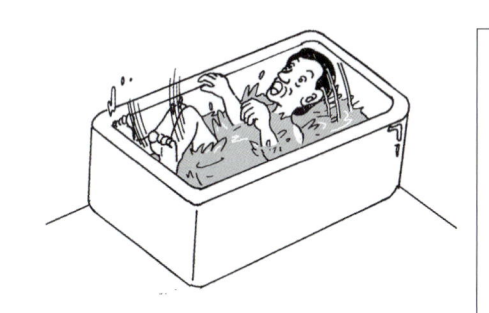

コラム：パーキンソン病と「うつ」

　パーキンソン病の「うつ」はQOLに関わる重要な因子です。症状は意欲低下，自発性の低下，不安，倦怠感，易疲労性などが主体で，「大うつ」にみられる自殺企図，自殺念慮，妄想などの症状は稀です。パーキンソン病に伴う「うつ」の発症率は4～70％と報告がばらついていますが，一般的には40％前後とされています。パーキンソン病ではセロトニン，ドパミン，ノルアドレナリンのほかGABAやペプチド系の神経伝達物質や受容体に異常がみられます。Braakの仮説として，黒質の病変よりも縫線核や青斑核の病変が先行する可能性を考えるとセロトニンやノルアドレナリンの異常が運動症状に先行して初期の「うつ」症状を引き起こしているとも考えられます。またパーキンソン病の「うつ」の本質は，ドパミン機能の低下による「快感喪失（anhedonia）」とも考えられています。
　メカニズムは不明な点が多いですが，パーキンソン病では運動機能の障害，報酬系の障害，認知機能の障害に加え，気分障害が相互に影響し合っているのです。パーキンソン病の「うつ」の治療には，これまで三環系抗うつ薬が用いられていましたが，現在では選択的セロトニン取り込み阻害薬（SSRI）や，セロトニン・ノルアドレナリン再取り込み阻害薬（SNRI）などが用いられています。
　また深部脳刺激療法を実施後「うつ」の頻度が高くなったり，刺激時の一過性の「うつ」や持続性の「うつ」，不安などを引き起こす場合があります。原因はよくわかっていませんが，視床下核の刺激予定が黒質まで刺激したためと考えられています。

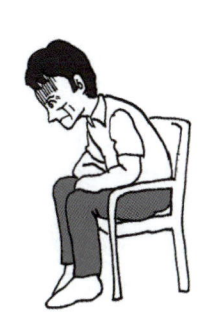

第4章 パーキンソン病のリハビリテーション
6. 在宅生活支援とリハビリテーション（3）

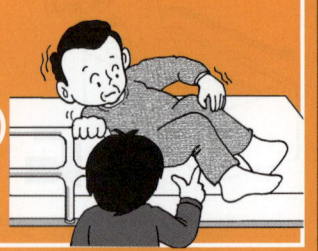

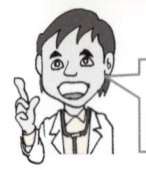

さらにパーキンソン病の人の在宅支援について解説します。ここでは環境整備や日常生活の具体的支援のポイントについて解説します。

トイレでの排泄のプロセス

ベッド上臥位 → 尿意・便意 → 起き上がり → 移乗 → 移動 → トイレへの出入り → 衣服の着脱 → 便器への立ち座り → 排尿・排便 → 後始末

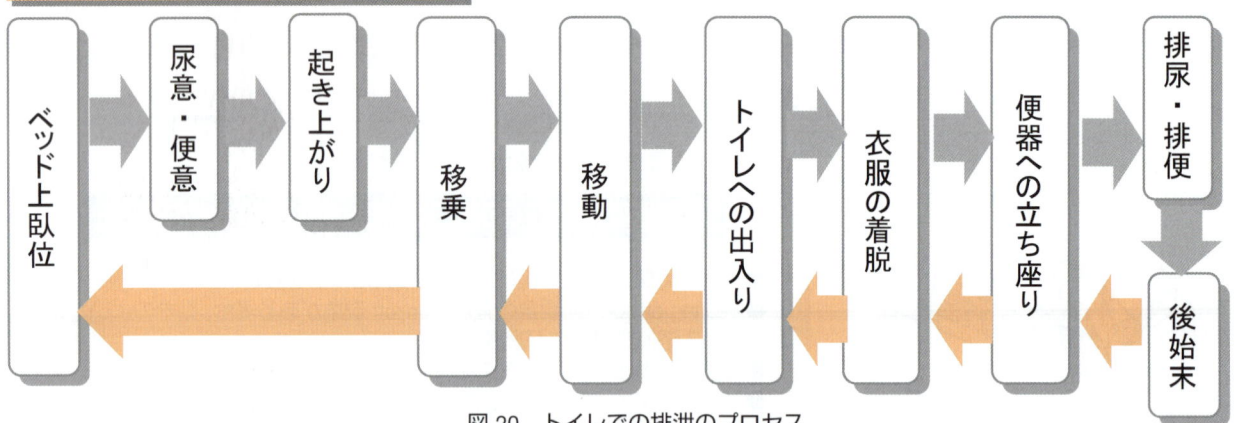

図20 トイレでの排泄のプロセス

ベッドで寝ている人が尿意・便意を感じてから排泄行為が終了するまでのプロセスを図20に示しています。このプロセスのどこに問題が生じても排泄障害となります。

起き上がり

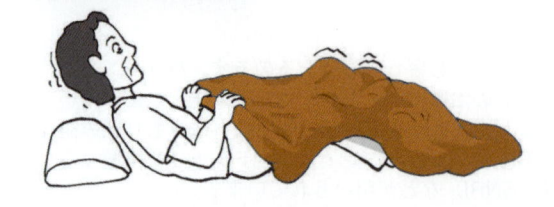

パーキンソン病の人は、歩行はできても、寝返り、起き上がりは困難な人が多いです。またパーキンソン病の人に限りませんが、特に冬場はかけ布団のかけはぎが困難で、起き上がりができない、時間がかかりすぎて失禁してしまうなどの訴えが出てきます。

布団をはぎ取る練習やベッドに戻ったときにかける練習が必要となります。できない場合は、できるだけ軽い布団を選択する、布団の対角線に縫い目を入れる、図21のような布団はぎ取りの道具を作製するなどの工夫をします。

足が布団から抜き取れない場合は、足を覆う福祉用具もあります。市販の台などで代用も可能です。見た目は

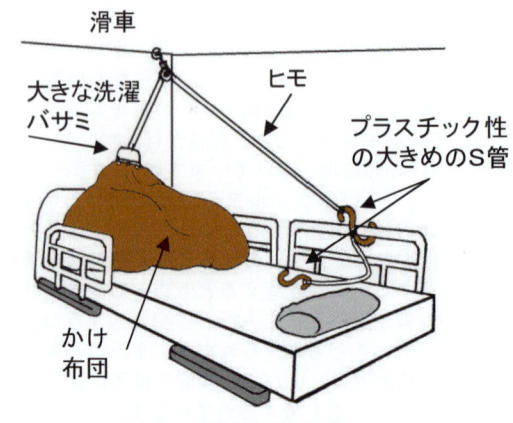

図21 布団はぎ取り機

あまりよくありませんが、けっこう利用者も多いです。コストは1,000円程度で作製可能です。

移乗・移動

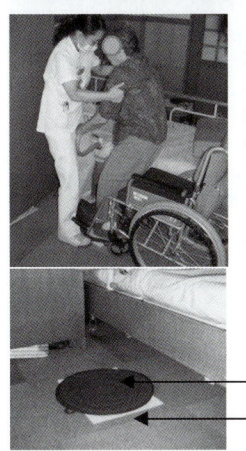

車いす利用者の場合は移乗が必要となります。パーキンソン病の人で、室内の移動に車いすを利用する場合は、重症度が高く、立位での回転動作は非常に苦手です。回転盤などの福祉用具を利用すると介助が楽になります。重症度によってはリフトなどの検討が必要となります。

- 布製の回転盤
- 滑り止めマット

写真 1, 2　回転盤を用いた移乗

歩行レベルでキネジーパラドキサル（逆説現象）がある人の場合、床に目印をつけます。目印のほかにも動作手順の番号表示や音声刺激などさまざまな外部刺激による運動誘発方法を工夫してみてください。

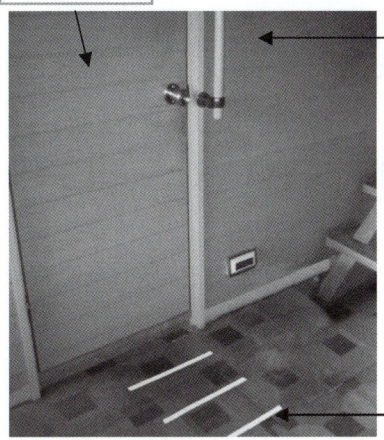

- トイレドア
- ドア開閉時の縦手すり
- 床に目印のテープ

写真 3　トイレまでの動線に床への目印

トイレへの出入り

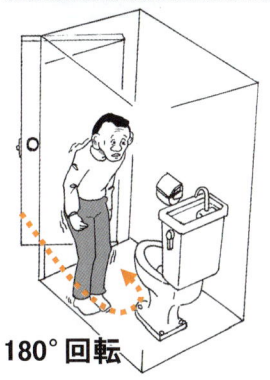

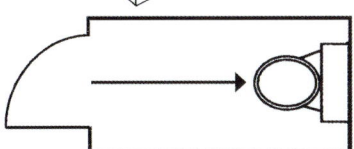

180°回転

図 22　方向転換が困難となりやすいトイレ構造

入口が狭く細長いトイレは、すくみ足が出やすく便器へ座る際も、180°の回転が必要となり、動作が行いにくいです。タンク部のレバーでフラッシュする場合も立ち上がり後に再度回転動作が必要となります。

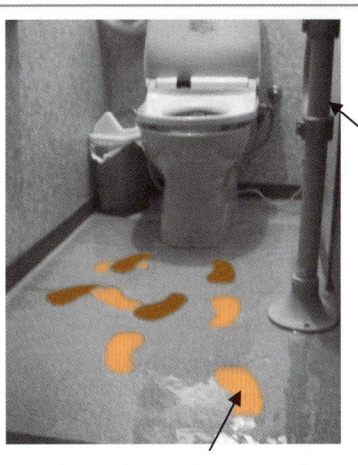

- 手すり設置（ベストポジションバー）

写真 4　床に足跡の目印、行きと帰りで色を変えて表示

トイレ動作の練習に加え、床面に視覚刺激で動作を促すマークをつける、手すりに動作を誘導する印をつけるなどの工夫をします。フラッシュはウォシュレットの場合はリモコンの操作パネルを前方に設置します。リモコン設置が無理な場合は、フラッシュレバーを延長したり、滑車などを利用してタンクのレバー操作を便座に座ったままでも可能な工夫を検討します。

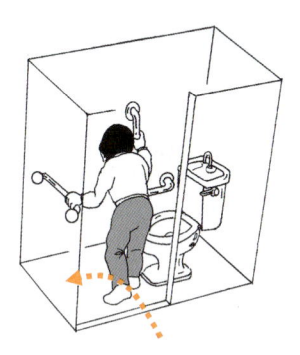

90°回転

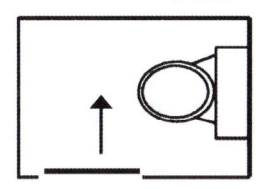

図 23　方向転換が行いやすいトイレ構造

新築予定や大規模な改築の予定がある場合は、引き戸にして側方から出入り可能な設計にしたほうが、動作や介助が行いやすいです。

衣服の着脱

トイレでの衣服の上げ下げは時間がかかり、機能性尿失禁の要因となります。緩めのゴムのズボンや下着を使用している人が多く、夜間は下着を着ないという人もいます。男性の小用の場合、ブリーフの重なりからペニスを出すことが困難なケースも経験します。**写真 5** はその問題を解決するために作業療法士が作製したブリーフです。

- ブリーフの前を大きくくり抜き、ふんどし状のカバーを作製（カバーの柄を合わせるために 2 枚のブリーフを使用）

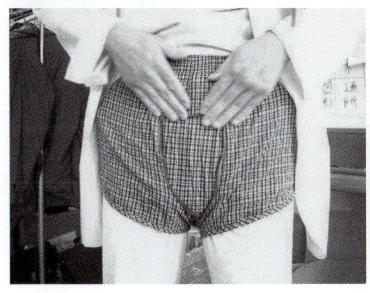

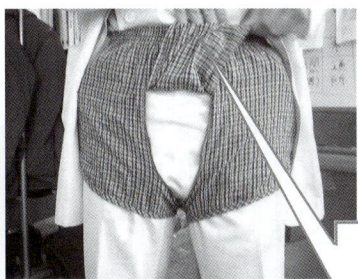

写真 5　のれん式ブリーフ

便器からの立ち座り

- 肩は屈曲位をとり重心を前方へ移す。もしくは，座面を手で押す。
- 手すりやトイレフレームを設置する。

顎が前方へ突き出る（体幹前屈頸部伸展位）
肩はやや伸展位になりやすい
体幹前屈位になりやすい

飛行機の離陸のイメージで
顎を引いて床を見る
体幹を十分屈曲する
膝を十分屈曲する

支持基底面を広くとる
便座

図24　便器からの立ち上がり方法

　前屈位姿勢であるため重心が前方にあるようにみえますが，頸部は伸展していて顎が前方に突出した姿勢をとる人が多いです。このような場合は見かけより重心は後方にあります。顎を十分引く，手を挙げる（肩屈曲）などの方法で重心を前方に移します。また立ち上がるときは，肩幅程度に足を開き，支持基底面を広く確保して立ち上がります。

排便姿勢

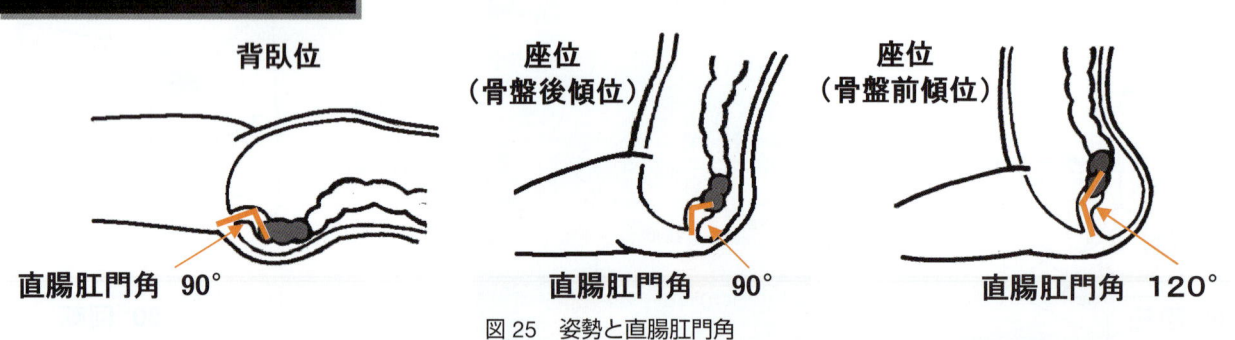

背臥位　直腸肛門角　90°
座位（骨盤後傾位）　直腸肛門角　90°
座位（骨盤前傾位）　直腸肛門角　120°

図25　姿勢と直腸肛門角

臥位の腹圧	10 mmHg
立位の腹圧	50 mmHg
排便時の腹圧	150〜300 mmHg

　腹圧も重要です。通常排便時には150〜300 mmHgの腹圧がかかっているといわれています。腹圧をかけやすくし，骨盤前傾位が取りやすいように，前方手すりを利用したり，前方にスライドする手すりがついたポータブルトイレがあります。

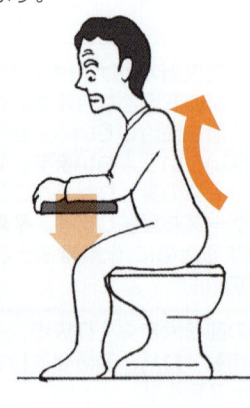

　パーキンソン病に限りませんが，排便のしやすさも姿勢によって変わってきます。図25のように臥位と座位では重力の影響と直腸肛門角が変わってきます。同じ座位でも骨盤が立った骨盤前傾位と骨盤後傾位では直腸肛門角の角度が異なります。座位で骨盤前傾位が最も排便しやすい姿勢といえます。

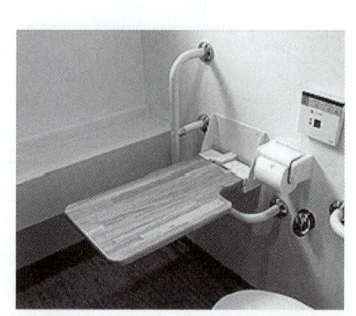

写真6　FUNレストテーブル

体幹はやや前傾姿勢で腹圧をかけやすくすると同時に背筋を伸ばして骨盤前傾位をとる

矢状面
座面の角度調整ができる
4°
4°

水平面
手すりが前方にスライドする

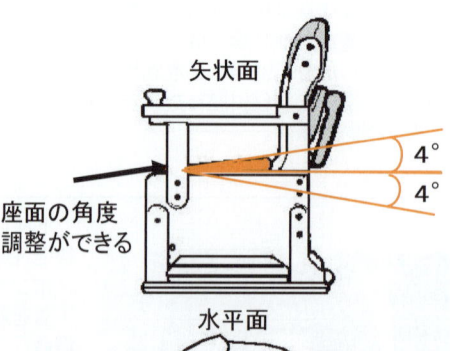

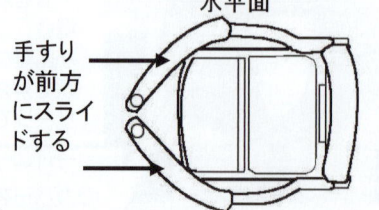

図26　安寿家具調トイレHSスライドくん®

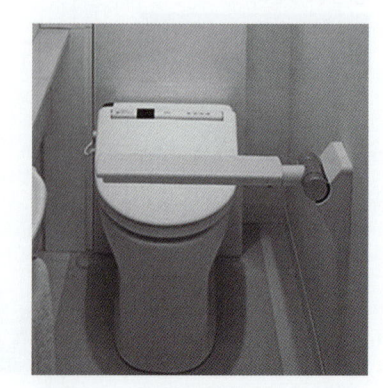

写真7　TOTO前方アームレスト

第4章 パーキンソン病のリハビリテーション

便座の形状

尾骨のスペース
サドル型の便座
卵型の便座
大腿後面の支持面積の違い
便座ホール前後径
便座ホール後縁〜背もたれまでの距離

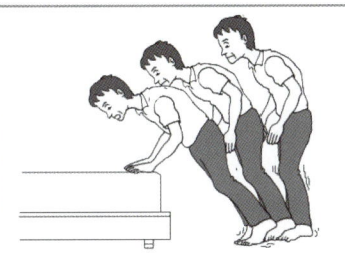

図27 便座の形状と機能

便座にはさまざまなものがあります。接触面積や骨突出部に配慮して形状や材質が工夫されています。例えば卵型の便座ホールと自転車のサドル型をした便座ホールでは，大腿後面の支持面積が異なります。背もたれと便座ホールの距離も重要です。円背がある人が使用する場合，この距離が短いと尿道口の位置が適切な位置にならず，失敗の原因となります。ポータブルトイレの特徴を把握して状態に合ったものを選択します。

ベッドへ戻る

図28のAの方法が難しい場合は，Bの方法を試みてください。

リーチング・ヒジテーション

目標物の手前で急に足がすくむ現象をいいます。あと1歩というところで足が止まり，ベッドやいすに倒れ込むように手をつく光景がしばしばみられます。

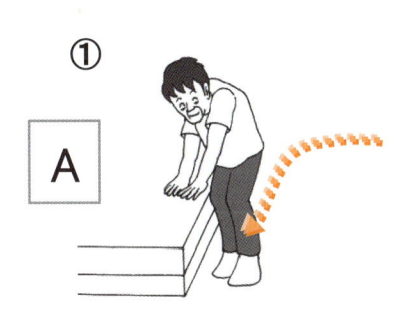

A
① 側方から弧を描くようにベッドに近づきます。この際，下肢の側面がベッドに接触するのを目安にします。
②③ お辞儀をしてベッドに両手をつきます。少し腰を回しながらベッドに腰かけます。この際，顎を引いてお辞儀の姿勢を継続します。
④ 体を正面に向けゆっくり上体を起こします。

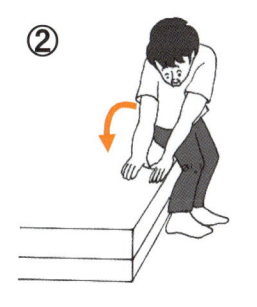

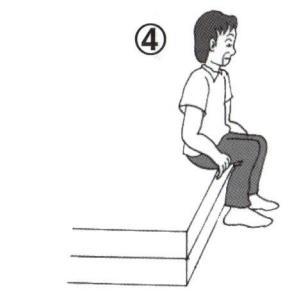

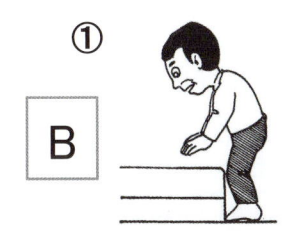

B
① ベッドに膝が触れるまで近づくことを目安にします。すくんだところでいったん歩行を止め，すくみ足の対処方法でアプローチします。
② ベッドに片膝ずつ上げます。
③ 四つ這いでベッド中央部へ移動します。
④ 腰をゆっくり下ろします。

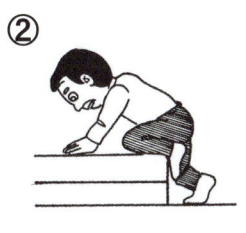

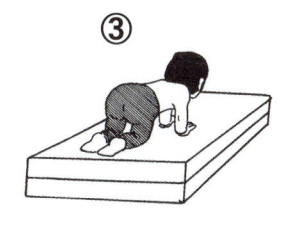

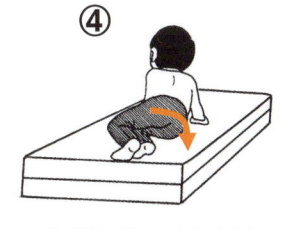

図28 ベッドへのアプローチ方法

91

第4章 パーキンソン病のリハビリテーション
7. 在宅生活支援事例（1）早期経過例

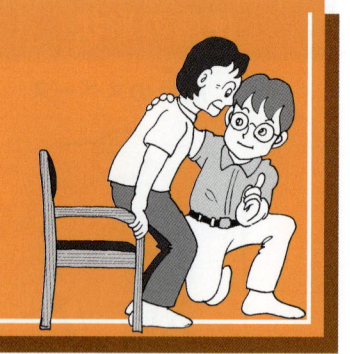

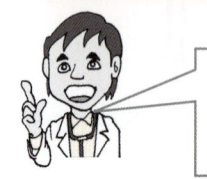

発症後の経過がそれほど長くない事例です。進行のスピードが比較的速く，寡動と転倒頻度の増加で訪問リハビリテーションの依頼がありました。日内変動と転倒の評価や初期の住環境整備を中心に紹介していきます。

事例 A さん

　Aさんは60歳代の女性です。平成15年頃歩行状態が悪化し，つまずくことが多くなり，歩行に見守りが必要となりました。不安，うつ症状あり，平成16年5月にB病院を受診し，パーキンソン病の診断を受けました。その後B病院通院にて薬物療法を受けていました。主治医よりリハビリテーションを勧められましたが，頻回の通院が困難とのことで，訪問リハビリの利用となったケースです。

　初回訪問時の状況を**表5**に，支援経過を**表7**にまとめています。Aさんは特定疾患医療受給者であるため，訪問リハビリ（訪問看護ステーションからのセラピストの訪問）は医療保険を使うことになりました。介護保険対象外サービスですが，介護支援専門員とは積極的に連携をとり，サービス担当者会議にもすべて参加し介入を進めています。

　本人，家族は体の動きが悪くなってきたことと，転倒回数が増えてきたことを最も心配しており，リハビリによる支援を求めています。Aさんは振戦から発症する一般的なパーキンソン病とは異なり，進行のスピードが速い印象を持ちました。

　課題の1つである転倒は，何かにつまずいたり，あるいは血圧の急な変動によるものではなく，ほとんどが突然のすくみ（spontaneous sudden transient freezing）によるものでした。突然足が止まるので，歩行介助中は一瞬も目が離せない状況です。まずは安全な生活の確保のための介入から入りました。

訪問リハのプログラム
- 基本動作練習
  寝返り，起き上がり
- トイレ動作の指導
- 歩行練習（歩行器）
- パーキンソン体操指導
  （頸部・上下肢の体操）
- バランス練習
- 下肢筋力トレーニング
- 介助方法の指導
- 住環境整備への助言，指導

本人・家族の希望
- 体を動かしやすくしてほしい。（本人）
- 転倒の頻度を減らしたい。転倒したときに一人で立ち上がるようになってほしい。（家族）

表5　Aさんの現在の状況

- 60歳代の女性
- パーキンソン病
- 要介護3
- Yahrの重症度分類ステージⅢ〜Ⅳ
- 夫，娘夫婦，孫との6人暮らし
  （キーパーソンは夫：協力的）
- 専業主婦で，病前は趣味で絵画や生け花，旅行などをしていた

パーキンソン症状
- 寡動：＋（特に寝返り，起き上がりに要時間）
- 振戦：－
- 筋強剛：＋（鉛管様）
- 姿勢保持障害：＋（特に後方は保護伸展反射欠如し棒状に倒れる）
- 自律神経症状：－
- 精神症状：不安，抑うつ
- 睡眠障害：－
- ※症状の日内変動は軽度

ADL
- 食事：声かけ，見守り必要
- 排泄：トイレまでの移動のみ介助
- 入浴：介助（訪問介護利用）
- 整容：要時間
- 更衣：要時間，整える程度の介助必要
- 移動：歩行器（ウォーキー）による介助歩行
  spontaneous sudden transient freezing あり
- コミュニケーション：声量小さく聞き取りにくいが日常会話は可能

治療
　薬物療法（平成16年5月より開始）
　　抗パーキンソン薬：メネシット，エフピー
　※抗パーキンソン薬による嘔気があるため，拒否あり，2種類の薬のみ使用

表6　週間サービススケジュール

	月	火	水	木	金	土	日
サービス	訪問リハビリ（隔週）X＋3月から	通所介護		通所介護	訪問介護，訪問リハビリ		

表7 事例Aさんの経過と支援内容

平成20年	経過	状態・支援内容
X月12日	主治医から訪問リハビリの利用に際しての本人,家族へ説明依頼あり 介護支援専門員同席にて訪問リハビリの説明実施	本人の心身機能,日常生活の状況,希望など確認。X＋1月からの開始を決定
X＋1月4日	初回訪問（介護支援専門員も同伴） ●リハビリテーション実施計画書原案の説明・確認 ●リハビリ評価 ●暫定プランによるリハビリ実施 ●介護支援専門員も内容説明 ○1回目サービス担当者会議	※当法人では訪問看護ステーションからのセラピストの訪問であってもリハマネジメントの流れに沿って実施している 転倒対策としてバレーボール用の膝パッドを常時装着している 介護支援専門員より歩行支援用具の検討依頼
X＋1月11日	優先課題への介入開始 ●移動練習,歩行支援用具の選定 ●ベッド周辺の環境整備 ●寝返り,起き上がりの指導 ●転倒したときの対処方法指導	●起居動作,布団をはぐ動作指導（背臥位→側臥位） ●歩行器の前輪部の抵抗を強くし,踵まで入るスリッパを導入して歩行練習
X＋2月11日	先週4回転倒あり（肩,膝の打撲あり）	簡易チェック表を作成し本人・家族に1週間チェック依頼（95頁参照）
X＋2月16日	チェック表にて転倒時間は早朝に頻度が高いことが判明	早朝のトイレのみ介助に変更 起居動作の方法を再度指導
X＋2月19日	転倒減少 トイレでの方向転換に不安定性あり 起居はよいが,布団をはぐ動作に介助必要 週1回の訪問では対応が遅れるため訪問回数の増加を本人,家族,介護支援専門員,主治医に依頼	●トイレ動作の練習 ●2枚のタオルケットを1枚に固定 ●寝室の動線にテープで目印を設置 ●トイレでの方向転換の方法変更（着座してから歩行器を動かす方法） ●トイレ内に手すりの検討
X＋2月26日	布団はぎは自力で可能。起居動作自立	94頁で詳細解説
X＋3月6日	○2回目サービス担当者会議 （要介護3→要介護1に認定）	自宅浴室,通所介護利用時の移動介助方法をヘルパー,通所介護事業所に説明 トイレ手すりの設置位置の検討
X＋3月16日	●トイレへ福祉用具貸与対象手すり（バディーシリーズ）追加設置	94頁で詳細解説
X＋4月7日	トイレ内の移動は良好 洗面台付近での転倒あり	●洗面所までの移動と洗面所内での方向転換の練習
X＋4月11日	早朝の動きが鈍い	●メネシット服用のタイミングを眠前から夜中に変更 ●車いす駆動の練習
X＋4月27日	●県内開催のパーキンソンセミナー参加	県内約500名のパーキンソン病患者とその家族の参加あり
X＋5月4日	膝痛あり	車いすの併用を勧める
X＋5月8日	声が出ないと落ち込みあり	●胸郭拡張と腹式呼吸の指導強化 ●6輪の車いすデモ実施
X＋5月15日	●移動手段はほぼ車いすを使用 本人の室内での移動頻度が増し,夫も安心できるとのこと	トイレ,寝室での動作を,車いすに合わせて手すりの位置変更や動作指導を実施
X＋5月29日	○3回目サービス担当者会議 （変更申請後要介護1→要介護3に認定）	歩行能力維持は訪問リハビリ,通所介護利用時に実施し,自宅内移動は車いす（足こぎ）に変更。声量減少によるコミュニケーション不足への介入を訪問リハビリ,通所介護で支援

図説　パーキンソン病の理解とリハビリテーション

Aさん宅見取り図

トイレ

福祉用具貸与対象手すり
（バディーシリーズ）追加設置

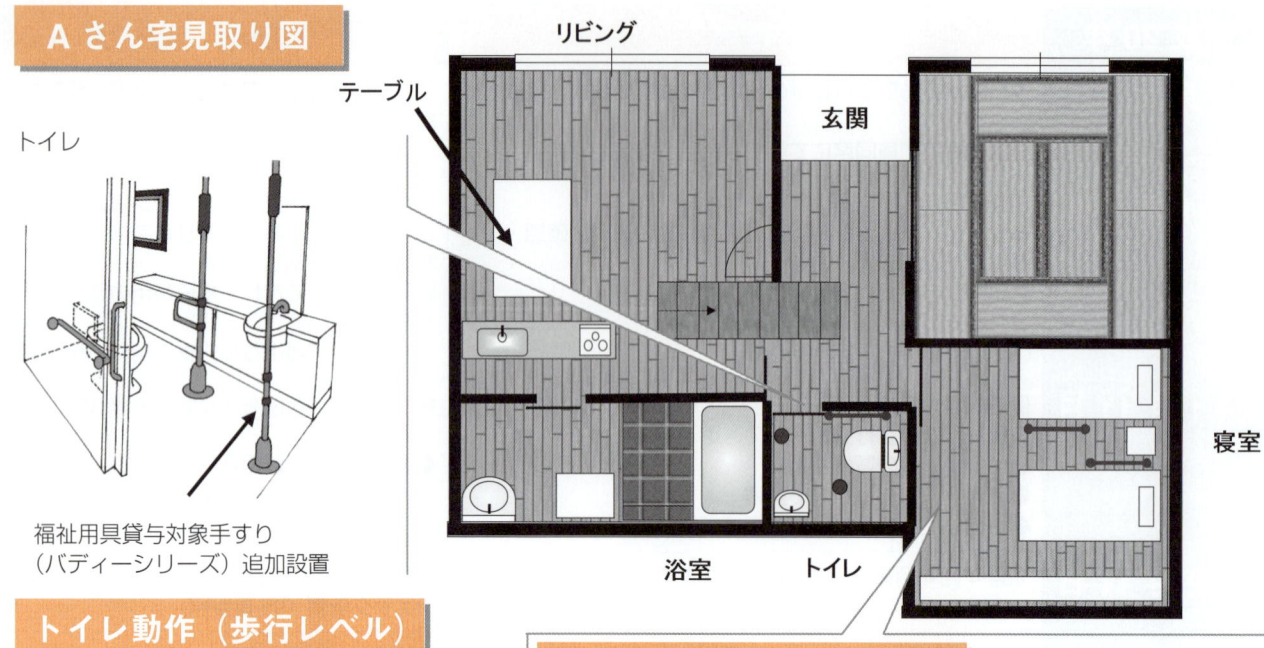

リビング
テーブル
玄関
寝室
浴室　トイレ

トイレ動作（歩行レベル）

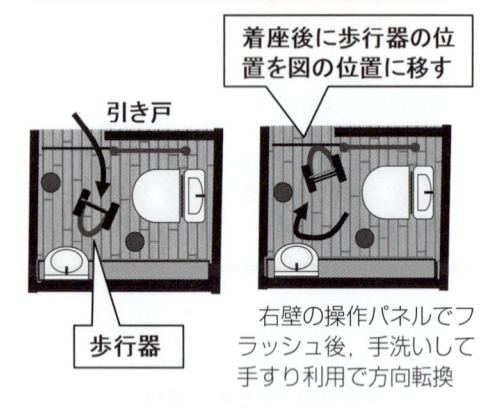

引き戸

着座後に歩行器の位置を図の位置に移す

歩行器

右壁の操作パネルでフラッシュ後、手洗いして手すり利用で方向転換

車いすレベル

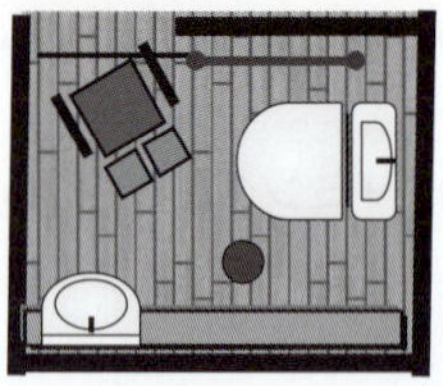

6輪の車いすであれば追加設置した手すりを除去すれば、トイレ内で回転が可能となり、貸与していた手すりを返却しました。

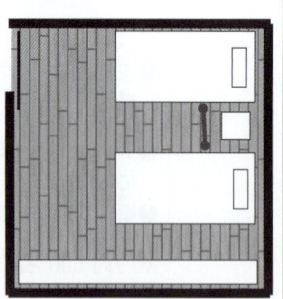

ベッド柵位置を車いすからの移乗がしやすいように変更しました。

ベッド周辺環境の整備内容

タオルケットの角をベッドに固定し、はぎ取る際に対角線に折れるようにして動作指導実施

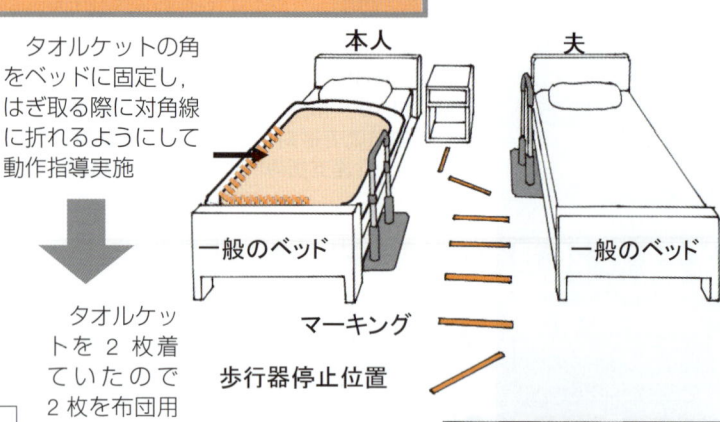

タオルケットを2枚着ていたので2枚を布団用のピンでとめて1つに

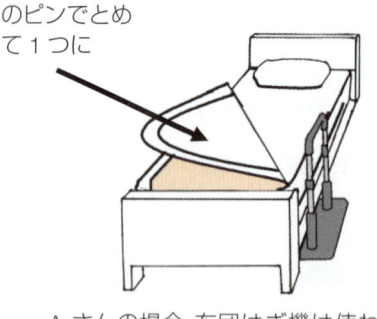

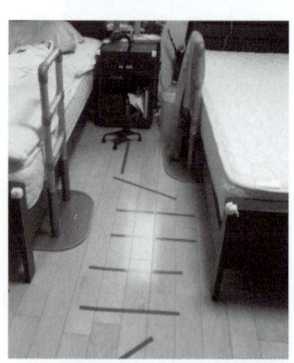

本人　夫
一般のベッド　一般のベッド
マーキング
歩行器停止位置

Aさんの場合、布団はぎ機は使わず、布団の工夫と動作指導で解決しました。

　パーキンソン病に限らず進行性疾患の人の在宅生活への介入は、長期ゴールを本人や家族と共有しづらく、支援の過程で病状進行による新たな課題が次々発生してきます。本人・家族の不安をチームで連携してサポートしながら、先を予測しての援助が必要になってきます。短期集中でゴール達成という訪問リハビリの流れには沿いにくい対象者です。
　Aさんの場合、活動性の低下による廃用予防と転倒などのリスク管理による安全な生活の確保という難しいバランスをとりながら、なおかつQOL向上への取り組みが必要となります。

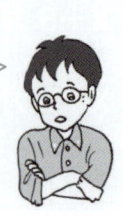

第4章 パーキンソン病のリハビリテーション

簡易チェック表の結果

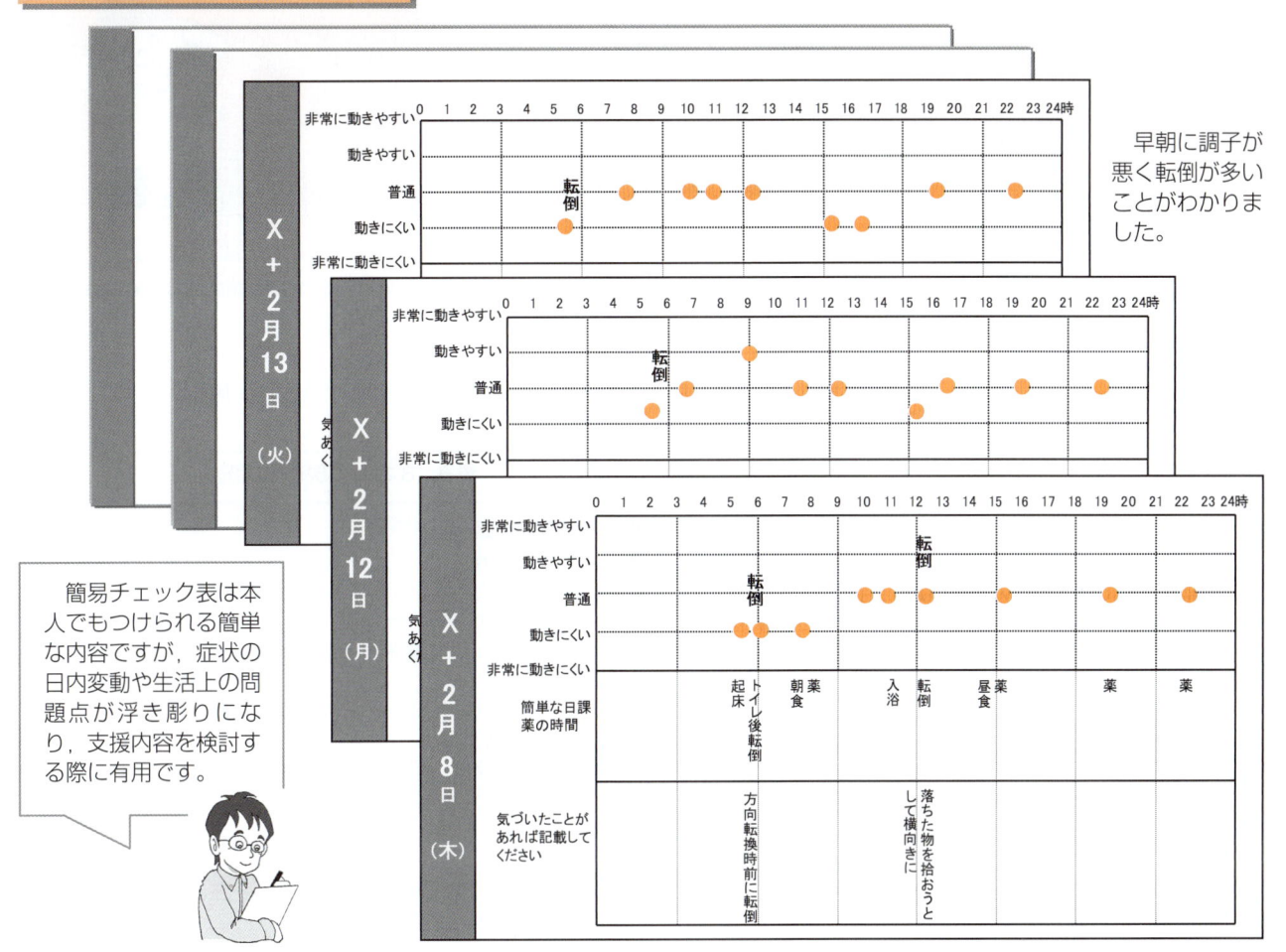

早朝に調子が悪く転倒が多いことがわかりました。

簡易チェック表は本人でもつけられる簡単な内容ですが，症状の日内変動や生活上の問題点が浮き彫りになり，支援内容を検討する際に有用です。

図29 事例Aさんの簡易チェック表

自己管理アプリケーション

　パーキンソン病患者さんの自己管理用のアプリケーションがいくつかあります。症状の記録や薬の飲み忘れ防止機能，歩行や体操のサポートなどさまざまな機能が利用できます。無料のものもあります。スマートフォンやタブレットが使える方には有用です。

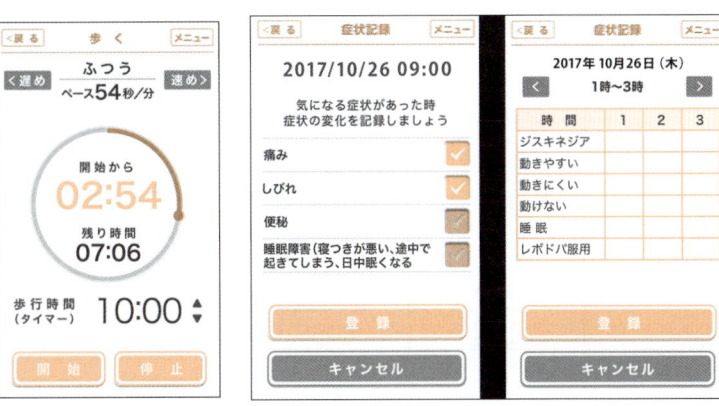

（大日本住友製薬のアプリ（リハビリ日誌）無料）

第4章 パーキンソン病のリハビリテーション
8. 在宅生活支援事例（2）手術例（DBS）

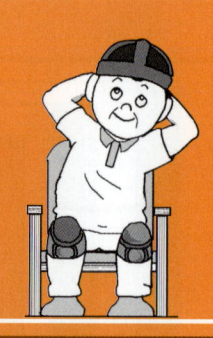

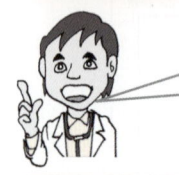

発症からの経過が比較的長く、淡蒼球内節の深部脳刺激療法（DBS）を行っている事例です。術前後の変化やその後の経過を紹介していきます。

事例 B さん

X－11年ころよりパーキンソン病の診断を受け、薬物療法が開始されています。X－6年からA病院、X－3年からB病院の専門医へ外来通院し、X－2年には身障者手帳作成のためC病院を受診しました。その後、外来での言語訓練の希望があり、C病院への通院となりました。X－1年9月よりC病院併設の通所リハビリテーションの利用開始となりました。自宅での転倒が頻回となり、通所リハでも転倒があったため、X年1月地域包括支援センターの介護支援専門員から主治医へ訪問リハ利用の相談あり、X年2月7日より訪問リハビリ開始となりました。X年3月1日に要介護認定は要支援Ⅱから要介護Ⅰになり、X年7月28日、深部脳刺激療法（DBS）のためD病院に入院しX年8月24日退院、訪問リハ再開となりました。

本人・家族の希望
- 背すじを伸ばしてほしい。声が出るようにしてほしい。（本人）
- 筋力低下を予防してほしい。転倒回数を減らしたい。（家族）

訪問リハのプログラム
- 両下肢体幹ストレッチ
- 筋力維持増強練習
- バランス練習
- パーキンソン体操
- 発声練習
- 起居動作練習
- 歩行練習
- 住環境整備への助言、指導

通所リハビリのプログラム
- パーキンソン体操
- 歩行練習（歩行器、一本杖）
- 姿勢矯正（肋木、起立矯正台）
- 脳トレグループ（学習訓練）
- 食事姿勢への介入
- 車への乗降練習

表8　Bさんの現在の状況

- 70歳代の男性
- パーキンソン病
- 要介護1
- Yahrの重症度分類ステージⅣ
- 妻との2人暮らし（妻は週3日働いている）
- 元教師
- 趣味は、グラウンドゴルフ、パソコン、旅行など

パーキンソン症状
- 寡動：＋（寝返り、起き上がり要時間、食事中に咀嚼の無動あり）
- 振戦：－
- 筋強剛：±
- 姿勢保持障害：＋（円背と左傾が著明。左と後方への保護伸展反射出にくい）
- 自律神経症状：＋（流涎）
- 精神症状：－
- 睡眠障害：－
- ※症状の日内変動、日差変動はほとんどない

ADL
- FIM　96点
- 食事：体幹が左に傾き食べこぼしがある、咀嚼が止まることがある
- 排泄：自立（まれに下着を汚すことがある）
- 入浴：洗体部分介助、浴室への出入りは見守り。時々、様子を妻が確認する
- 整容：口腔ケアは仕上げに介助必要
- 更衣：要時間（すそを整える介助が必要なときもある）
- 移動：屋内独歩、屋外一本杖使用（通所リハでは車いす）
- コミュニケーション：声量小さく聞き取りにくい。聞き返すことが多い。

治療
薬物療法
　抗パーキンソン薬：ネオドパゾール3T、コムタン3T、ビ・シフロール6T、エフピー2T
脳深部脳刺激療法（DBS）
UPDRS（DBS前55点、DBS後29点）

表9　週間サービススケジュール

	月	火	水	木	金	土	日
サービス	通所リハ		通所リハ	訪問リハ			

第4章 パーキンソン病のリハビリテーション

表10 事例Bさんの経過と支援内容

X年	経過	状態・支援内容
1月	自宅での転倒が目立つようになる 通所リハで転倒あり 介護支援専門員より主治医へ訪問リハ利用の相談	
2月7日	本日より訪問リハ開始（地域包括支援センターの介護支援専門員と同行訪問）	姿勢が左へ傾く傾向にあり，方向転換時はすくみ足のため転倒しやすい 環境整備による転倒頻度減少の可能性あり。基本動作は自立。ADLは洗体，更衣に介助を要している
2月21日	2回転倒発生。場所は食堂で，1回目はいすへ座る際，2回目は食堂の床を拭こうとしたとき転倒	床上立ち上がり，いすへのアプローチ方法など中心に反復練習実施。環境整備の検討
2月28日	パーキンソン体操を指導。プリントを渡す 本人は大幅に環境を変えることに拒否的であった	
3月1日	要支援2から要介護1へ	早朝のトイレのみ介助に変更 起居動作の方法を再度指導
3月18日	ソファーの座面が高くされていたり，床の整頓がされていたりと少しずつ環境の変化がでてきた	資料を提示し，家具の配置など環境整備の提案，実施。介護者も提案を参考にしていろいろ工夫
4月4日	パソコン机のレイアウト変更 週末はグラウンドゴルフの大会に参加	「転倒回数が少なくなった」と妻の感想あり
5月1日	勝手口と浴室に手すり設置（99頁参照）	
5月22日	主治医からDBSの紹介を受ける	左への体幹の傾きと咀嚼時の無動が目立つ
7月24日	入院前最後の訪問リハ。UPDRS実施	
7月28日	DBS施行	DBS主治医より，今回は転倒の改善を目的に淡蒼球内節に電極を埋め込んだとのこと。立位での姿勢保持障害が改善し，立ち上がり直後のふらつき，突進現象の改善著明。転倒の回数も減少。流涎，咀嚼時の無動は改善がみられない
8月28日	DBS術後の訪問リハ再開	
10月2日	夜間の起き上がりが困難となり，ベッドの使用開始	ベッドを家族が自費購入されている。配置とベッド柵位置を指導
10月30日	リビングをフローリングにし，キッチンの段差解消を実施	
12月18日	食事に時間がかかり，服薬時間の間隔がばらばらになっている	食事終了時間を待たずに，指示された服薬時間に服薬するよう変更
X+1年 1月29日	保護帽を紹介した。現品を気に入り，そのまま購入となった	
3月12日	グラウンドゴルフの大会に参加。転倒はなし	
3月14日	連携学会に参加	
5月7日	食堂に手すり設置 転倒の頻度，姿勢はDBS前の状態に近くなっている	食事中の体幹立て直しと食堂でのいすの立ち座り兼用で手すり設置

表11 DBS前後のUPDRS改善項目

改善項目 \ 評価日	7月24日	8月28日	
UPDRS その2 日常生活動作（on/off時に分けて評価）			
唾液	4	3	0 正常 1 口中の唾液が軽度ながら明らかに増加。夜間の流涎をみることあり 2 中等度に唾液が増加。軽度の流涎があることもある 3 著明に唾液が増加。ときに流涎 4 著明に流涎，ティッシュやハンカチを常に必要とする
嚥下	2	1	0 正常　1 まれにむせる　2 ときどきむせる 3 軟らかい食事にしないとむせる 4 鼻管や胃瘻でチューブフィーディング
書字	3	1	0 正常 1 軽度，書字が遅いか字が小さい 2 中等度に遅いか字が小さい。すべての語は読める 3 高度に障害。すべての語が読めるわけではない 4 語の大多数は読めない
転倒	4	1	0 なし　1 まれに転倒 2 時々転倒。平均して一日に1回はない 3 平均して一日1回転倒　4 一日数回転倒
歩行	1	0	0 なし 1 軽度障害。腕の振りがなかったり，足を引きずることがある 2 中等度障害。しかし介助はほとんどいらないか不要 3 高度障害。介助を要する 4 介助をもってしても歩行不能
UPDRS その3 運動機能検査（on時に検査する）			
言語	2	1	0 正常　1 表現，用語，and/or声量の軽度の障害がある 2 中等度の障害。単調で不明瞭だが理解できる 3 著しい障害。理解が困難　4 理解不能
顔の表情	1	0	0 正常 1 わずかに表情が乏しい。ポーカーフェース 2 軽度だがあきらかな表情の減少 3 中等度の表情の乏しさ。口を閉じていないときがある 4 仮面様で，ひどくあるいは完全に表情がない。口は0.6cm以上開いている
固縮頸部	3	1	0 ない 1 軽微またはミラームーブメントないし他の運動で誘発できる程度 2 軽度ないし中等度の固縮 3 高度の固縮。しかし関節可動域は正常 4 著明な固縮。関節可動域に制限あり
固縮左右上肢下肢	1	0	
指タップ	1	0	0 正常（＞＝15/5秒） 1 少し遅いか，振幅が減少している（11−14/5秒） 2 中等度の障害。疲れやすい。ときどき運動が止まることがある（7−10/5秒） 3 著明な障害。はじめにしばしばすくむ。または運動中に止まる（3−6/5秒） 4 ほとんどできない（0−2/5秒）
いすから立ち上がる	3	2	0 正常 1 遅い。または一度でうまくいかないことあり 2 肘掛けに腕をついて立ち上がる 3 いすにふたたび倒れ込む。一度ではうまくいかないことあり　介助なしで立ち上がれる 4 介助なしでは立ち上がれない
姿勢	3	1	0 正常 1 軽度の前屈姿勢。高齢者では正常な程度 2 中等度に前屈姿勢。明らかに異常。すこし左右一方に偏っていてもよい 3 高度に前屈姿勢で，脊柱後弯（亀背）を伴う。中等度に左右一方に偏っていてよい 4 高度の前屈姿勢。姿勢は極端に異常である
歩行	2	1	0 正常 1 歩行は緩慢。数歩はひきずり足になる。加速歩行や前方突進はない 2 歩行は困難を伴う。介助は要さない。加速歩行や数歩の前方突進あり 3 著しく障害。介助を要する 4 介助があっても歩行不能
動作緩慢	3	2	0 なし 1 わずかに緩慢。ゆっくりとした動作。人によっては正常のこともある。運動の振幅がやや小さいこともある 2 軽度に動作が緩慢。運動量があきらかに低下している。運動の大きさがやや低下 3 中等度に動作が緩慢。運動量が低下し，または運動の大きさが低下している 4 著明に動作が緩慢。運動量の低下。または運動の大きさが低下している

第4章　パーキンソン病のリハビリテーション

保護帽

転倒頻度が多く，頭をぶつけることが多いので，保護帽を購入して装着してもらう。

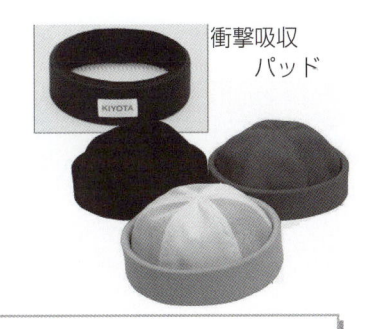

衝撃吸収パッド

おでかけヘッドガード（Aタイプ）
重量／約65g　材質／綿35%，ポリエステル65%，高機能ポリエチレンフォーム

コラム

保護帽のほかにも体に直接着けて転倒した際の衝撃を和らげるものに各種のプロテクターがあります。高齢者用に限らずスポーツ用などでも一部代用できます。

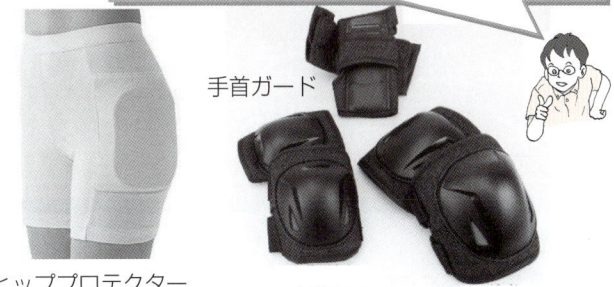

ヒッププロテクター　手首ガード　肘パッド　膝パッド

Bさんの住環境

①浴室手すり
・出入り用の横手すり
・浴槽内での姿勢保持と立ち上がり用のL型手すり

②勝手口の手すり
・移動と框の立ち座り用に横手すり
・室内との昇降用に縦手すり

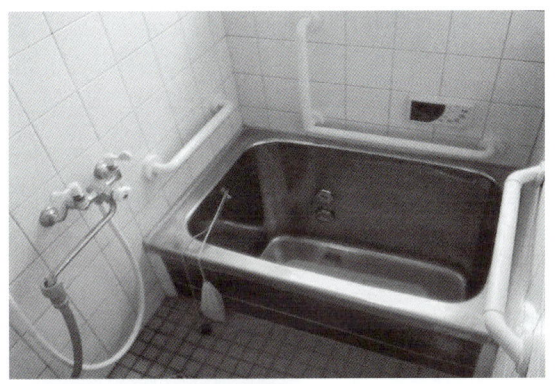

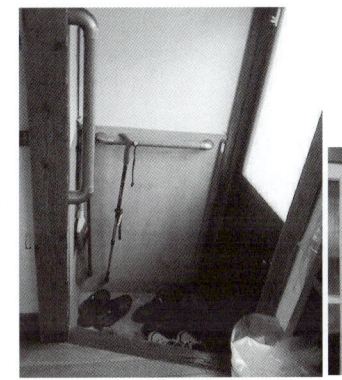

妻の自作の靴置き

滑り止めマット

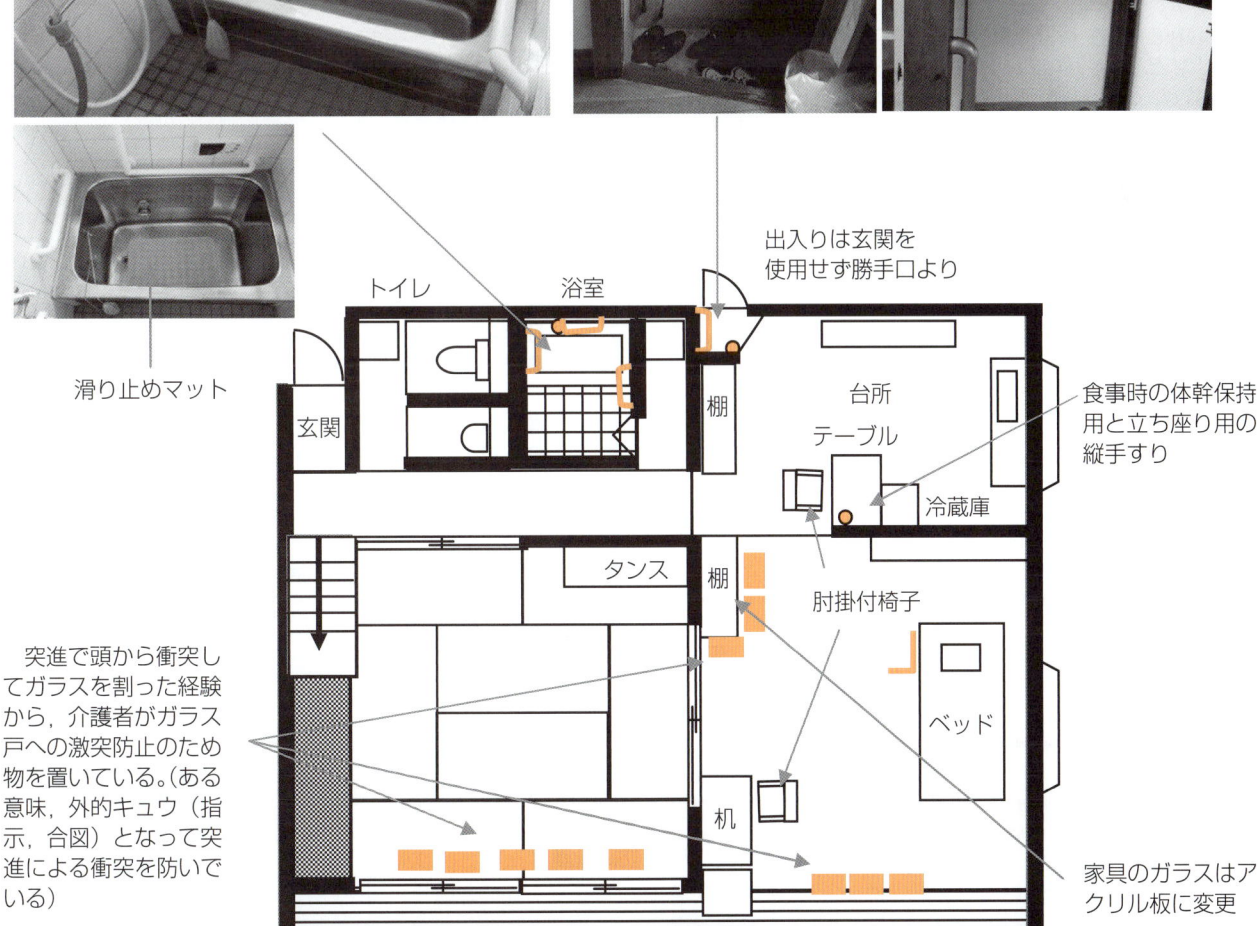

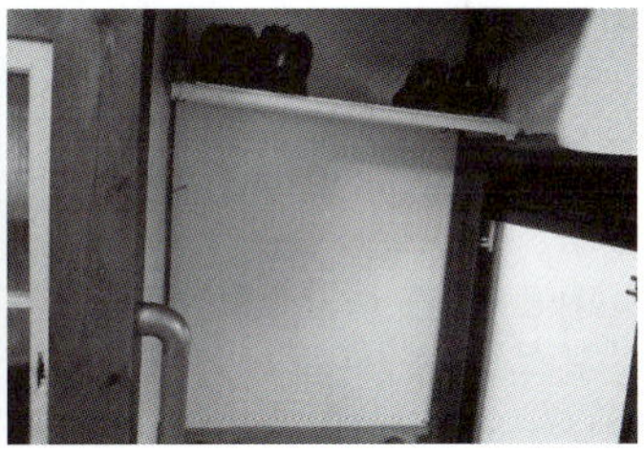

出入りは玄関を使用せず勝手口より

食事時の体幹保持用と立ち座り用の縦手すり

トイレ　浴室　棚　台所テーブル　冷蔵庫　玄関　タンス　棚　肘掛付椅子　ベッド　机

突進で頭から衝突してガラスを割った経験から，介護者がガラス戸への激突防止のため物を置いている。(ある意味，外的キュウ（指示，合図）となって突進による衝突を防いでいる)

家具のガラスはアクリル板に変更

第4章 パーキンソン病のリハビリテーション

9. 在宅生活支援事例（3）長期経過例

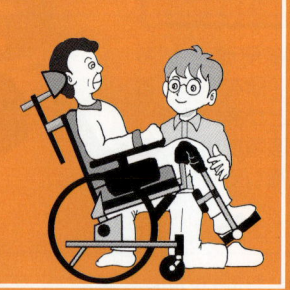

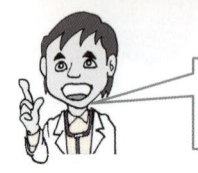

発症後約25年経過して，現在Yahrの重症度分類ステージVの事例です。在宅での支援を開始して16回の入退院とその間の支援の概要をまとめていきます。

事例 Cさん

Cさん，70歳代の男性です。40歳代半ばごろより歩行障害，動作緩慢が出現し，近医にて外来受診，リハビリ治療を受けていました。症状の進行は緩慢で，自宅で生活しながら約10年通院治療を継続していました。50歳半ばを過ぎたころから動作緩慢，歩行障害が目立つようになり，神経内科のあるA病院を受診していました。頻回の通院が困難であることと，通所サービスを好まないため，主治医の紹介で訪問リハビリが開始となった事例です。

その後8年間，母趾潰瘍や抗パーキンソン薬の調整，胃ろうの造設などで16回の入退院をしながら徐々にパーキンソン症状が進行していった事例です。現在はYahrの重症度分類ステージV，要介護5でベッド上の生活が中心となっています。

家族構成

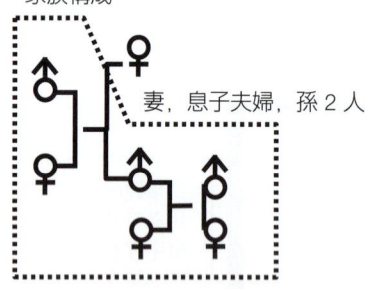

妻, 息子夫婦, 孫2人

既往歴
右母趾骨髄炎
右母趾潰瘍
貧血
逆流性食道炎

現在の訪問リハビリのプログラム
- 全身状態の把握
- 上下肢・頸部・体幹のROM
- 座位耐久性の向上（車いす座位）
- 介助方法の指導
- 住環境整備への助言，指導

本人・家族の希望
- 本人
  意思表示不可
- 家族
  自宅で介護したい

表12　Cさんの現在の状況

- 70歳代の男性
- パーキンソン病
- 要介護5
- Yahrの重症度分類ステージV
- 妻，息子夫婦，孫との6人暮らし
  （キーパーソンは妻：協力的）
- 自営業，病前は旅行や鉄道模型を趣味としていた
- 趣味：旅行，鉄道模型

パーキンソン症状
- 寡動：＋
- 振戦：－
- 筋強剛：＋（鉛管様）
- 姿勢保持障害：＋
- 自律神経症状：＋
- 精神症状：幻覚・妄想
- 摂食・嚥下障害：＋
- 睡眠障害：＋
※症状の日内変動は軽度

ADL
- 食事：経胃栄養
- 排泄：尿意なし（オムツと尿とりパッド）
  便意なし（訪問看護時に浣腸使用）
- 入浴：訪問入浴
- 整容：ベッド上にて全介助
- 更衣：妻による全介助
- 移動・移乗：離床のため車いすに移乗する程度。ほとんどベッド上
- コミュニケーション：声量小さく聞き取りにくいが日常会話は可能

治療
薬物療法
　エフピーOD　1T，マドパー 3T，レキップ 3T，
　セレネース 0.5T

表13　週間サービススケジュール

	月	火	水	木	金	土	日
サービス	訪問リハ	訪問看護	訪問看護	訪問リハ	訪問看護		
	訪問入浴			訪問入浴 訪問看護		訪問看護	

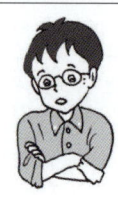

第4章　パーキンソン病のリハビリテーション

Cさんの住環境

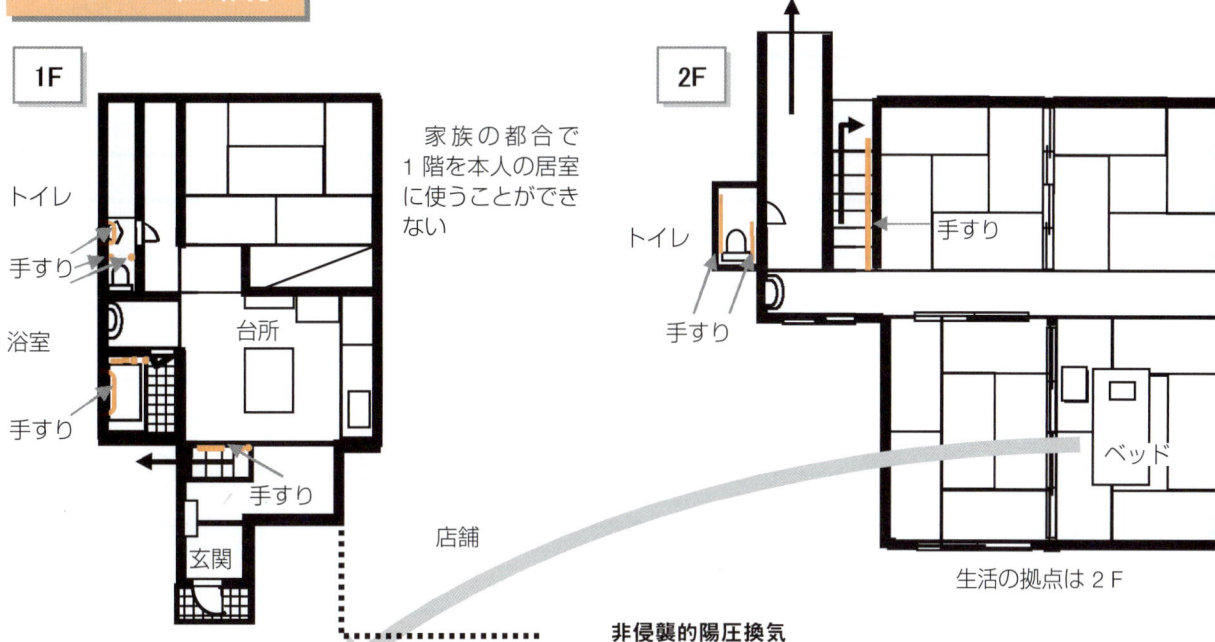

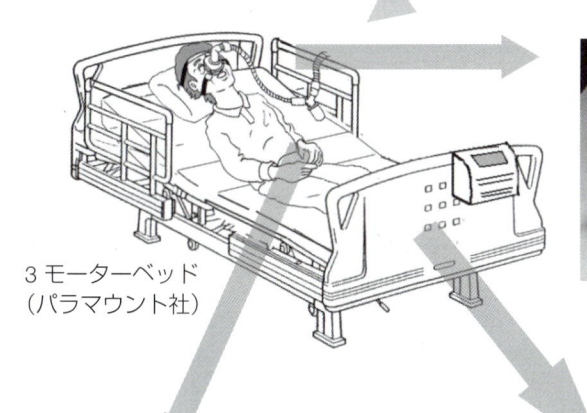

1F

- トイレ
- 手すり
- 浴室
- 手すり
- 台所
- 手すり
- 玄関
- 店舗

家族の都合で1階を本人の居室に使うことができない

2F

長男宅へ

- トイレ
- 手すり
- 手すり
- ベッド

生活の拠点は2F

3モーターベッド（パラマウント社）

訪問スタッフ訪問時に座位時間の確保

非侵襲的陽圧換気 BiPAP（レスピロニクス社製）

　BiPAPは非侵襲的陽圧換気（NPPV：non-invasive positive pressure ventilation）を行う機器の商品名です。NPPVは装着が容易で，①気管挿管による食道挿管・低酸素血症・血圧上昇などの危険性が回避できる，②会話や食事摂取が可能でQOLが保てる，③鎮静剤の投与が不要である，④人工呼吸器関連肺炎を回避できる，ことが利点です。

　欠点としては，①誤嚥が予防できないこと，②気管内吸引が困難なこと，③マスクの顔面圧迫による発赤や皮膚潰瘍が発生する可能性があること，④顔面の変形やマスクの不適合でリークが生じること，⑤高い気道内圧が得られないこと，などが挙げられます。

コンフォートタイプのモジュラー型車いす（ネッティ4U：ラックヘルスケア）

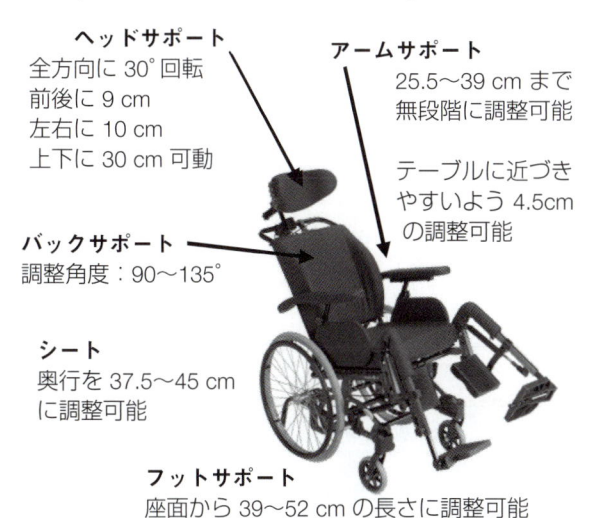

ヘッドサポート
全方向に30°回転
前後に9 cm
左右に10 cm
上下に30 cm可動

アームサポート
25.5～39 cmまで無段階に調整可能
テーブルに近づきやすいよう4.5 cmの調整可能

バックサポート
調整角度：90～135°

シート
奥行を37.5～45 cmに調整可能

フットサポート
座面から39～52 cmの長さに調整可能
レッグサポートは上下と奥行を自由調整可能

高機能エアマットレス（ADVAN：（株）モルテン）

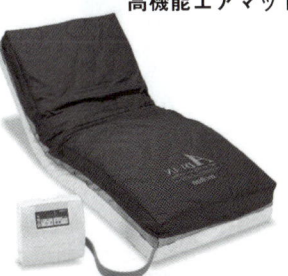

独立3層構造で，3層間でのエア移動がなく，各パートを異なる圧力で制御している

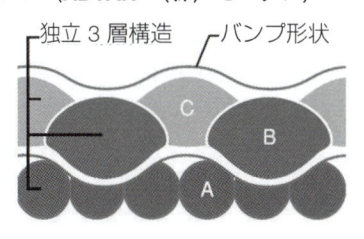

- 独立3層構造
- バンプ形状

A層：底着き防止用
B，C層：身体保持用
　体重による圧力設定，ギャッチアップ時・端座位時の底着き防止のポンプ操作が不要

　バンプ形状により，身体接触部分の張力を低減し，低圧での身体保持が可能。バンプ形状の山部・谷部の圧切替方式で身体保持部位をランダムに移動し，除圧する

　感染やムレ対策を考慮。防水，通気性カバーを使用し，除湿機能付き

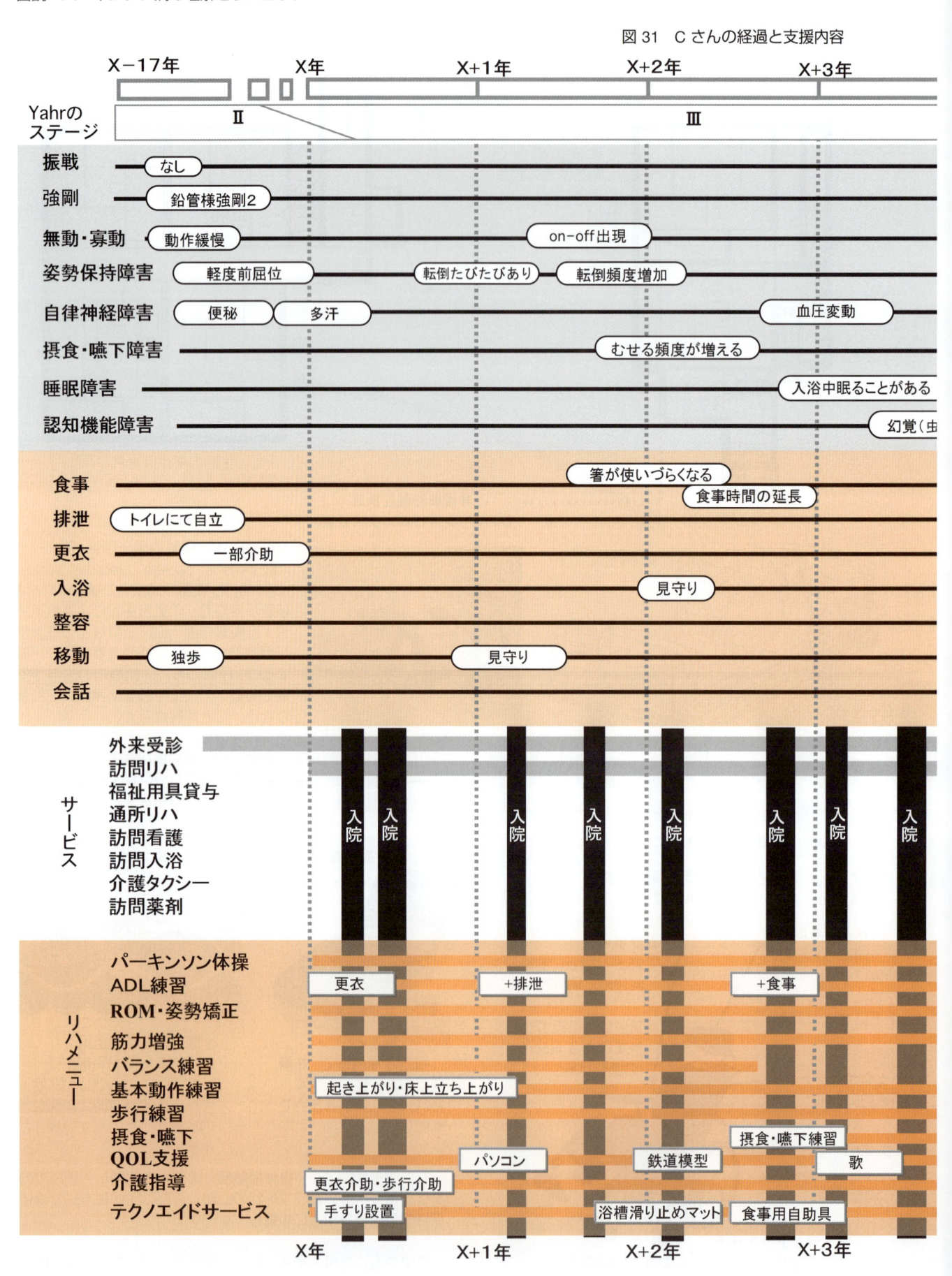

図説　パーキンソン病の理解とリハビリテーション

図31　Cさんの経過と支援内容

	X-17年		X年	X+1年	X+2年	X+3年
Yahrのステージ	Ⅱ			Ⅲ		

症状
- 振戦：なし
- 強剛：鉛管様強剛2
- 無動・寡動：動作緩慢 / on-off出現
- 姿勢保持障害：軽度前屈位 / 転倒たびたびあり / 転倒頻度増加
- 自律神経障害：便秘 / 多汗 / 血圧変動
- 摂食・嚥下障害：むせる頻度が増える
- 睡眠障害：入浴中眠ることがある
- 認知機能障害：幻覚（虫

ADL
- 食事：箸が使いづらくなる / 食事時間の延長
- 排泄：トイレにて自立
- 更衣：一部介助
- 入浴：見守り
- 整容：
- 移動：独歩 / 見守り
- 会話：

サービス
- 外来受診
- 訪問リハ
- 福祉用具貸与
- 通所リハ
- 訪問看護
- 訪問入浴
- 介護タクシー
- 訪問薬剤

入院（X年、X年、X+1年、X+2年、X+2年、X+3年、X+3年、X+3年）

リハメニュー
- パーキンソン体操
- ADL練習：更衣 / +排泄 / +食事
- ROM・姿勢矯正
- 筋力増強
- バランス練習
- 基本動作練習：起き上がり・床上立ち上がり
- 歩行練習
- 摂食・嚥下：摂食・嚥下練習
- QOL支援：パソコン / 鉄道模型 / 歌
- 介護指導：更衣介助・歩行介助
- テクノエイドサービス：手すり設置 / 浴槽滑り止めマット / 食事用自助具

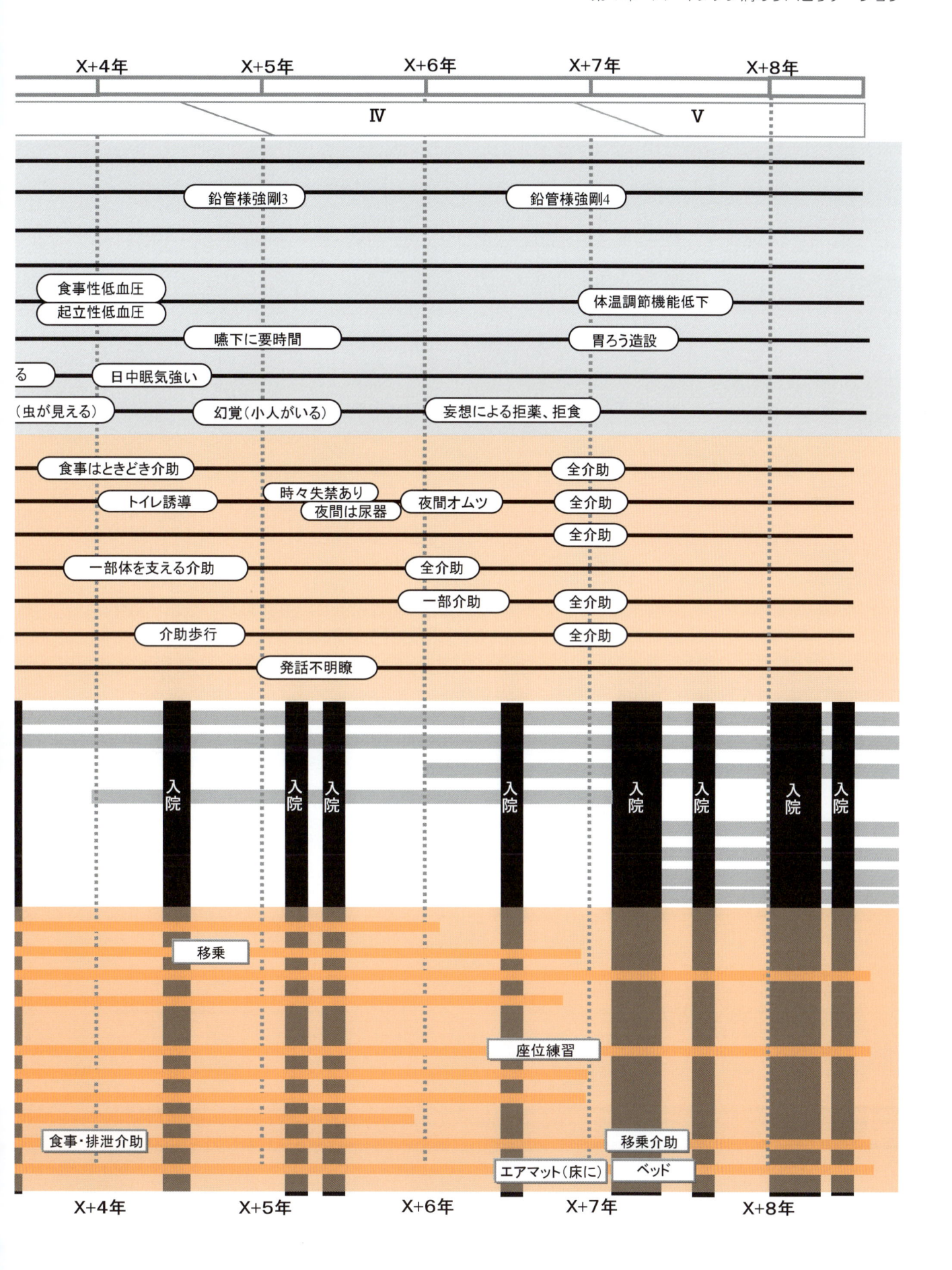

第4章　パーキンソン病のリハビリテーション

	X+4年	X+5年	X+6年	X+7年	X+8年
		Ⅳ		Ⅴ	

鉛管様強剛3　　　　　　鉛管様強剛4

食事性低血圧
起立性低血圧　　　　　　　　　　　　　　　体温調節機能低下
　　　　　　　嚥下に要時間　　　　　　　　胃ろう造設
　　　　日中眠気強い
（虫が見える）　幻覚（小人がいる）　妄想による拒薬、拒食

食事はときどき介助　　　　　　　　　　全介助
　　　　　トイレ誘導　時々失禁あり　夜間オムツ　全介助
　　　　　　　　　　　夜間は尿器
　　　　　　　　　　　　　　　　　　　　　　全介助
一部体を支える介助　　　全介助
　　　　　　　　　　　一部介助　　　　全介助
　　　　介助歩行　　　　　　　　　　　全介助
　　　　　　　発話不明瞭

入院　入院　入院　　入院　　入院　入院　入院　入院

移乗

座位練習

食事・排泄介助　　　　　　　　　　　移乗介助
　　　　　　　　　　　エアマット（床に）　ベッド

X+4年　X+5年　X+6年　X+7年　X+8年

第5章

パーキンソン病患者を支える制度

第5章 パーキンソン病患者を支える制度

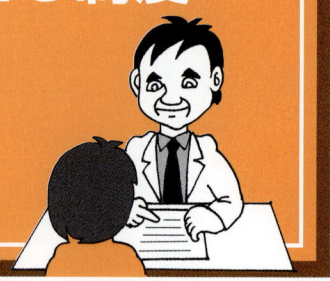

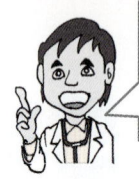

ここではパーキンソン病に関わる社会資源について解説します。パーキンソン病の人が利用できる社会資源にはさまざまなものがあります。ここではリハビリテーションと関係が深いものを中心に解説します。
※それぞれの内容は各自治体によって若干異なります。

パーキンソン病に関わる支援制度の概要

パーキンソン病の医療と介護に関わる制度を大きく医療保険と介護保険，福祉制度に分け，**表1**に示しています。年齢やYahrの重症度によって利用できる制度が異なってきます。

Yahrの重症度分類ステージⅠ～Ⅱの人は一般の人の制度と同じで，年齢が75歳以上になると後期高齢者医療保険制度を利用することになります。YahrⅢ以上では国の難病対策の1つである指定難病医療助成制度の対象となります。申請が必要となりますが，対象となれば医療費の助成が受けられます（107頁参照）。

介護保険のサービスはYahrのステージに関係なく要支援者，要介護者に認定されれば受けることができます。パーキンソン病は介護保険の指定難病に指定されており，第2号被保険者（40歳以上65歳未満）であっても認定されれば利用が可能です。40歳未満の場合は身体障害者福祉法によるサービスを受けることになります。

また，身体障害者福祉法による身体障害者手帳の交付対象となれば，医療費の助成などさまざまな支援が受けられます（等級により差があります）。

表1　パーキンソン病に関わる主な支援制度

医療保険	YahrⅢ～Ⅴ	指定難病医療費助成制度			
	YahrⅠ～Ⅱ	医療保険制度			後期高齢者医療制度
		40歳未満	40歳以上65歳未満	65歳以上75歳未満	75歳以上
介護保険 福祉制度	YahrⅠ～Ⅴ	障害者総合支援法（旧障害者自立支援法）	介護保険		
		身体障害者福祉法			

難病医療費助成制度

国は，病気の原因が不明で治療法が確立していない疾患を「特定疾患」として56疾患を指定し，これまで医療費の助成を実施してきました。平成27年1月1日「難病の患者に対する医療等に関する法律」が施行され，同年7月1日には対象疾患が「指定難病」として306疾患に大きく拡大されました。これにより重症度や世帯の所得に応じて医療費の助成が受けられます。

※保険診療とは，国民健康保険の規定による被保険者および健康保険法，船員保険法，国家公務員等共済組合法，地方公務員等共済組合法もしくは私立学校職員共済組合法の規定による被保険者および被扶養者並びに高齢者医療確保法（後期高齢者医療制度）の規定による医療のことです。

指定難病医療費助成制度を受けるための申請手続きの流れを図1に示します。申請書は本人が作成します。臨床調査個人票は都道府県が指定した医師に記載してもらいます。疾患ごとに用紙があります。パーキンソン病および関連疾患（進行性核上麻痺，大脳皮質基底核変性症）では，調査票の項目として①自律神経症状，②臨床所見（静止時振戦，指タップ，筋強剛，いすからの立ち上がり，歩行，姿勢，姿勢の安定性），③重症度，④そのほかの神経症状（認知症状，抑うつ，幻覚など），⑤画像所見，⑥抗パーキンソン病薬の効果，⑦定位脳手術の有無，⑧栄養呼吸状態などの記載項目があります。

次に生計中心者の前年の所得税額に応じて自己負担限度額が決まっているため（表2参照），所得税課税年額を確認できる書類が必要となります。ただし，重症患者認定をされた人は自己負担はありません。住民票は世帯員全員のものが必要です。

認定審査後に認定されれば指定難病医療受給者証が交付され，重症度分類を満たしていることを診断した日に遡って効力を発揮します。地域によっては，受給者証に受診する指定医療機関名，訪問看護，訪問リハビリなどの事業所名の記載が必要な場合があります。受給者証の有効期限は原則1年間（10月1日から9月30日まで）です。その後は更新手続きが必要になります。

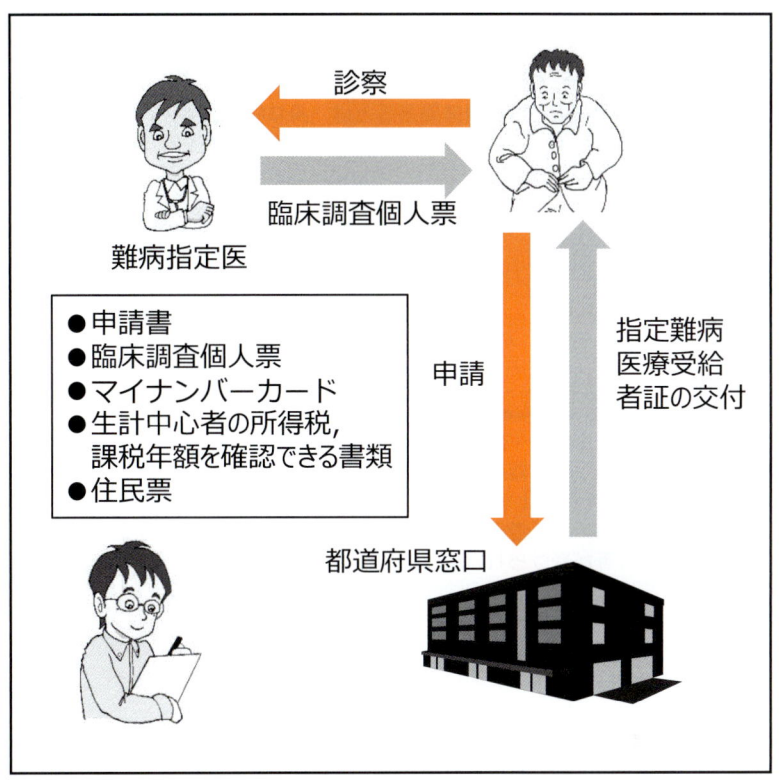

図1 難病医療費助成制度の申請の流れ

表2 自己負担額（月額・円）

階層区分	階層区分の基準 〔（ ）内の数字は，夫婦2人世帯の 場合における年収の目安〕		自己負担上限額（外来＋入院） （患者負担割合：2割）		
			一般	高額かつ長期（※）	人工呼吸器等装着者
生活保護	—		0	0	0
低所得Ⅰ	市町村民税非課税（世帯）	本人年収～80万円	2,500	2,500	1,000
低所得Ⅱ		本人年収80万円超～	5,000	5,000	
一般所得Ⅰ	市町村民税　7.1万円未満（約160万円～約370万円）		10,000	5,000	
一般所得Ⅱ	市町村民税　7.1万円以上25.1万円未満 （約370万円～約810万円）		20,000	10,000	
上位所得	市町村民税　25.1万円以上（約810万円～）		30,000	20,000	
入院時の食費			全額自己負担		

※「高額かつ長期」とは，月ごとの医療費総額が5万円を超える月が年間6回以上ある者（例えば医療保険の2割負担の場合，医療費の自己負担が1万円を超える月が年間6回以上）。

医療費助成制度・後期高齢者医療制度

指定難病医療受給者や身体障害者手帳1・2級の対象にならない人で75歳未満の人は医療保険で3割負担となりますが，高額医療に対しては所得区分によって1カ月の医療費自己負担の限度額が定められており，市町村の窓口に申請すると限度額を超過した分が払い戻しされます。

また75歳以上あるいは一定の障害のある※65歳以上75歳未満の人は後期高齢者医療制度の対象となります。医療費は1割負担となります。同様に所得区分によって自己負担限度額が定められています。

※身体障害者手帳の1～3級の認定者および4級の一部（音声・言語・咀しゃく機能の障害，下肢機能障害の1号，3号または4号に該当する障害），精神障害者保健福祉手帳の1級または2級の認定者，療育手帳のA判定の認定者。

身体障害者福祉法

　身体障害者福祉法における身体障害者とは，身体障害者手帳の交付を受けた18歳以上の者をいいます。身障手帳を持つことによって医療費の助成（手帳1・2級では重度心身障害者医療費助成制度が利用可）や経済的支援，税金の免除，交通機関の割引，公共住宅への優先入居，住宅の融資制度などが受けられます（手帳の等級や自治体によって内容が異なります）。手帳は障害の程度により1〜7級（7級のみでは手帳の交付なし）に区分されていますが，さらに障害により視覚，聴覚，音声言語，肢体不自由，内部（呼吸器や心臓，腎臓，膀胱または直腸，小腸，免疫）に分けられています。パーキンソン病は肢体不自由に該当します。

障害者総合支援法（旧障害者自立支援法）

　障害者自立支援法は，平成25年4月に障害者総合支援法となり，障害者の定義に難病が追加されました。これまで難病の方は症状が安定しないため，障害者手帳の取得が難しいところがありましたが，このことにより，手帳がなくても障害福祉サービス等が受けられるようになりました。
　サービスを受けるには医師の診断書を示して市町村に申請します。6段階の「障害程度区分」の認定を受け，区分に応じて受けられるサービスが決まります。
　受けられるサービスは，大別して自立支援給付によるものと地域生活支援事業によるものがあります（図2）。自立支援給付は個別に支給決定が行われ，地域生活支援事業は市町村の創意工夫により，利用者の方々の状況に応じて柔軟に実施されるものです。
　自立支援給付では障害福祉サービス，自立支援医療（精神通院医療，育成医療，更生医療が一元化されたもの），補装具の支給が受けられます。

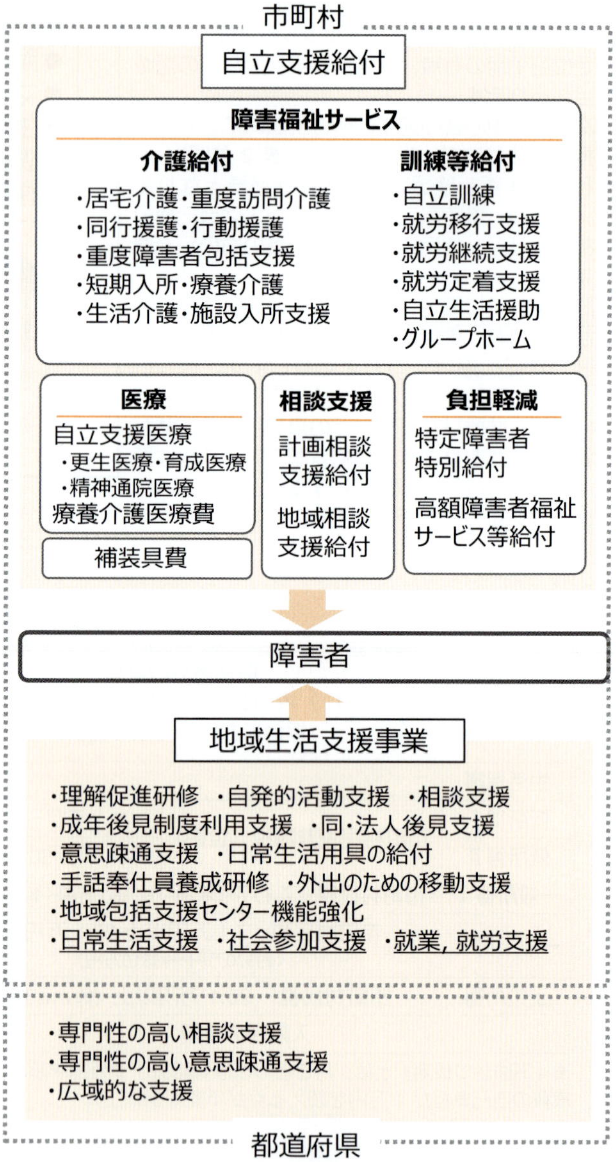

介護保険

　介護保険サービスは大きくは在宅サービスと施設サービスがあります。ここではリハビリ専門職が関わるものに限定して紹介します。

施設サービス

　施設サービスは介護保険3施設すなわち介護老人保健施設，介護老人福祉施設，介護療養型医療施設※によるサービスがあります。この中で現在リハビリ専門職の配置が義務づけられているのは介護老人保健施設だけです。介護老人保健施設ではケアマネジメントと栄養マネジメント，そしてリハ実施計画書に基づいたリハマネジメントの3つのマネジメントが整合性を取りながら展開されます。
　特に，入所してから3カ月以内は短期集中リハビリ（20分/週3回以上の個別リハビリ）や認知症短期集中リハビリ（週3回）が制度化されています。

在宅サービス

　在宅サービスの中でリハビリ専門職が関与するものは通所リハビリ，訪問リハビリ（共に病院・診療所・介護老人保健施設が実施事業所），訪問看護Ⅰ-5（訪問看護ステーションからのPT・OT・STによる訪問）などがあります（図3）。訪問リハビリと訪問看護Ⅰ-5の違いを簡単に図4に示します。
　パーキンソン病では指定難病医療受給証を持っている人は介護保険と医療保険のサービス併用が可能です。介護老人福祉施設の施設入所者であっても施設への訪問リハビリの提供が可能です（医療保険訪問リハビリ（2），訪問看護など）。
　通所リハビリも短期集中リハビリが制度化されており，退院退所後3カ月以内は集中的な個別リハビリを受けることができます。

図2　障害者総合支援法による障害者への保健福祉サービス

第5章 パーキンソン病患者を支える制度

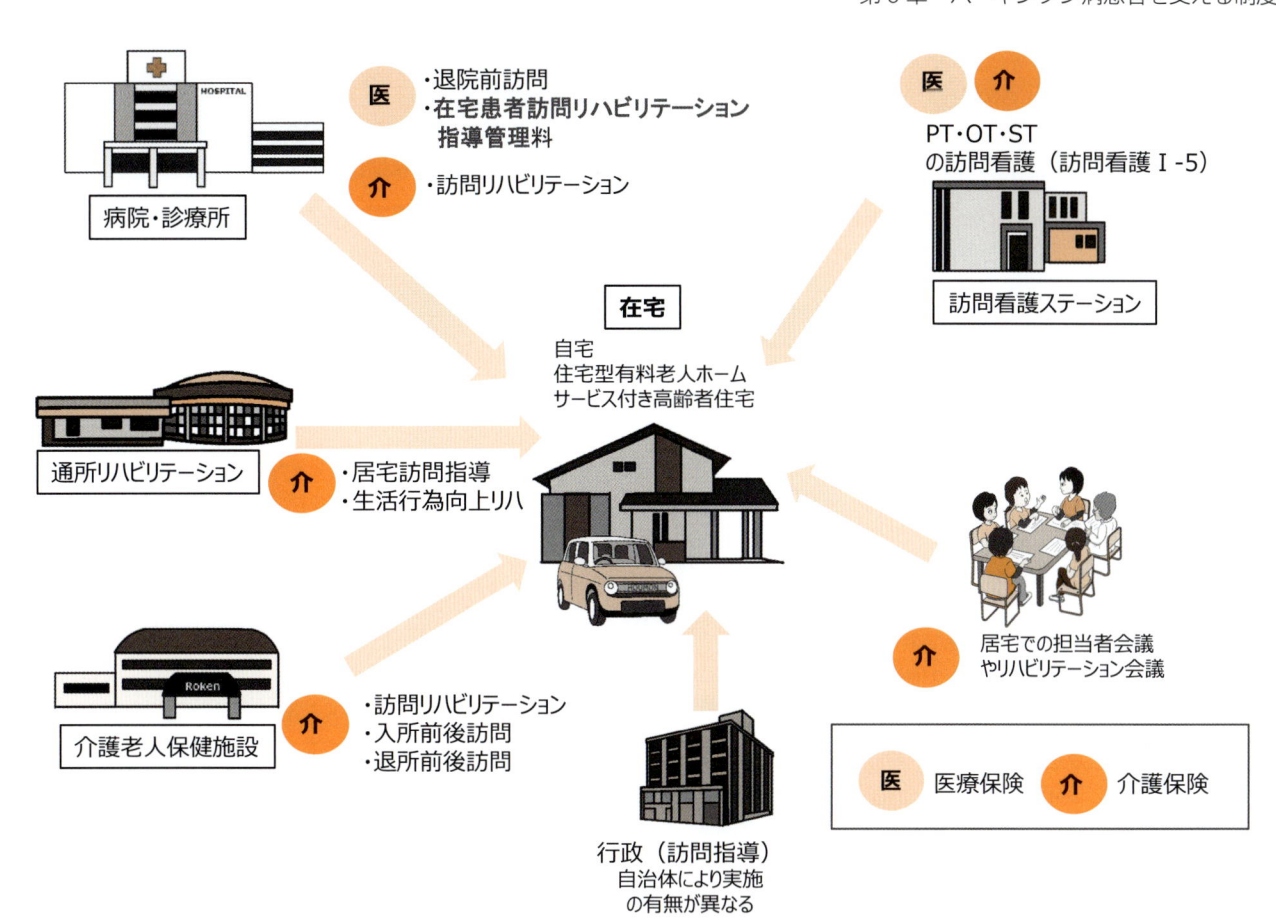

図3 リハビリテーション専門職が在宅に訪問する制度

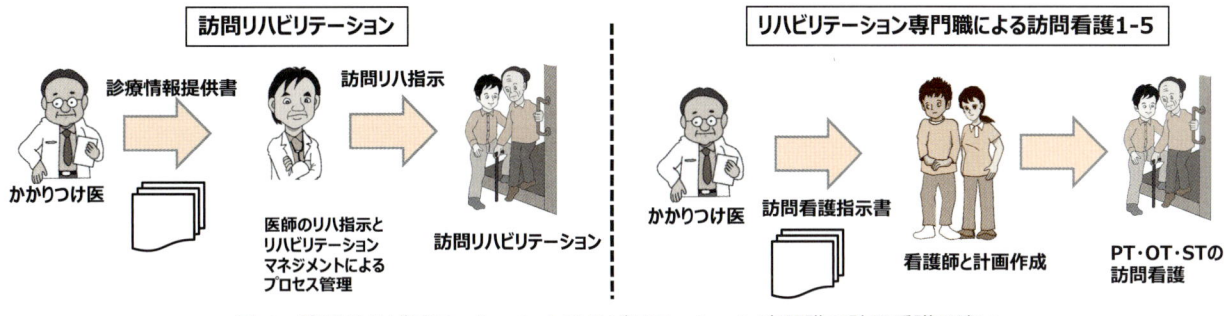

図4 訪問リハビリテーションとリハビリテーション専門職の訪問看護の違い

全国パーキンソン病友の会

　パーキンソン病の患者，家族で自主的に活動を行っている会です。昭和51年に初めて結成されました。都道府県単位で組織されており，現在40都道府県支部（会員総数約6,300名）から構成されています。主な活動としては，①医療の研究体制の充実化と専門医の多数養成を訴える，②福祉の向上と関係各法の充足を促す，③パーキンソン病の社会的認識を高める，④支部の設立と活動の支援をする，⑤共通の要求を持つ他団体と連携を強める，⑥国外のパーキンソン病に関係する諸団体との連携や交流を進める，⑦機関紙を発行する，⑧そのほかです。

PEP（parkinson educational programs）

　熊本県ではパーキンソン病者とその家族に対し，昭和59年から毎年1回，1泊旅行を兼ねたパーキンソン教育プログラム（PEP）が開催されています。医師，理学療法士，作業療法士，医療ソーシャルワーカーなどが講師，ボランティアとして同行し温泉地などに宿泊します。パーキンソン病に関わる最新の治療法やリハビリ，医療福祉制度などの講義や実技指導のほか，さまざまな相談に応じます。また患者同士，家族同士の互いの体験や知恵を譲り合う，ピア・カウンセリングの機会でもあります。

文　献

1章

1) スー・ドーフィン（著）　西谷　裕（訳）：パーキンソン病―その謎，研究と明るい未来．診療新社，1996
2) 萬年　徹，他：図説内科診断治療講座 15―パーキンソン症候群と類似疾患―．メジカルビュー社
3) 豊倉康夫，他：パーキンソン病の原著と全訳．三共，1974
4) 中野　道：医学の足跡―ジェームズ・パーキンソン―．Mebio 2 巻 4 号，1985，pp71-76
5) 豊倉康夫：パーキンソン病．とれもろ，1992，pp12-13
6) 久野貞子：パーキンソン病の歴史と疫学と予後．パーキンソン病のすべて．永井書店，2004，pp207-215
7) 小川紀雄：パーキンソン病の病因と病態．日本内科学会雑誌 92 巻 8 号：4-9，2003

2章　1．1

1) 有田秀穂：脳内物質のシステム神経生理学．中外医学社，2006，p125
2) O. Steward（著），伊藤博信，他（訳）：機能的神経科学．シュプリンガー・フェアラーク東京，2004
3) 高田昌彦：大脳基底核の局在．*Clinical Neuroscience* 27 巻 7 号：775，2009
4) 藤山文乃，金子武嗣：大脳基底核の解剖．*Clinical Neuroscience* 25 巻 1 号：22-24，2007
5) 中野勝磨：大脳基底核の構造．*Clinical Neuroscience* 19 巻 6 号：14-17，2001
6) 山本光利（編著）：パーキンソン病　認知と精神医学的側面．中外医学社，2003
7) 曽我部昌一，川上順子：ドパミンシステムによる痛みの修飾．*Frontiers in Parkinson Disease* 4 巻 1 号：18-22，2011

2章　1．2

1) O. Steward（著），伊藤博信，他（訳）：機能的神経科学．シュプリンガー・フェアラーク東京，2004
2) 藤山文乃，金子武嗣：大脳基底核の解剖．*Clinical Neuroscience* 25 巻 1 号：22-24，2007
3) 中野勝磨：大脳基底核の構造．*Clinical Neuroscience* 19 巻 6 号：14-17，2001
4) 渡辺雅彦（編）：脳・神経科学入門講座．羊土社，2004，p174
5) 森　寿，真鍋俊也，渡辺雅彦，他（編）：脳神経科学イラストレイティッド．羊土社，2006，p91
6) A. Longstaff（著），桐野　豊，川原茂敬，他（訳）：神経科学キーノート．シュプリンガー・フェアラーク東京，2003
7) 水野　昇：大脳基底核とは．*Clinical Neuroscience* 16 巻 5 号：486-492，1998

2章　1．3

1) クーパー・ブルーム・ロス（著），樋口宗史監（訳）：神経薬理学生化学からのアプローチ．メディカル・サイエンス・インターナショナル，2005
2) O. Steward（著），伊藤博信，内山博之，山本直之（訳）：機能的神経科学．シュプリンガー・フェアラーク東京，2004
3) A. Longstaff（著），桐野　豊，川原茂敬，渡辺　恵，他（訳）：神経科学キーノート．シュプリンガー・フェアラーク東京，2003
4) 竹縄忠臣（編）：タンパク質科学イラストレイティッド．羊土社，2005
5) 本郷利憲，廣重　力，豊田順一（監），小澤瀞司，福田康一郎，本間研一，他（編）：標準生理学．医学書院，2005

2章　1．4

1) Alexander GE, DeLong MR, Strick PL：Parallel organization of functionally segregated circuits linking basal ganglia and cortex. *Ann Rev Neurosci* 9：357-381, 1986
2) K. Takakusaki, K.Saitoh, H.Harada, et al：Role of basal ganglia-brainstem pathways in the control of motor behaviors. *Neuroscience Research* 50：137-151, 2004
3) 宇川義一：ヒトの大脳基底核は何をしているのか．臨床神経生理学 34 巻 5 号：310，2006
4) 設楽宗孝：動機づけと報酬期待の脳内情報処理―腹側線条体と前部帯状皮質のニューロン活動．日本生理学雑誌 67 巻 9 号：290-299，2005

5) 高草木薫：大脳基底核の機能　パーキンソン病との関連において．日本生理学雑誌 65 巻 4・5 号：113-129，2003
6) 高田昌彦：大脳基底核の生理，病態生理．*Clinical Neuroscience* 25 巻 1 号：25-27，2007
7) 林　拓也：ヒトの大脳皮質基底核連絡線維．*Clinical Neuroscience* 25 巻 1 号：28-33，2007
8) 柳沢信夫，PD Today 編集委員会（編）：トップエキスパート　パーキンソン病を語るパーキンソン病—過去，現在，未来．アルタ出版，2006

2 章　2

1) 小川紀雄：パーキンソン病の病因と病態．日本内科学会雑誌 92 巻 8 号：1394-1399，2003
2) 日本神経学会（監），「パーキンソン病診療ガイドライン」作成委員会（編）：パーキンソン病診療ガイドライン 2018．医学書院，2018
3) 節家理恵子，小坂　仁，和田圭司：パーキンソン病とユビキチンリサイクル酵素．*Clinical Neuroscience* 22 巻 1 号：6-7，2004
4) PD Today 編集委員会（編），高橋良輔：パーキンソン病の病因究明最前線，トップエキスパート　パーキンソン病を語る　パーキンソン病．アルタ出版，2006，pp28-41
5) 森　寿，真鍋俊也，渡辺雅彦，他（編）：脳神経科学イラストレイティッド．羊土社，2006
6) 望月秀樹，高梨雅史，水野美邦：パーキンソン病とフリーラジカル．*Clinical Neuroscience* 19 巻 5 号：68-72，2001
7) 高橋良輔，王華芹：パーキンソン病の分子病態．日医雑誌 135 巻 1 号：33-36，2006
8) 石川　厚：AR-JP/PARK2 の臨床と parkin の機能．神経内科 65 巻 2 号：114-120，2006

2 章　3

1) Alexander GE, DeLong MR, Strick PL：Parallel organization of functionally segregated circuits linking basal ganglia and cortex. *Ann Rev Neurosci* 9：357-381, 1986
2) 有田秀穂：脳内物質のシステム神経生理学．中外医学社，2006
3) 山本光利編著：パーキンソン病—病理学，自律神経系研究の進歩．中外医学社，2004
4) 高草木薫：大脳基底核の機能　パーキンソン病との関連において．日本生理学雑誌 65 巻 4・5 号：113-129，2003
5) 高田昌彦：大脳基底核の生理，病態生理．*Clinical Neuroscience* 25 巻 1 号：25-27，2007
6) 南部　篤：大脳基底核の神経回路網．*Clinical Neuroscience* 19 巻 6 号：628-632，2001
7) 林　拓也：ヒトの大脳皮質基底核連絡線維．*Clinical Neuroscience* 25 巻 1 号：28-33，2007
8) 柳沢信夫，PD Today 編集委員会（編）：トップエキスパート　パーキンソン病を語る　パーキンソン病—過去，現在，未来—．アルタ出版，2006

2 章　4.1

1) Stephen M. Stahl（著），仙波純一（訳）：神経薬理学エッセンシャルズ．メディカル・サイエンス・インターナショナル，2006
2) 有田秀穂：脳内物質のシステム神経生理学．中外医学社，2006
3) クーパー・ブルーム・ロス（著），樋口宗史（監訳）：神経薬理学生化学からのアプローチ．メディカル・サイエンス・インターナショナル，2005
4) 日本神経学会（監），「パーキンソン病治療ガイドライン」作成委員会（編集）：パーキンソン病治療ガイドライン 2011．医学書院，2011
5) 武田　篤：治療開始時期．*Clinical Neuroscience* 29 巻 5 号：506-507，2011
6) 中塚晶子，野元正弘：抗パーキンソン病薬の種類と特徴．日本内科学会雑誌 92 巻 8 号：29-35，2003

2 章　4.2

1) Stephen M. Stahl（著），仙波純一（訳）：神経薬理学エッセンシャルズ．メディカル・サイエンス・インターナショナル，2006
2) PD Today 編集委員会（編）：トップエキスパート　パーキンソン病を語る　パーキンソン病．アルタ出版，2006
3) 有田秀穂：脳内物質のシステム神経生理学．中外医学社，2006
4) クーパー・ブルーム・ロス（著），樋口宗史（監訳）：神経薬理学生化学からのアプローチ．メディカル・サイエンス・インターナショナル，2005
5) 大熊泰之：ドパミンアゴニストの併用療法．日本医師会雑誌 135 巻 1 号：37，2006
6) 日本神経学会（監），「パーキンソン病診療ガイド

ライン」作成委員会（編）：パーキンソン病診療ガイドライン 2018．医学書院，2018
7) 中塚晶子，野元正弘：抗パーキンソン病薬の種類と特徴．日本内科学会雑誌 92 巻 8 号：29-35，2003
8) 山永裕明，中西亮二，野尻晋一，他：パーキンソン病のリハビリテーション．老年精神医学雑誌 5 巻 12 号：1499-1508，1994

2 章　4．3

1) 岩室宏一：DBS 手術の実際．*Clinical Neuroscience* 25 巻 1 号：95-98，2007
2) 大本尭史，伊藤　勲：細胞移植術の現状と展望．*Clinical Neuroscience* 19 巻 6 号：94-95，2001
3) 沖山亮一：DBS 治療の適応と経過．*Clinical Neuroscience* 25 巻 1 号：91-94，2007
4) 伊達　勲，松井利浩：定位脳手術と細胞移植療法．日本内科学会雑誌 92 巻 8 号：1448-1455，2003
5) 谷口　真：脳深部刺激療法の現状．*Clinical Neuroscience* 19 巻 6 号：91-93，2001
6) 藤本健一：パーキンソン病に対する脳深部刺激治療．日本医師会雑誌 135 巻 1 号：61-68，2006
7) 武智詩子，魚住武則：連続磁気刺激の実際．*Clinical Neuroscience* 25 巻 1 号：102-103，2007
8) 望月秀樹：遺伝子，細胞移植治療の可能性．*Clinical Neuroscience* 25 巻 1 号：106-107，2007
9) 土井大輔，高橋　淳：パーキンソン病．*Clinical Neuroscience* 36 巻 3 号：312-315，2018

3 章　1

1) Hallett M, Khoshbin S：A Physiological mechanism of bradykinesia. *Brain* 103：301-314，1990
2) 木村　實：運動の Planning と調節における基底核の役割．*Clinical Neuroscience* 16 巻 5 号：28-31，1998
3) 久保田競，酒田英夫，松村道一（編），松波謙一，内藤栄一（著）：最新運動と脳．サイエンス社，2002
4) 丹治　順：脳と運動—アクションを実行させる脳．共立出版，1999
5) 野尻晋一，山永裕明，中西亮二：漫画パーキンソン病のてびき（第 2 版）．熊本機能病院，1993
6) 乗松尋道（総監訳），相川英三，栢森良二，田川皓一（監訳）：アンフレッド脳・神経リハビリテーション大辞典．西村書店，2007
7) 水野美邦：EBM コンセプトを取り入れたパーキンソン病ハンドブック．中外医学社，2007
8) 山永裕明，中西亮二，野尻晋一，出出　透：パーキンソン病のリハビリテーション．老年医学雑誌 5 巻 12 号：1499-1508，1994
9) 柳澤信夫（編）：パーキンソン病―診断と治療．金原出版，2000
10) 高田昌彦：大脳基底核の生理，病態生理．臨床神経科学 25 巻 1 号：25-27，2007

3 章　2

1) BecklyDj, et al：Impaired scaling of long latency postural reflexes in patient with Parkinson's disease. *Electroencephalogr Clin Neurophysiol* 83：22，1993
2) 久保田競，酒田英夫，松村道一（編），松波謙一，内藤栄一（著）：最新運動と脳．サイエンス社，2002
3) 古閑公治，村山伸樹，中西亮二，他：首下がりを呈したパーキンソン病の 1 例―表面筋電図による検討―．臨床神経生理学 35 巻 1 号：48-52，2007
4) 丹治　順：脳と運動—アクションを実行させる脳．共立出版，1999
5) 高草木薫：橋被蓋核・網様体脊髄路と姿勢制御．*Clinical Neuroscience* 25 巻 4 号：401-404，2007
6) 高草木薫：大脳基底核の機能　パーキンソン病との関連において．日本生理学雑誌 65 巻 4・5 号：113-129，2003
7) 野尻晋一，山永裕明，中西亮二：漫画パーキンソン病のてびき（第 2 版）．熊本機能病院，1993
8) 乗松尋道（総監訳），相川英三，栢森良二，田川皓一（監訳）：アンフレッド脳・神経リハビリテーション大辞典．西村書店，2007
9) 岡野晴子，作田　学：パーキンソン病における手指の変形．脳と神経 58：763-769，2006
10) 水野美邦：EBM コンセプトを取り入れたパーキンソン病ハンドブック．中外医学社，2007
11) 山永裕明，中西亮二，野尻晋一，出出　透：パーキンソン病のリハビリテーション．老年医学雑誌 5 巻 12 号：1499-1508，1994
12) 柳澤信夫（編）：パーキンソン病―診断と治療．金原出版，2000

3 章　3

1) Hiroaki Yamanaga：Quantitative Analysis of Tremor in Minamata Disease. *Tohoku J. Exp. Med.* 141：13-22，1982

2) 大江千廣：ふるえのメカニズム．*Clinical Neuroscience* 25巻3号：274-277，2007
3) 高草木薫：橋被蓋核・網様体脊髄路と姿勢制御．*Clinical Neuroscience* 25巻4号：401-404，2007
4) 高草木薫：大脳基底核の機能　パーキンソン病との関連において．日本生理学雑誌65巻4・5号：113-129，2003
5) 野尻晋一，山永裕明，中西亮二：漫画パーキンソン病のてびき（第2版）．熊本機能病院，1993
6) 乗松尋道（総監訳），相川英三，栢森良二，田川皓一（監訳）：アンフレッド脳・神経リハビリテーション大辞典．西村書店，2007
7) 服部信孝：パーキンソン病の振戦．*Clinical Neuroscience* 25巻3号：285-287，2007
8) 松村賢，大江千廣：異常運動のメカニズム．*Clinical Neuroscience* 16巻5号：524-527，1998
9) 水野美邦：EBMコンセプトを取り入れたパーキンソン病ハンドブック．中外医学社，2007

3章　4

1) 朝比奈正人，服部孝道：パーキンソン病の自律神経症状．*Clinical Neuroscience* 25巻3号：51-53，2007
2) 有田秀穂：脳内物質のシステム神経生理学．中外医学社，2006
3) 宇尾野公義：パーキンソニズムと自律神経障害．自律神経10：163-170，1973
4) 乗松尋道（総監訳），相川英三，栢森良二，田川皓一（監訳）：アンフレッド脳・神経リハビリテーション大辞典．西村書店，2007
5) 長谷川康博：パーキンソン病長期例における治療上の問題点と対応　自律神経症状・徴候．内科83巻3号：487-490，1999
6) 服部孝道，田村直俊：パーキンソン病の自律神経を障害をめぐって．*KINESIS* 6巻1号：3-7，2001
7) 林理之：パーキンソン病の123I—MIBG心筋シンチ．*KINESIS* 6巻1号：16-20，2001
8) 原田英昭：Parkinson病と便秘．神経内科66巻1号：1-5，2007
9) 水野美邦：EBMコンセプトを取り入れたパーキンソン病ハンドブック．中外医学社，2007
10) 山本光利：パーキンソン病理学，自律神経系研究の進歩．中外医学社，2004

3章　5

1) M. F.ベアー，B. W.コノーズ，M. A.パラディーソ（著），加藤宏司，後藤薫，藤井聡，山崎良彦（監訳）：神経科学—脳の探求．西村書店，2007，pp461-479
2) 有田秀穂：脳内物質のシステム神経生理学．中外医学社，2006
3) 遠藤拓郎：睡眠リズムと菌気候．*Clinical Neuroscience* 22巻1号：33-36，2004
4) 長野護，重吉康史：中枢時計としての視交叉上核．*Clinical Neuroscience* 25巻10号：1120-1123，2007
5) 深田吉孝，鳥居雅樹：概日時計機構の最前線．*Clinical Neuroscience* 25巻10号：1090-1093，2007
6) 古井文均：Parkinson病の睡眠障害．神経内科66巻1号：60-66，2007
7) 水野美邦：EBMコンセプトを取り入れたパーキンソン病ハンドブック．中外医学社，2007
8) 村上純一，大川匡子：レム睡眠とノンレム睡眠の臨床．*Clinical Neuroscience* 22巻1号：25-28，2004
9) 村田美穂：Parkinson病患者における日中睡眠過多と突発的睡眠．神経内科66巻1号：67-71，2007
10) 山本光利（編著）：パーキンソン病認知と精神医学的側面．中外医学社，2003，pp66-103

3章　6

1) 有田秀穂：脳内物質のシステム神経生理学．中外医学社，2006
2) 木村實，今井壽正：大脳基底核の機能について．*KINESIS* 5巻1号：3-9，2000
3) 設楽宗孝：動機づけと報酬期待の脳内情報処理—腹側線条体と前部帯状皮質のニューロン活動．日本生理学雑誌67巻9号：290-300，2005
4) 高草木薫：大脳基底核の機能—パーキンソン病との関連において．日本生理学雑誌65巻4・5号：113-129，2003
5) 銅谷賢治：大脳基底核と報酬予測．数理科学No512：1-8，2006
6) 水野美邦：EBMコンセプトを取り入れたパーキンソン病ハンドブック．中外医学社，2007
7) 山本光利（編著）：パーキンソン病認知と精神医学的側面．中外医学社，2003，pp66-103
8) 横地正之：パーキンソン病における中脳辺縁皮質経路．脳と神経59巻9号：943-951，2007

9) 理化学研究所脳科学総合研究センター編：脳研究の最前線上下巻．BLUE BACKS，講談社，2007

4章　1

1) 山永裕明，中西亮二，野尻晋一：パーキンソン病．臨床リハ1巻2号：138-142，1992
2) 野尻晋一，山永裕明，中西亮二：漫画パーキンソン病のてびき（第2版）．熊本機能病院，1993
3) 野尻晋一：パーキンソン病患者の外来理学療法．理学療法17巻8号：749-756，2000
4) 野尻晋一，山永裕明，中西亮二：パーキンソン病の病期別理学療法ガイドライン．理学療法19巻1号：23-30，2002
5) 乗松尋道（総監訳），相川英三，栢森良二，田川皓一（監訳）：アンフレッド脳・神経リハビリテーション大辞典．西村書店，2007
6) 水野美邦：EBMコンセプトを取り入れたパーキンソン病ハンドブック．中外医学社，2007

4章　2

1) Blin O, Ferrandez AM, Pailhous J, Serratrice G：Dopa-sensitive and dopa-resistant gait parameters in Parkinson's disease. *Neurol Sci.* 103（1）：51-4, 1991
2) Paolo Lamberti, Silvia Armenise, Vincenzo Castaldo, et al：Freezing Gait in Parkinson's Disease. *Eur Neurol* 38：297-301, 1997
3) Kirsten Gotz-Neumann，月城慶一，山本澄子，江原義弘，盆子原秀三（訳）：観察による歩行分析．医学書院，2006
4) 山永裕明，中西亮二，野尻晋一：パーキンソン病．臨床リハ1巻2号：138-142，1992
5) 野尻晋一，山永裕明，中西亮二：漫画パーキンソン病のてびき（第2版）．熊本機能病院，1993
6) 野尻晋一：パーキンソン病患者の外来理学療法．理学療法17巻8号：749-756，2000
7) 野尻晋一，山永裕明，中西亮二：パーキンソン病の病期別理学療法ガイドライン．理学療法19巻1号：23-30，2002
8) 乗松尋道（総監訳），相川英三，栢森良二，田川皓一（監訳）：アンフレッド脳・神経リハビリテーション大辞典．西村書店，2007
9) 水野美邦：EBMコンセプトを取り入れたパーキンソン病ハンドブック．中外医学社，2007

10) 内藤　寛：歩行と姿勢（重心動揺）―すくみ足と重心移動障害．*BRAIN MEDICAL* 19巻4号：59-67，2007
11) 横地房子：脳深部刺激療法と歩行．*BRAIN MEDICAL* 19巻4号：73-79，2007

4章　3

1) 山永裕明，中西亮二，野尻晋一：在宅リハビリテーションの実際パーキンソン病．総合リハ29巻11号：1021-1027，2001
2) 千住秀明（監），橋本　隆，天満和人（編），野尻晋一：日常生活活動第2版，パーキンソン病．神陵文庫 2008，pp162-173
3) 山根　寛，加藤寿宏（編），今田吉彦，中島雪彦，三石敬之：食べることの障害とアプローチ，パーキンソン病に伴う食の障害へのアプローチ．三輪書店，2002，90-103
4) 山永裕明，中西亮二，野尻晋一：パーキンソン病．臨床リハ1巻2号：138-142，1992
5) 野尻晋一，山永裕明，中西亮二：漫画パーキンソン病のてびき（第2版）．熊本機能病院，1993
6) 野尻晋一：パーキンソン病患者の外来理学療法．理学療法17巻8号：749-756，2000
7) 野尻晋一，山永裕明，中西亮二：パーキンソン病の病期別理学療法ガイドライン．理学療法19巻1号：23-30，2002
8) 乗松尋道（総監訳），相川英三，栢森良二，田川皓一（監訳）：アンフレッド脳・神経リハビリテーション大辞典．西村書店，2007
9) 水野美邦：EBMコンセプトを取り入れたパーキンソン病ハンドブック．中外医学社，2007

4章　4

1) 鈴木圭衣子，野尻晋一，大久保智明：パーキンソン病者の在宅における生活構造と訪問リハ．リハビリテーション・ケア合同研究大会2006抄録集，2006，p137
2) 千住秀明（監），橋本　隆，天満和人（編），野尻晋一：日常生活活動第2版　パーキンソン病．神陵文庫 2008，pp162-173
3) 野尻晋一：パーキンソン病の病期別理学療法ガイドライン．理学療法19巻1号：23-30，2002
4) 野尻晋一：パーキンソン病患者の外来理学療法．理学療法17巻8号：749-755，2000

5) 野尻晋一, 鈴木圭衣子, 大久保智明他：パーキンソニズム患者の生活機能トレーニングの考え方とその実際. 理学療法 24 巻 4 号：551-556, 2007
6) 乗松尋道（総監訳）, 相川英三, 栢森良二, 田川皓一（監訳）：アンフレッド脳・神経リハビリテーション大辞典. 西村書店, 2007
7) 山永裕明, 中西亮二, 野尻晋一：パーキンソン病. 臨床リハ 1 巻 2 号：138-142, 1992
8) 山永裕明, 中西亮二, 野尻晋一：在宅リハビリテーションの実際 パーキンソン病. 総合リハ 29 巻 11 号：1021-1027, 2001
9) 山本光利（編）, 柏原健一：パーキンソン病報酬系―神経機能画像 パーキンソン病と病的賭博. 中外医学社, 2007, pp90-97
10) 川上忠孝：Parkinson 病統一スケール改訂版（MDS-UPDRS）. 神経内科 73 巻 6 号：591-596, 2010
11) 近藤智善：New MDS-UPDRS. 最新医学 65 巻 4 号：856-860, 2010

4 章　5

1) 千住秀明（監）, 橋本　隆, 天満和人（編）, 野尻晋一：日常生活活動第 2 版　パーキンソン病. 神陵文庫 2008, pp162-173
2) 野尻晋一：パーキンソン病の病期別理学療法ガイドライン. 理学療法 19 巻 1 号：23-30, 2002
3) 野尻晋一：パーキンソン病患者の外来理学療法. 理学療法 17 巻 8 号：749-755, 2000
4) 野尻晋一, 山永裕明：パーキンソン病患者の介助方法. おはよう 21　15 巻 11 号：38-41, 2004
5) 野尻晋一, 山永裕明, 中西亮二：漫画パーキンソン病のてびき（第 2 版）. 熊本機能病院, 1993
6) 野尻晋一：パーキンソン病患者の外来理学療法. 理学療法 17 巻 8 号：749-756, 2000
7) 野尻晋一, 山永裕明, 中西亮二：パーキンソン病の病期別理学療法ガイドライン. 理学療法 19 巻 1 号：23-30, 2002
8) 山永裕明, 中西亮二, 野尻晋一：パーキンソン病. 臨床リハ 1 巻 2 号：138-142, 1992
9) 山永裕明, 中西亮二, 野尻晋一：在宅リハビリテーションの実際パーキンソン病. 総合リハ 29 巻 11 号：1021-1027, 2001
10) 山本光利（編）：パーキンソン病―認知と精神医学的側面, パーキンソン病におけるうつ. 中外医学社, 2003, pp38-53
11) 山本光利：パーキンソン病の精神症状―うつ, bradyphrenia を含む総括. *Geriatric Medicine* 45 巻 9 号：1215-1218, 2007

4 章　6

1) 千住秀明（監）, 橋本　隆, 天満和人（編）, 野尻晋一：日常生活活動第 2 版, パーキンソン病. 神陵文庫 2008, pp162-173
2) 野尻晋一：パーキンソン病の病期別理学療法ガイドライン. 理学療法 19 巻 1 号：23-30, 2002
3) 野尻晋一：パーキンソン病患者の外来理学療法. 理学療法 17 巻 8 号：749-755, 2000
4) 野尻晋一, 山永裕明：リハビリテーションからみた介護技術. 中央法規, 2006, pp187-193
5) 野尻晋一, 山永裕明, 中西亮二：漫画パーキンソン病のてびき（第 2 版）. 熊本機能病院, 1993
6) 野尻晋一：パーキンソン病患者の外来理学療法. 理学療法 17 巻 8 号：749-756, 2000
7) 野尻晋一, 山永裕明, 中西亮二：パーキンソン病の病期別理学療法ガイドライン. 理学療法 19 巻 1 号：23-30, 2002
8) 山永裕明, 中西亮二, 野尻晋一：パーキンソン病. 臨床リハ 1 巻 2 号：138-142, 1992
9) 山永裕明, 中西亮二, 野尻晋一：在宅リハビリテーションの実際 パーキンソン病. 総合リハ 29 巻 11 号：1021-1027, 2001

付録1　UPDRS；パーキンソン病統一スケール

UPDRS　その1　精神機能，行動および気分

1. 知的機能の障害
- 0　なし．
- 1　軽度．健忘が一貫してみられるが，部分的に思い出す．他の障害はない．
- 2　中等度の記銘力障害と見当識障害あり．複雑な問題への対処に中等度の障害．家庭内でも軽度ながら明らかに障害あり，ときに介助を必要とする．
- 3　重篤な記憶障害と時間と，ときに場所に対する見当識障害．問題の対処に重篤な障害．
- 4　重篤な記憶障害と見当識は人に対してのみ保たれている．判断や問題解決は不可能．身の回りのことにもかなりの介助が必要で，ひとりにしておけない．

2. 思考の障害（痴呆または薬物の中毒による）
- 0　なし．
- 1　生々しい夢をみる．
- 2　たちの良い幻覚．幻覚であることはわかっている．
- 3　時々あるいはしばしば幻覚・妄想があるが病識がない．日常生活に支障をきたすことあり．
- 4　持続的に幻覚・妄想あるいは病勢盛んな精神病がある．自分でケアをできない．

3. 抑うつ
- 0　なし．
- 1　ときに正常以上の悲しみや罪悪感に悩まされる．数日や数週続くことはない．
- 2　うつが1週間以上続く．
- 3　不眠，食欲不振，体重減少，興味の消失をともなう抑うつ状態．
- 4　上記の症状に自殺念慮あるいは自殺企図をともなう．

4. 意欲・自発性
- 0　正常．
- 1　通常より受動的．より消極的．
- 2　選択的活動（ルーチンでない）を進んでおこなわない．興味の喪失．
- 3　日々の活動（ルーチン）を進んでおこなわない．興味の喪失．
- 4　引きこもり，意欲の完全な消失．

UPDRS　その2　日常生活動作（on/off時に分けて評価）

5. 会話
- 0　正常．
- 1　軽度の障害．理解するのに障害なし．
- 2　中等度の障害．ときどきもう一度くり返すように頼まれる．
- 3　高度の障害．しばしばもう一度くり返すように頼まれる．
- 4　ほとんどの時間，聞き取り不能．

6. 唾液
- 0　正常．
- 1　口中の唾液が軽度ながら明らかに増加．夜間の流涎をみることあり．
- 2　中等度に唾液が増加．軽度の流涎があることもある．
- 3　著明に唾液が増加．ときに流涎．
- 4　著明に流涎，ティッシュやハンカチをつねに必要とする．

7. 嚥下
- 0　正常．
- 1　まれにむせる．
- 2　ときどきむせる．
- 3　軟らかい食事にしないとむせる．
- 4　鼻管や胃瘻でチューブフィーディング．

8. 書字
- 0　正常．
- 1　軽度書字が遅いか字が小さい．
- 2　中等度に遅いか字が小さい．すべての語は読める．
- 3　高度に障害．すべての語が読めるわけではない．
- 4　語の大多数は読めない．

9. 食べ物のカット，食器の取り扱い
- 0　正常．
- 1　いくらか遅くぎこちないが，助けはいらない．
- 2　遅くぎこちないが，たいていの食餌はカットできる．部分的に介助．
- 3　食べ物は他の人に切ってもらわないといけないが，ゆっくりと食べられる．
- 4　他人に食べさせられる．

10. 着衣
- 0　正常．
- 1　いくらか遅いが，介助は要しない．
- 2　ボタンを留める，そでに腕を通すなどで時に介助を要する．
- 3　いくらか自分でできることもあるが，かなり介助が必要．
- 4　自分では何もできない．

11. 衛生（入浴・トイレ）
- 0　正常．
- 1　やや遅いが介助は要しない．
- 2　シャワーや入浴に介助を要する．とても遅い．
- 3　洗顔・歯磨き・くし・風呂に行くなど介助を要する．
- 4　膀胱カテーテル．

12. 寝返りおよびシーツをなおす
- 0　正常．
- 1　すこし遅く，不器用だが，介助は必要ない．
- 2　ひとりで寝返りをうったりシーツを直せるが，たいへんな努力を要する．
- 3　寝返りやシーツをなおす動作は始められる．しかし完結できない．
- 4　自分ではまったくできない．

13. 転倒（すくみ現象とは関係なしに）
- 0　なし．
- 1　まれに転倒．
- 2　時々転倒．平均して一日に一回はない．
- 3　平均して一日一回転倒．
- 4　一日数回転倒．

14. 歩行中のすくみ	
0	なし.
1	歩行中にまれにすくみ. 歩き始めにすくむことがある.
2	時々歩行中にすくむ.
3	しばしばすくむ. これにより時に転倒する.
4	しばしばすくみ足により転倒する.
15. 歩行	
0	なし.
1	軽度障害. 腕の振りが無かったり, 足を引きずることがある.
2	中等度障害. しかし介助はほとんどいらないか不要.
3	高度障害. 介助を要する.
4	介助をもってしても歩行不能.
16. 振戦	
0	ない.
1	軽度そしてまれにある. 患者にとっては煩わしくない.
2	中等度. 患者は気になる.
3	高度. 多くの日常生活動作ができない.
4	著明. ほとんどの日常生活動作が妨げられる.
17. パーキンソン症候群に関連した感覚障害	
0	なし.
1	時々感覚鈍麻, ちくちく, または痛みを感じる.
2	しばしば 感覚鈍麻, ちくちく, または痛みを感じる. 苦痛ではない.
3	しばしば痛みを感じる.
4	耐え難い痛み.
UPDRS 3 運動機能検査（on 時に検査する）	
18. 言語	
0	正常.
1	表現, 用語, and/or 声量の軽度の障害がある.
2	中等度の障害. 単調で不明瞭だが理解できる.
3	著しい障害. 理解が困難.
4	理解不能.
19. 顔の表情	
0	正常.
1	わずかに表情が乏しい. ポーカーフェス.
2	軽度だがあきらかな表情の減少.
3	中等度の表情の乏しさ. 口を閉じていないときがある.
4	仮面様で, ひどくあるいは完全に表情がない. 口は 0.6 cm 以上開いている.
20. 安静時の振戦	
0	なし.
1	わずかの振戦が, 時に見られる程度.
2	軽度の振幅の振戦が常にある. または中等度の振幅の振戦がときどきある.
3	中等度の振戦がほとんどの時間ある.
4	高度の振戦がほとんどの時間ある.
21. 手の動作時または姿勢時振戦	
0	ない.
1	軽度；動作にともなっておこる.
2	中等度の振幅；動作にともなっておこる.
3	中等度の振幅；動作時, 姿勢時におこる.
4	著明な振幅. 食事が妨げられる.

22. 固縮（患者は座位で安静にしている. 主要な関節で判断する. 歯車現象は無視.）	
0	ない.
1	軽微またはミラームーブメントないし他の運動で誘発できる程度.
2	軽度ないし中等度の固縮.
3	高度の固縮. しかし関節可動域は正常.
4	著明な固縮. 関節可動域に制限あり.
23. 指タップ（親指と示指をなるべく大きく早くタップする. 左右は別々に）	
0	正常. (＞＝15／5秒)
1	すこし遅いか, 振幅が減少している. (11－14／5秒)
2	中等度の障害. 疲れやすい. ときどき運動が止まることがある. (7－10／5秒)
3	著明な障害. はじめにしばしばすくむ. または運動中にとまる. (3－6／5秒)
4	ほとんどできない. (0－2／5秒)
24. 手の動作（できるだけ大きく, すばやく手の開閉をくり返す. 左右は別々に）	
0	正常.
1	すこし遅いか, 振幅が小さい.
2	中等度の障害. すぐ疲れてしまう. ときに運動が止まることがあっても良い.
3	著明な障害. しばしば開始時にすくみ, 運動がとまる.
4	ほとんどできない.
25. 手の回内回外運動. 垂直や水平の位置で, できるだけ大きく. 左右は別々に.	
0	正常.
1	すこし遅いか, 振幅が小さい.
2	中等度の障害. すぐ疲れてしまう. 時に止まっても良い.
3	著明な障害. しばしば開始時にすくむ. あるいは途中で止まる.
4	ほとんどできない.
26. 下肢の敏捷性. 下肢をあげてかかとで床をタップする. かかとは 7.5cm あげる.	
0	正常.
1	すこし遅いか, 振幅が小さい.
2	中等度の障害. すぐ疲れてしまう. 時に止まっても良い.
3	著明な障害. しばしば開始時にすくむか運動が止まる.
4	ほとんどできない.
27. いすから立ち上がる.（まっすぐの背もたれの木か金属のいす. 腕を組んだまま立ち上がる）	
0	正常.
1	遅い. または一度でうまく行かないことあり.
2	肘掛けに腕をついて立ち上がる.
3	いすにふたたび倒れ込む. 一度ではうまく行かないことあり. 介助なしで立ち上がれる.
4	介助なしでは立ち上がれない.
28. 姿勢	
0	正常.
1	軽度の前屈姿勢. 高齢者では正常な程度.
2	中等度に前屈姿勢. 明らかに異常. すこし左右一方に偏っていても良い.
3	高度に前屈姿勢で, 脊柱後弯（亀背）をともなう. 中等度に左右一方に偏っていてよい.
4	高度の前屈姿勢. 姿勢は極端に異常である.

29. 歩行	
0	正常.
1	歩行は緩慢. 数歩はひきずり足になる. 加速歩行や前方突進はない.
2	歩行は困難をともなう. 介助は要しない. 加速歩行や数歩の前方突進あり.
3	いちじるしく障害. 介助を要する.
4	介助があっても歩行不能.
30. 姿勢の安定性.（患者はまっすぐに立ち, 開眼し, 足はすこし開いて準備する. 肩を後方に勢いよく引いて後方突進現象をみる）	
0	正常.
1	後方突進あり. 自分で立ち直れる.
2	姿勢反射がおきない. 検者が支えなければ倒れてしまう.
3	きわめて不安定. 自然にバランスを失う.
4	介助なしでは立てない.
31. からだの動作緩慢.（動作緩慢, ちゅうちょ, 腕の振りの減少, 運動の振幅の減少と運動全体の少なさを総合的に評価する）	
0	なし.
1	わずかに緩慢. ゆっくりとした動作. 人によっては正常のこともある. 運動の振幅がやや小さいこともある.
2	軽度に動作が緩慢. 運動量があきらかに低下している. 運動の大きさがやや低下.
3	中等度に動作が緩慢. 運動量が低下し, または運動の大きさが低下している.
4	著明に動作が緩慢. 運動量の低下. または運動の大きさが低下している.

UPDRS 4　治療の合併症

A. ジスキネジア

32. 持続時間（起きている時間の何%か）	
0	なし
1	1－25%
2	26－50%
3	51－75%
4	76－100%
33. ジスキネジアによる障害.	
0	なし
1	軽度障害
2	中等度障害
3	重度に障害
4	完全な障害（なにもできない）
34. 痛みをともなうジスキネジア. どのくらい痛いか.	
0	なし
1	軽度
2	中等度
3	重度
4	著明な障害
35. 早朝のジストニア	
0	なし
1	あり

B. 症状の日内変動

36. 服薬時間から予測可能なオフ期間はあるか.	
0	なし
1	あり
37. 服薬時間から予測不可能なオフ期間はあるか.	
0	なし
1	あり
38. 突然（数秒以内など）おこるオフ期間はあるか	
0	なし
1	あり
39. 起きている時間の何%が平均してオフ期間か.	
0	なし
1	1－25%
2	26－50%
3	51－75%
4	76－100%

C. その他の合併症状

40. 患者は食欲低下, 嘔気, 嘔吐をともなっているか.	
0	なし
1	あり
41. 不眠や眠気があるか.	
0	なし
1	あり
42. 起立性低血圧症状はあるか.	
0	なし
1	あり

　UPDRS の改訂版 MDS-UPDRS（Movement Disorder Society―Unified Parkinson's Disease Rating Scale）が 2008 年に公表されています. MDS-UPDRS は UPDRS 同様 4 つのパートから構成されていますが, 内容は異なります. 概要は以下の通りです. パート 1 に日常生活での非運動症状（13 項目, 最大 52 点, 過去 1 週間の状況を問う）, パート 2 に日常生活での運動症状（13 項目, 最大 52 点, 過去 1 週間の状況を問う）, パート 3 に運動機能検査（33 項目, 最大 132 点）, パート 4 に運動合併症（6 項目, 過去 1 週間の状況を本人あるいは患者に問う）. パーキンソン病の非運動症状の評価項目が増えているのが特徴です.

　日本語版 MDS-UPDRS
http：//www.movementdisorders.org/MDS-Files1/PDFs/MDS-UPDRS-Rating-Scales/MDS-UPDRS_Japanese_official_translation.pdf 参照.

付録2 パーキンソン病による活動制限の特徴と評価・観察のポイント

活動項目		観察・評価のポイント	パーキンソン病の特徴
セルフケア	食事	●摂食嚥下の評価 ●食事時間の測定 ●食事姿勢の評価：頸部，体幹，上下肢のアライメント支持基底面や重心位置を観察する． ●食事環境評価：いす，車いすの座面，背もたれ，テーブルの高さなど ●血圧測定（食事性低血圧の有無） ●2動作障害の有無	○ステージⅣから嚥下障害の発生が高率 　すくみ様舌運動で食塊形成困難，流涎，食事姿勢などが課題 　睡眠障害に起因する日中の傾眠傾向による食事時の覚醒レベルの低下に注意 ○寡動による食事時間の延長 ○円背，骨盤後傾位で特有の顎が出た姿勢、ステージ進行で側弯 ○茶碗を持ちながら，おかずをとるなど2動作が不得意
	排泄	●トイレまでの移動 　・移動時間，安定性，アプローチ方向 　・ドア開閉時の立ち位置，安定性 ●トイレ内での方向転換 ●ズボンなどの上げ下げ ●排泄姿勢 ●排便・排尿の状況 ●排泄後後始末 　フラッシュ操作 　トイレットペーパーの切り取り 　ふきとり ●便座からの立ち座り ●トイレ環境評価 　・広さ，便器のタイプ 　・便座の高さ，形状 ●狭い環境での回転動作，すくみ足の程度など観察 ●目印や音など外部刺激の効果の評価	○狭い場所ですくみ足がでやすい ○開き戸の開閉時に後方へバランスを崩しやすい ○便器に座る際やフラッシュ時の方向転換が不得意 ○ファスナー，フックの操作，ズボンの引き上げなど不得意 ○骨盤後傾位で肛門直腸角が強い ○消化管平滑筋の蠕動運動障害による便秘と頻尿及び無抑制膀胱による失禁，動作緩慢による機能性尿失禁 ○抗コリン剤など薬物の影響 ○ふき取り時に力が入らない ○体幹前屈位だが頸部伸展しているため重心が後方に残りやすい ○動作の誘発に外部刺激が著効する場合と効果が少ない場合がある
	更衣	●更衣にかかる時間 ●更衣の場所 ●更衣の姿勢 ●更衣の頻度 ●条件の違い 　衣服のタイプ・季節・発汗時 　湯上り時	○軽度の段階から困難を生じやすい ○寡動による更衣時間の延長や単位時間あたりの筋出力の低下によりボタンを押し込む．ズボンを引き上げる（最後のウエスト部のところ）など困難
	入浴	●浴室までの移動（着替えや洗濯物などものを持って） ●浴室への出入り・浴槽への出入り 　・動作パターン 　・安定性 　・費やす時間 ●浴室環境の評価 　・浴室の段差・浴槽のタイプ 　・浴槽の縁の高さ 　・洗い場と浴槽の底の高さの差など ●洗体・洗髪動作の評価	○浴槽をまたぐ方法が出入しやすい ○溺死事故や転倒に注意 ○すばやく動かす動作が苦手．洗体・洗髪は困難となりやすい
	整容	●洗面，歯磨きの時間 ●頻度 ●姿勢 ●動作パターン ●洗面所環境の評価	○すばやく動かす動作が苦手．洗面，歯磨きは困難となりやすい ○洗面は清拭，歯磨きは電動歯ブラシの利用が多い

活動項目		観察・評価のポイント	PDの特徴
移動	歩行	●歩行スピード（直進，折り返し） ●連続歩行距離 ●ステップ・ストライド，歩隔 ●疲労 ●歩行支援用具の評価 ●転倒リスクの評価 ●歩行姿勢，手の振り（振り幅や左右など），加速歩行，逆説歩行の有無，2動作障害の有無など観察	○小股歩行，手の振りの欠如，突進現象などが特徴 ○すくみ足や歩行時の転倒がしばしば問題となる ○歩行中話しかけると足が止まる
	車いす	●車いす座位の評価 　・姿勢の評価，耐久性の評価 ●車いす駆動評価 　・駆動スピード，こぎパターン，方向転換，ブレーキ操作 ●車いすの評価 　・シートユニットの評価，駆動ユニットの評価	○車いす駆動は苦手である ○駆動は寡動，固縮の影響で歩行同様に小刻みで効率が悪い ○前傾姿勢によりキャスターにかかるウエイトの比重が大きく駆動効率が悪い ○車いす駆動，特に「手こぎ」は不得意
移乗		●移乗方法と動作パターンの評価 ●移乗環境の評価 　・移乗対象（ベッド，車いす，P-トイレなど） 　・移乗スペース ●介護者の評価 ●移乗用具の評価 　・リフト，スライディングボードなど ●逆説動作の有無（目印などの効果） ●移乗用具の適応評価	○ステージⅢから立ち上がり時の重心移動，立位での方向転換が困難となる
コミュニケーション		●表出 ●理解 ●対人関係	○固縮や寡動により徐々にボソボソとした抑揚のない声となり聞き取りにくくなる ○内向的で人ごみや，多くの人との関係を好まない傾向
IADL		●家事など可能な活動の評価 ●活動の姿勢の評価 ●実施する活動の動作パターンと運動のコントロールの評価 ●活動時間と頻度の評価 ●活動環境の評価 ●介護者の介護技術の評価	○比較的早期から買物時の金銭の出し入れ，袋類の開閉，書字などが困難となる ○調理 　・ステージⅡ：硬いもの（カボチャなど）が切れなくなる 　・ステージⅢ：調理時の体幹側屈，冷蔵庫，棚などの高い場所からの物品の取り出し，テーブルまでの食事の運搬など困難となる
睡眠		●不眠の有無 ●睡眠リズム ●いびきや睡眠時無呼吸の有無 ●REM期行動異常（RBD）の有無 ●レストレスレッグス症候群の有無 ●過眠の有無 ●夜間のトイレ ●環境評価 ●RBDによる介護者への暴力など情報収集 ●夜間の排泄動作やポジショニングの評価	○進行期パーキンソン病ではしばしば不眠，悪夢，覚醒リズム障害などが出現し介入の対象となる ○薬物療法による対応が主流
寝返り・起き上がり		●寝返り・起き上がりパターンの分析 ●寝返り・起き上がり時間 ●環境評価 　・ベッド，マットレス，布団，ベッド柵など ●臥位での頸部，体幹の固縮や寡動の状況を確認 ●指示を入れたときと，自発的に行うときの違いなども観察する ●掛け布団の操作能力の評価 　（※機能性尿失禁とも関連）	○歩行より寝返り・起き上がりが困難である

付録3 活動制限（食事）に対する課題分析へのICF応用例

d550：食べること
活動制限

要因は何だろう？

G20：パーキンソン病 ICD-10コード

b5103：口中での食物の処理
b5105：嚥下
d4153：座位の保持
d4300：持ち上げる

d7600：子どもとの関係
d9102：式典

e1151 日常生活における個人用の支援的な生産品と用具（福祉用具）
e1150 日常生活における個人用の一般的な生産品と用具

分類なし：嗜好、宗教的規制 NO!

　ICFは対象者の健康状態の全体像をとらえるだけでなく，個々の生活機能障害すなわち機能障害，活動制限，参加制約の要因を分析するときにも有用です．
　図は食事に活動制限がある場合の介入戦略を立てる際の相互作用を考えるイメージ図です．

付録

付録4　パーキンソン病の活動制限に対する治療目標の設定

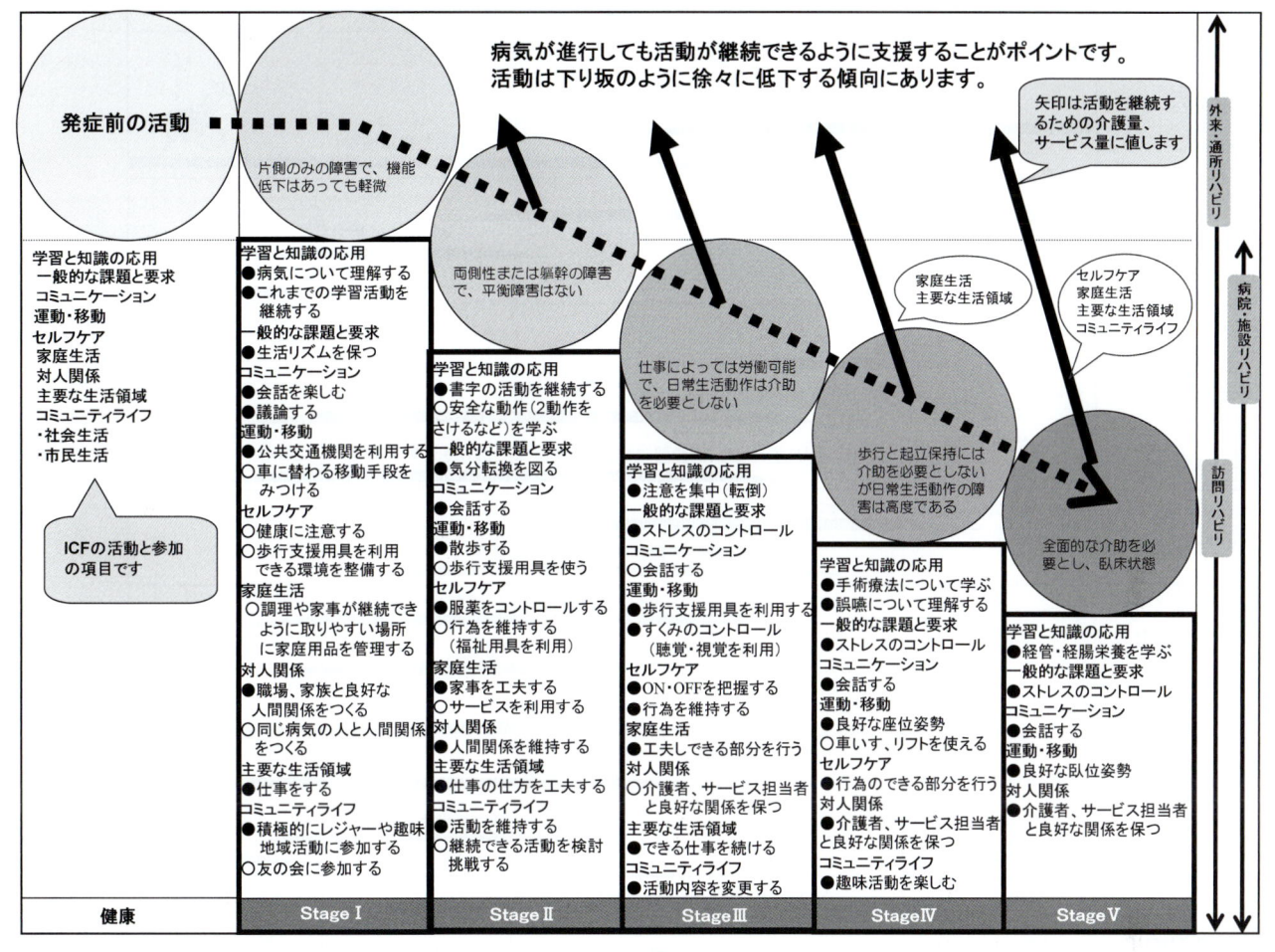

病気が進行しても活動が継続できるように支援することがポイントです。活動は下り坂のように徐々に低下する傾向にあります。

矢印は活動を継続するための介護量、サービス量に値します

外来・通所リハビリ
病院・施設リハビリ
訪問リハビリ

発症前の活動

片側のみの障害で、機能低下はあっても軽微

両側性または体幹の障害で、平衡障害はない

仕事によっては労働可能で、日常生活動作は介助を必要としない

家庭生活
主要な生活領域

歩行と起立保持には介助を必要としないが日常生活動作の障害は高度である

家庭生活
主要な生活領域
コミュニティライフ

セルフケア
家庭生活
主要な生活領域
コミュニティライフ

全面的な介助を必要とし、臥床状態

健康

学習と知識の応用
　一般的な課題と要求
コミュニケーション
運動・移動
セルフケア
家庭生活
対人関係
主要な生活領域
コミュニティライフ
・社会生活
・市民生活

ICFの活動と参加の項目です

Stage I

学習と知識の応用
●病気について理解する
●これまでの学習活動を継続する
●一般的な課題と要求
●生活リズムを保つ
コミュニケーション
●会話を楽しむ
●議論する
運動・移動
●公共交通機関を利用する
○車に替わる移動手段をみつける
セルフケア
○健康に注意する
○歩行支援用具を利用できる環境を整備する
家庭生活
○調理や家事が継続できるように取りやすい場所に家庭用品を管理する
対人関係
●職場、家族と良好な人間関係をつくる
○同じ病気の人と人間関係をつくる
主要な生活領域
●仕事をする
コミュニティライフ
●積極的にレジャーや趣味地域活動に参加する
●友の会に参加する

Stage II

学習と知識の応用
●書字の活動を継続する
●安全な動作（2動作をさけるなど）を学ぶ
一般的な課題と要求
●気分転換を図る
コミュニケーション
●会話する
運動・移動
●散歩する
●歩行支援用具を使う
セルフケア
●服薬をコントロールする
○行為を維持する（福祉用具を利用）
家庭生活
●家事を工夫する
○サービスを利用する
対人関係
●人間関係を維持する
主要な生活領域
●仕事の仕方を工夫する
コミュニケーション
●活動を維持する
●継続できる活動を検討挑戦する

Stage III

学習と知識の応用
●注意を集中（転倒）
●一般的な課題と要求
●ストレスのコントロール
コミュニケーション
●会話する
運動・移動
●歩行支援用具を利用する
●すくみのコントロール（聴覚・視覚を利用）
セルフケア
○ON・OFFを把握する
○行為を維持する
家庭生活
●工夫できる部分を行う
対人関係
●介護者、サービス担当者と良好な関係を保つ
主要な生活領域
●できる仕事を続ける
コミュニティライフ
●活動内容を変更する

Stage IV

学習と知識の応用
●手術療法について学ぶ
●誤嚥について理解する
一般的な課題と要求
●ストレスのコントロール
コミュニケーション
●会話する
運動・移動
●良好な座位姿勢
○車いす、リフトを使える
セルフケア
●行為のできる部分を行う
対人関係
●介護者、サービス担当者と良好な関係を保つ
コミュニティライフ
●趣味活動を楽しむ

Stage V

学習と知識の応用
●経管・経腸栄養を学ぶ
●一般的な課題と要求
●ストレスのコントロール
コミュニケーション
●会話する
運動・移動
●良好な臥位姿勢
対人関係
●介護者、サービス担当者と良好な関係を保つ

（●は現在の問題に対して　○は将来を見越した目標設定）

図説　パーキンソン病の理解とリハビリテーション

付録5　パーキンソン病の病期とセルフケア，移動に対する環境整備

大項目	中項目	小項目	Yahr I	II	III	IV	V
食事	ポジショニング		顎が引けている／足が床につく	適切な食事姿勢		安定した食事姿勢	
食事	食事形態			普通食		嚥下食	流動食（胃瘻・経管栄養）
食事	自助具			ばね箸／握りが太い・重心の位置を調整できるスプーン	反り返り・すべりにくい食器	顔をあげずに飲めるコップ・湯呑み	
排泄	トイレ	入り口		手すり	ドアのタイプを開き戸から引き戸に変更		
排泄	トイレ	中			手すり・トイレフレーム・便座の補高／昇降便座		
排泄	トイレ以外				Pトイレ／採尿・採便器	使い捨て式尿失禁用パンツ	オムツ
入浴	浴室入り口				手すり	シャワーキャリー	リフト
入浴	浴槽出入り			またぎパターン（バスアーム・シャワーいす・手すり・入浴台）	座位パターン（シャワーいす・バスリフト）		リフト
入浴	洗体・洗髪			洗髪用ブラシ			
整容	自助具			電動歯ブラシ，洗口液		口腔ケア用品（口腔内湿潤ジェル、舌ブラシなど）	
更衣	衣類・靴			大きめのボタン／ファスナー，ベルクロタイプのスニーカー		ボタンをベルクロに変更／大きめサイズの服　つま先の広い室内靴	前後をベルクロやファスナーであわせる服
移動	移動支援用具			杖	歩行車／車いす（自走）／車いす（介助）		

●索 引

Ⅰa 51
Ⅱ 51
1次運動野 8,17,18,45
1次活動 80,81,83
1次感覚野 26
2次活動 80,81,83
2動作の障害 43,72,78
3次活動 80,81,83
3モーターベッド 101
5HT2A受容体 35

和文索引

■あ■

アウエルバッハ神経叢 55
悪性症候群 32
アセチルコリン 51
　──ニューロン 31
　──の受容体 31
アデニル酸シクラーゼ 15
アデノシン 59
アデノ髄伴ウイルス 39
アハロン・ツィハノヴェル 4
アルビド・カールソン 4
アレキサンダー 16
安静時振戦（static tremor） 25,42,52
アンモン角 26

■い■

イオンチャネル型受容体 14
移乗 83,89,121
遺伝子治療 2,5,38,39
遺伝的素因説 20
移動 83,89,124
　──練習 93
イニシャルコンタクト 73
イニシャルスイング 73
衣服の着脱 89
医療費助成制度 107
医療保険制度 106
イレウス 55

胃ろう 100
陰萎 54
陰性症状 35
咽頭期 77

■う■

ウエストファル現象 50
うつ 87
　──状態 32
腕の振りの欠如 44,72
運動回路（motor loop） 18
運動系ループ 64
運動前野 8,17,18,45
運動ループ 16,17,25

■え■

エコノモ脳炎 4
エコノモ脳炎後のパーキンソニズム 4
エプロン部 87
鉛管現象 42,50
嚥下
　──障害 2,76
　──体操 78
　──練習 69
塩酸
　──アマンタジン 29,30,33
　──セレギリン 29
　──タリペキソール 29
　──トリヘキシフェニジル 29
　──ピロヘプチン 29
　──マザチコール 29
　──メチキセン 29
　──ロピニロール 29
延髄
　──縫線核5-HTニューロン 56
　──網様体（MRF） 49
エンタカポン 29

■お■

応用歩行練習 69
大型中性アミノ酸トランスポーター 30
起き上がり 69,88,121
オレキシン 59
　──ニューロン 49

■か■

介護
　──給付 108
　──支援専門員 93
　──予防訪問リハ 109
介護保険 106,108
　──のサービス 106
介在ニューロン 11
外側運動前野 44,45
外側網様体脊髄路 16
階段昇降 75
回転盤 89
概日リズム（サーカディアンリズム） 58,59
海馬 64
快・不快 11,64
外部刺激 75
核鎖線維 51
覚醒障害 59
核袋線維 51
家族性パーキンソン病 20
活性化アストロサイト 34
活動制限 120,122,123
寡動（bradykinesia） 42,43,47
カベルゴリン 29
仮面様顔貌（masked face） 25,43
簡易チェック表の結果 95
感覚障害 42
眼窩前頭皮質外側部ループ 16,17,65
眼球運動ループ 16,17
環境整備 124
幹細胞移植 2,5
　──療法 38
関節可動域運動 69
間接路 18,19,24,44,45
丸薬丸め様振戦 42,52

■ き ■

起居動作　93
季節　85
キッチン　85
基底核ループ　16
基本動作の練習　69
脚橋被蓋核　19,24,25,26,44,48,49
逆説性歩行（キネジーパラドキサル：
　　Kinesie Paradoxale）　44,45,72
嗅覚低下　2,26
嗅球　26
強化学習　62
　　──理論　63
学習
強剛　25
　　──，筋　2,42,50,51
　　──，教師あり　62
　　──，教師なし　62
橋排尿中枢　55
橋網様体（PRF）　49
居住空間　83
巨大細胞網様核　49
起立性低血圧　2,29,46,54,56,87
筋緊張異常　48
筋紡錘　52,53
筋力増強運動　69

■ く ■

口の渇き　29
靴の着脱　86
グルタチオン亢進薬　5
グルタミン酸　25
　　──受容体　14
車いす　94,121
　　──駆動　69
訓練等給付　108

■ け ■

痙性（spasticity）　50
経頭蓋磁気刺激法　39
ケーデンス（cadence）　73
血圧調整　56
血液脳関門　30
原因遺伝子　20
幻覚　2,29,32,34,83
玄関　84,86

■ こ ■

コア（core）　64
更衣　81,120
効果減弱　32
後期高齢者医療制度　106,107
高機能エアマットレス　101
口腔期　77
硬口蓋　77
抗コリン薬　5,28,30,76
抗重力筋　51
甲状軟骨　77
喉頭蓋　77
　　──谷　77
好発年齢　2
高頻度 rTMS　39
口部ジスキネジア　33
高プロラクチン血症　35
興奮性アミノ酸説　20
呼吸運動　69
国際生活機能分類（ICF）　82,122
黒質
　　──線条体ドパミン路　8,35
　　──線条体ニューロン　13
　　──緻密部　2,8,9,26,31
　　──網様部　8,9,24,44
孤束核　56
孤発生パーキンソン病　20,23,26
小股歩行　44,72
コミュニケーション　83,121
コルチゾール　59

■ さ ■

サーカディアンリズム　59
サービス担当者会議　93
再生医療　95
在宅
　　──サービス　108
　　──生活支援　84
　　──訪問　85
細胞移植療法　38
細胞療法　38
酸化ストレス　22

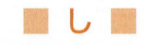

■ し ■

ジェームス・パーキンソン（James
　　Parkinson）　2,3
シェル（shell）　64
自家移植　5,95
視蓋脊髄路　16
脂顔　54,56
磁気刺激療法　2,5
視交叉上核（SCN）　59
自己負担限度額　107
支持基底面　90
視床　9
　　──Vim 核　25,53
　　──手術　36
視床下核　8,9,24,36,53
　　──下核電気刺激療法　36
ジスキネジア（dyskinesia）
　　　　　　　　29,33,34,83
姿勢
　　──矯正運動　69
　　──障害　25
　　──反射　47
　　──反射障害　46
　　──保持障害　2,42
施設サービス　108
舌のジスキネジア　29
指定難病
　　──医療受給者証　107
　　──医療費助成制度　106,107
社会生活基本調査　80
若年性パーキンソニズム　2,4,21
ジャン・マルティン・シャルコー
　　（Jean-Martin-Charcot）　2,4
周期性四肢運動（periodic limb movement：PLMs）　60
重心移動　73
手術療法　5,36
受容体　14
　　──，自己　12
　　──，シナプス後膜　12
　　──，代謝型　14,15
　　──，ドパミン　2,15
　　──，ドパミン自己　12,13
　　──，パエル　21
準備期　77
障害者自立支援法　106,108
松果体　59
上頸神経節　59
小字症（micrographia）　25,43
常染色体劣性遺伝　21
常同行動　83
小脳　53,62

――ループ　16
小胞体ストレス　21
小胞体モノアミントランスポーター　13
食行動変化　83
食事　81,83,120,122
　　――姿勢　78
　　――性低血圧　56,78
食道期　77
自立支援
　　――医療　108
　　――給付　108
自律神経
　　――障害　42,55,86
　　――症状　32,54,57
脂漏　2
心筋シンチグラフィー　57
神経栄養因子
　　――GDNF　5
　　――欠乏説　20
　　――注入療法　2
神経幹細胞　38
神経細胞毒　22
神経毒説　4,20
進行期パーキンソン病　28,32
　　――の治療ガイドライン　33,34
人工多能性幹細胞（iPS細胞）　95
寝室　84
振戦　2,42,53
　　――麻痺　2
身体障害者
　　――手帳　107
　　――福祉法　106,108
深部脳刺激（DBS）　5
　　――治療（DBS）　2,37,56,87,96,97

■ す ■

随意運動の障害　48
錐外筋線維　52
睡眠　49,58,83,121
　　――期呼吸障害（sleep breathing disor-der）　59
　　――時無呼吸症候群　59
　　――障害　2,32,42,59
　　――断片化（sleep fragmentation）　59
　　――発作（sleep attack：SA）　60
すくみ足　44,72
　　――の対処方法　74

すくみ現象　32
すくみ様舌運動　76
スタート・ヒジテーション　72
ステップ　73
ストライド　73
ストリオゾーム（パッチ）　10,11
スプーン　79
滑り止めマット　87,89,99
スポンテニアス・サドゥン・トランジェント・フリージング　72
スラローム歩行　75
スロープ歩行　75

■ せ ■

生活機能障害度分類　42
生活構造　80,82,83
性機能障害　2,56
性行動亢進　83
精神機能　64
精神系障害　42
精神症状　32,34
青斑核　26
生物時計　58,59
整容　81,120
セカンドメッセンジャー　15
赤核　53
　　――脊髄路　16
赤筋　51
脊髄視床路　53
狭いところの歩行　75
セルフケア　80,124
セロトニン　35,51,87
　　――ニューロン　35
　　――ノルアドレナリン再取り込み阻害薬（SNRI）　87
　　選択的――取り込み阻害薬（SSRI）　87
前運動野　26
先行期　77
全国パーキンソン病友の会　2,109
線条体　10,11
前帯状回ループ　16,17,65
前庭脊髄路　16
前頭前野　26
　　――背外側ループ　16,17,65
　　――ループ　25
前内側側頭葉皮質　26
前脳基底核　26

前補足運動野　45

■ そ ■

早期パーキンソン病　28
　　――の治療ガイドライン　28
足圧中心位（COP）　73
側坐核　9,64

■ た ■

ターニング・ヒジテーション　72
ターミナルスイング　73
ターミナルスタンス　73
体温調節障害　54
体幹前屈　46
帯状皮質運動野　45
体性幹細胞　95
大脳基底核　9,62
　　――神経回路　16
　　――ループ　64
大脳皮質　62
　　――運動関連領野　18
　　――基底核ループ　16
　　――排尿中枢　55
多汗　54
多系統萎縮症（MSA）　54
多幸　83
立ち座り　90
立ち直り反射　47
脱衣所　85
脱抑制　19
短潜時反射　52
淡蒼球　53
　　――外節　9,24
　　――手術　36
　　――内節　9,24,44
単調な小さな声　43

■ ち ■

地域包括支援センター　97
中枢
　　――性リズム形成回路　53
　　――説　53
　　――時計　59
中潜時
　　――伸張反射　48
　　――反射　51,52
中脳
　　――皮質ドパミン路　8,35

──辺縁系ドパミン路　8,35
　　　──歩行誘発野　44,48,49
長期ゴール　94
長潜時
　　　──伸張反射　48
　　　──反射　51,52
直接路　18,19,24,44,45
直腸肛門角　90
治療目標　123
チロシン　13

■つ■

通所介護　93
通所リハビリ　96

■て■

定位脳手術　36
　　　──装置　37
低頻度 rTMS　39
溺死　87
手すり　93,99
　　　──設置　97
　　　──，簡易浴槽　87
　　　──，浴室　99
　　　──，浴槽内　87
手の変形　47
デロング　4
天候　85
転倒　46,75,87,92,93,96

■と■

トイレ　84,88
　　　──動作　93,94
　　　──への出入り　89
動作緩慢　43
同調障害　48
頭部落下徴候　50
突進現象　44,72
ドパ脱炭酸酵素　12,31
ドパミン　13,87
　　　──DCI 合剤　30
　　　──アイランド　10
　　　──アゴニスト　2,5,28,29,30,34,61
　　　──アンタゴニスト　35
　　　──トランスポーター　12,13,23,32
　　　──ニューロン　2,22,31,35,95
　　　──の再取り込み　13
　　　──補充療法　2,83

　　　──遊離促進薬　28
ドンペリドン　29

■な■

内側網様体脊髄路　16
ナルコレプシー　49
ナロースペース・フリージング　72

■に■

日没症候群（sun downing）　60,61
日中過眠（excessive daytime sleep：EDS）　60,61
入浴　81,120
認知
　　　──機能　64
　　　──機能障害　2
　　　──症　65
　　　──障害　62

■ね，の■

寝返り　69,121
脳
　　　──移植　5
　　　──内細胞移植　2
　　　──の可塑性　14
ノルアドレナリン　87
ノルエピネフリン（NE）　57

■は■

パーキン　21,22
パーキンソン
　　　──体操　68,69,70,97
　　　──病の重症度　76
胚性幹細胞（ES 細胞）　95
排泄　81,83,88,120
排尿障害　2,54,55
ハイパー直接路　18,19,44,45
排便
　　　──姿勢　90
　　　──障害　55
　　　──中枢　55
破壊術　5
歯車現象　42,50
発汗障害　56
バランス練習　69
バリスムス　36
バルブアルブミン　11
反復経頭蓋磁気刺激法（rTMS）　39

■ひ■

被殻　8,9,10,24
引き戸　86
皮質脊髄路　16
尾状核　9,10
非侵襲的陽圧換気　101
ヒッププロテクター　99
非定型抗精神病薬　35
皮膚血管運動障害　54
ビペリデン　29
病期　124
病的賭博　83
開き戸　86

■ふ■

フィードフォワード回路　64
フォールディング　21
腹圧　90
福祉用具　79
　　　──貸与　93
腹側被蓋野　8,64
腹側被蓋領域　2
不随意運動　32
不対電子　23
布団　84
　　　──はぎ　93
　　　──はぎ取り機　88
不眠　60
プラミペキソール　29
フリーラジカル　23
　　　──説　4,20
プレスイング　73
プロテインキナーゼ A（PKA）　15
プロフェナミン　29
フロマン徴候　50
分子シャペロン　21

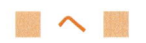

■へ■

閉塞性睡眠時無呼吸　59
ベクター　38,39
ベッド　85,91
　　　──周辺　94
　　　──へのアプローチ　74
辺縁系ループ　25,64
便器　90
便座　91
　　　──ホール　91

扁桃体　26,64
便秘　2,29,54
　　──,慢性　26

■ほ■

方向転換　74,86,89,93
報酬　62
　　──予測誤差　63,64
縫線核　26,35
訪問看護　107,109
　　──ステーション　93
訪問リハビリ　92,96,100,107,109
ポータブルトイレ　90
歩隔（step width）　73
歩行　49,71,75,121
　　──支援用具　93
　　──障害　25,48
　　──パターンジェネレーター（CPG）　49
　　──練習　69,75
保護帽　97,99
補装具　108
補足運動野　8,17,18,45

■ま■

マーキング　94
マーク　85,89
またぎ動作　87
末梢説　53
末梢時計　59
マトリックス　10,11

■み■

ミスフォールド　21
ミッドスイング　73
ミッドスタンス　73
ミトコンドリア　13
　　──呼吸障害説　20
　　──障害　22
　　──複合体Ⅰ　23

■む■

無動　2,25,42,43

■め■

迷走神経背側核　26,54
メシル酸
　　──ブロモクリプチン　29
　　──ペルゴリド　29
メラトニン　59

■も■

網状青斑　54,56
網状皮斑　29
妄想　2,29,32,34,83
網様体脊髄路　25
モノアミン酸酵素B阻害薬（MAO-B）　2,28,30

■や■

夜間頻尿　61
薬物療法　5,28
役割や楽しみ　83

■ゆ■

有病率　2
ユビキチン
　　──プロテアソーム　22
　　──プロテアソームシステム　2,21
　　──リガーゼ　22

■よ■

抑うつ　2,26
浴室　85,86
浴槽　85,86
予測的な姿勢調節機能の障害　47

■ら，り■

ラングストン　23
リーチング・ヒジテーション　72,91
梨状窩　77
リハビリテーション　68,82
リビング　85
流涎　43,54
リラクセーション　70
リン酸化異常　22
臨床調査個人票　107
輪状軟骨　77

■れ■

レストレスレッグス症候群（restless legs syndrome：RLS）　60,61
レビー小体　4,21,22,54
　　──型認知症　65
レプチン　59
レンズ核　9

■ろ，わ■

廊下　84
漏斗下垂体ドパミン路　35
ローディングレスポンス　73
ワンイヤールール　65

欧文索引

■A■

α-γ連関　52
　　──の障害　48
α運動ニューロン　25,51,52
α-シヌクレイン　20,21,22
A10　8,35
AAV　39
ADL指導　69
Alexander　65
AMPA型受容体　14
AN ESSAY ON THE SHAKING PALSY（振戦麻痺）　3
automatic postural reflex　47
A系神経　8

■B■

Barto　63
BiPAP　101
Braak　27
　　──病期分類　26

■C■

cAMP　15
central pattern generator（CPG）　44
COMT（Catechol-O-Methyltransferase）　31,57
　　──阻害薬　5,28,30
CPG　72
CREB　15

■D■

D1受容体　12,15,24,29,30,36
D2受容体　12,15,24,29,35,36
DBS　36
DDC　30
DDS（dopamine dysregulation syndrome）　83

delayed on 現象　29,32
DHPG（ジヒドロキシフェニルグリコール）　57
DJ-1　22

■ E ■

early morning dystonia　33
ES 細胞　38

■ G ■

γ¹（動的）　51
γ²（静的）　51
γ運動ニューロン　51,52
GABA　25
　──作動性ニューロン　24
G タンパク共役型受容体　15,21

■ H, I ■

Hoehn&Yahr による重症度分類　42
IADL　121
　──指導　69
Ib 介在ニューロン　25,51

■ L ■

LRRK2　22

L-ドパ　2,5,13,28,29
　──DCI 合剤　5
　──の血中濃度　34

■ M ■

M1 受容体　30
MAO-B 阻害薬　2,5,30,33
MAO（monoamine oxidase）　57
MIBG（¹²³I-meta-iodobenzylguanidine）　57
　──心筋シンチグラフィ　2
MLR　48,72
MPTP　23
MS 細胞　11,14,15,18,24

■ N ■

NMDA 型受容体　14
nonREM 睡眠　58,59
no on/delayed on 現象　32
no on 現象　29

■ O, P ■

on-off 現象　13,29,32,33,86,87
PEP　109
pill rolling tremor　52

PINK1　22
PPN　48
pull-test　46

■ Q, R ■

QOL 向上　69
REM 期行動異常（REM sleep behavior disorder：RBD）　60,61
REM 睡眠　49,58,59
　──行動障害　2,26
restless legs 症候群　32

■ S ■

Schultz　63
SDA　35
spontaneous sudden transient freezing　92

■ U, V, W, Y ■

UPDRS　81,98,117
Vim 核　36
wearing off 現象　29,32,34,56,72,87
Yahr の重症度分類　68,81,82

著者 プロフィール

● 山永裕明（やまなが ひろあき）

昭和51年 鹿児島大学医学部卒業
現職 （医療法人社団寿量会）総合リハビリテーションセンター センター長
　　（同）熊本機能病院併設老人保健施設　清雅苑　施設長
　　（同）地域ケア支援センター長
　　日本リハビリテーション医学会指導責任者，専門医
　　日本神経学会認定医，指導医
　　日本内科学会認定内科医
　　医学博士，介護支援専門員
　　日本リハビリテーション医学会代議員　　　　　　　【執筆当時】

令和3年8月27日　逝去

● 野尻晋一（のじり しんいち）

昭和57年 労働福祉事業団　九州リハビリテーション大学校卒業
現職 社会医療法人寿量会総合リハビリテーションセンター　副センター長
　　（同）熊本機能病院併設 介護老人保健施設　清雅苑　施設長
　　（同）訪問リハビリテーションセンター　清雅苑　センター長
　　（同）通所リハビリテーションセンター清雅苑　センター長
　　理学療法士，介護支援専門員
　　くまもと訪問リハビリテーション研究会会長
　　一般社団法人全国デイ・ケア協会理事

図説 パーキンソン病の理解とリハビリテーション

発　行　2010年 5月15日　第1版第1刷
　　　　2024年 8月15日　第1版第7刷ⓒ

著　者　山永裕明・野尻晋一
発行者　青山　智
発行所　株式会社 三輪書店
　　　　〒113-0033 東京都文京区本郷 6-17-9　本郷綱ビル
　　　　TEL 03-3816-7796　FAX 03-3816-7756
　　　　http://www.miwapubl.com
装　丁　（株）大空出版
印刷所　三報社印刷 株式会社

本書の内容の無断複写・複製・転載は，著作権・出版権の侵害となることがありますのでご注意ください．

ISBN978-4-89590-353-0　C3047

JCOPY ＜出版者著作権管理機構 委託出版物＞
本書の無断複製は著作権法上での例外を除き禁じられています．複製される場合は，そのつど事前に，出版者著作権管理機構（電話 03-5244-5088, FAX 03-5244-5089, e-mail: info@jcopy.or.jp）の許諾を得てください．

■ よりよい訪問リハサービスを提供するために!

図説 訪問リハビリテーション
生活再建とQOL向上

編集　訪問リハビリテーションセンター清雅苑

　介護保険制度が創設されるより以前から訪問リハに介入してきた清雅苑は、訪問リハの歴史が20年をかぞえる。その長きにわたる日々の実践と頻繁な勉強開催など、たゆまぬ研鑽により蓄積されたノウハウをまとめあげたものが本書である。リハの実践的技術はもちろん、心構え、効果、制度、コスト管理など、訪問リハに必要な事項がすべて網羅された内容となっている。さらにふんだんなイラストを用いて解説がなされており、訪問リハの初心者にもベテランにも十二分に活用いただける構成となっている。よりよい訪問リハサービス提供をたしかなものにしてくれる本書は、訪問リハに関わる方であれば誰もが持っていたいお薦めの1冊である。

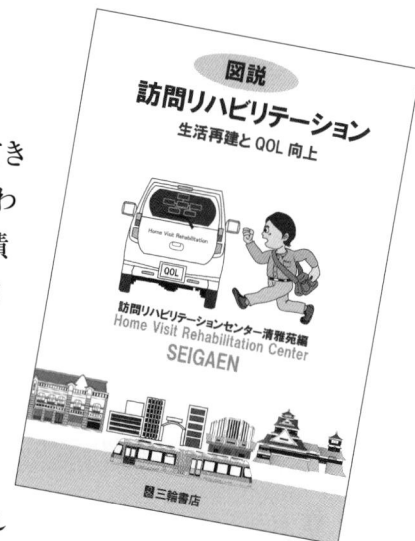

■ 主な内容 ■

第1章　訪問リハビリテーションを理解するための基本的事項 1
　訪問リハビリテーションの歴史
　訪問リハビリテーションの位置づけ・役割・ゴール
　生活期における訪問リハビリテーション―対象者の特性を捉える視点

第2章　訪問リハビリテーションの評価とアプローチ
　訪問リハビリテーションに必要なメディカルチェック
　事例から考える
　運動機能
　認知機能
　睡眠
　食事
　排泄（1）：トイレでの排泄
　排泄（2）：トイレ以外での排泄
　整容
　更衣
　入浴
　IADL
　外出
　就労
　3次活動

第3章　生活期における訪問リハビリテーションの連携

第4章　訪問リハビリテーションの効果

第5章　訪問リハビリテーションの制度

第6章　訪問リハビリテーションの流れ―直接業務と間接業務

第7章　訪問リハビリテーションの管理業務
　コスト管理
　リスク管理
　書類・記録管理
　スケジュール管理
　スタッフ管理
　営業

第8章　訪問リハビリテーションの事例
　脳卒中例（1）：コミュニケーションへの支援
　脳卒中例（2）：職場までの移動手段の支援
　脊髄性小児麻痺：廃用症候群への支援
　パーキンソン病：Wearing　ON-OFFが著明な利用者への生活支援
　脊髄性小児麻痺：生活圏の拡大支援
　多発性骨端部異形成症：独居生活への支援
　進行性胃がん：ターミナル期の支援

●定価3,960円（本体3,600円+税10%）　B5　236頁　2013年　ISBN 978-4-89590-440-7

お求めの三輪書店の出版物が小売書店にない場合は，その書店にご注文ください．お急ぎの場合は直接小社に．

〒113-0033
東京都文京区本郷6-17-9 本郷綱ビル

三輪書店

編集☎03-3816-7796　FAX 03-3816-7756
販売☎03-6801-8357　FAX 03-6801-8352
ホームページ：https://www.miwapubl.com

■ 身体機能と応用動作をつなぐためのインタラクティブ・アプローチ

上肢の理学療法
局所機能と全身運動を結びつけるインタラクティブ・アプローチ

好評書

編集　地神 裕史（国士舘大学理工学部健康医工学系、理学療法士）
　　　斉藤 秀之（医療法人社団筑波記念会リハビリテーション事業 統括、理学療法士）

中枢神経疾患の上肢の筋緊張を調整したところ歩容が改善した経験はないだろうか？
　上肢などの局所に対する直接的なアプローチが全身運動を変化させるきっかけになることもあれば、局所以外の部位にアプローチすることで局所機能障害を変化させることがある。
　本書では上肢の疾患、症候に対する基本的な知識を整理し、「局所」と「全身運動」をつなぐ双方向のアプローチ（インタラクティブ・アプローチ）に着目して解説。上肢に関する「神経生理」「機能解剖」「徒手検査法」「脳画像の読み方」に加え、臨床で関わる頻度が多い20の疾患（中枢神経疾患、末梢神経疾患、整形外科疾患）について新進気鋭の執筆陣によって基本知識とアプローチを紹介。
　機能的な制限の改善から応用的動作への発展を目的としたリハビリテーションをするためのセラピスト必携の一冊。

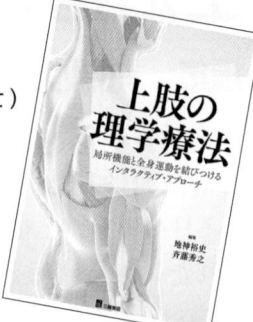

■ 主な内容 ■

第1章　神経生理学
　第1節　脳の可塑性
　　1. 脳の可塑性とは何か
　　2. 脳の可塑性を考慮した神経疾患に対する理学療法
　第2節　中枢神経疾患の運動障害
　　1. 運動麻痺
　　2. 運動麻痺の回復機序と予後
　　3. 共同運動パターン
　　4. 連合反応
　　5. 痙縮
　　6. 上肢の運動麻痺に対する具体的なアプローチ
　第3節　末梢神経損傷
　　1. 末梢神経の解剖
　　2. 末梢神経の機能
　　3. 末梢神経の分類
　　4. 損傷された末梢神経の修復機序
　　5. 神経再生過程での問題点
　　6. 代表的な治療手段

第2章　上肢の機能解剖学
　第1節　各関節における機能解剖
　　1. 肩関節複合体
　　2. 肘関節および前腕
　　3. 手関節と手指
　第2節　上肢とそのほかの部位をつなぐ
　　　　機能解剖学
　　1. 運動連鎖
　　2. 筋膜の構造
　　3. 上下肢の運動の土台となるコア

第3章　上肢の徒手検査法
　第1節　信頼性
　第2節　診断特性
　　1. 感度
　　2. 特異度
　　3. 尤度比
　　4. 検査後確立の計算方法
　第3節　各徒手検査法の診断学的有用性
　　1. 肩関節不安定性
　　2. 肩関節唇損傷
　　3. 肩峰下インピンジメント・肩峰下滑液包炎
　　4. 回旋筋腱板損傷
　　5. 肩鎖関節損傷
　　6. 上腕二頭筋長頭腱炎
　　7. 胸郭出口症候群
　　8. 上腕骨内・外側上顆炎
　　9. 肘関節不安定性
　　10. 肘部管症候群
　　11. 手根管症候群
　　12. 手根不安定性
　　13. 手関節・手指の腱損傷
　　14. 上肢の神経障害

**第4章　上肢機能評価に活かす
　　　　脳画像の読み方**
　第1節　上肢機能評価における
　　　　脳画像の意義
　　1. 臨床症状を理解し、残存機能の見落としを防ぐ
　　2. 予後予測の材料とする
　第2節　脳画像の基本
　　1. 断層像の基準線
　　2. 脳梗塞、脳出血のCT画像・MRIの特徴
　第3節　脳画像における上肢機能障害の
　　　　責任病巣の同定
　　1. 内包後脚の正確な同定
　　2. 運動麻痺の責任病巣
　　3. 感覚障害の責任病巣
　　4. 小脳失調の責任病巣
　　5. 観念運動失行の責任病巣
　第4節　脳梗塞・脳出血における
　　　　脳画像読影のポイント
　　1. 脳動脈解剖
　　2. ACA領域梗塞における脳画像読影のポイント
　　3. MCA領域梗塞における脳画像読影のポイント
　　4. PCA領域梗塞における脳画像読影のポイント
　　5. 被殻出血における脳画像読影のポイント
　　6. 視床出血における脳画像読影のポイント

第5章　各疾患への理学療法アプローチ
　第1節　中枢神経疾患
　　1. 脳卒中片麻痺①低緊張・亜脱臼
　　2. 脳卒中片麻痺②高緊張
　　3. 脳卒中片麻痺③麻痺側肘・手・手指
　　4. 脳卒中片麻痺④手指・手関節拘縮
　　5. パーキンソン症候群
　第2節　末梢神経疾患
　　1. 腕神経叢麻痺
　　2. 胸郭出口症候群
　　3. 四辺形筋隙症候群
　　4. ギラン・バレー症候群
　　5. 中心性頚髄損傷
　第3節　整形外科疾患
　　1. 上腕骨近位部骨折
　　2. 肩関節周囲炎
　　3. 肩関節脱臼（コンタクトスポーツ）
　　4. 投球障害肩
　　5. インピンジメント症候群（水泳肩）
　　6. 内側上顆炎
　　7. 外側上顆炎（テニス肘）
　　8. 野球肘
　　9. 肘関節脱臼
　　10. 手関節尺側部痛

Columun
三角巾とバストバンドの適応基準
上肢が平衡機能に与える影響①
上肢が平衡機能に与える影響②
上肢の運動が脳可塑性に与える影響①
上肢の運動が脳可塑性に与える影響②
上肢の運動が呼吸循環動態に与える影響
―呼吸循環機能を改善させるための上肢の理学療法
上肢の運動が呼吸循環動態に与える影響
―上肢の運動に伴う呼吸循環機能の知見
アフォーダンス理論とリーチ動作
関節拘縮の基本的機序
車椅子駆動と上肢機能
痙直形脳性麻痺患者の上肢機能
筋萎縮の基本的機序
脊柱矯正固定術が上肢機能に与える影響
手のスプリントと最新情報

● 定価 6,160円（本体 5,600円＋税10%）　B5　360頁　2016年　ISBN 978-4-89590-555-8

お求めの三輪書店の出版物が小売書店にない場合は、その書店にご注文ください．お急ぎの場合は直接小社に．

三輪書店　〒113-0033　東京都文京区本郷6-17-9　本郷綱ビル
編集 ☎03-3816-7796　FAX 03-3816-7756　販売 ☎03-6801-8357　FAX 03-6801-8352
ホームページ：https://www.miwapubl.com

■ 正しい測定・評価ができていますか？

PT・OTのための測定評価シリーズ 7

片麻痺機能検査
協調性検査 症例収録【新装版】

好評書

監修　伊藤 俊一／編集　久保田 健太・隈元 庸夫

　片麻痺機能検査（Brunnstrom stage）は、片麻痺の回復過程をステージ化した評価法であり、検査自体の可否判定だけでなく、その動きを注意深く観察し、他の基本動作と結びつけることが重要である。また、協調性検査は目的とする運動を的確に遂行できるか図るものである。その運動メカニズムは複雑であり、情報の収集・伝達の感覚入力系、情報の整理・運動プログラム立案の中枢機構、運動遂行の運動出力系の、どの障害に対し注目すべきか、動作分析や他の検査を参考に実施する必要がある。

　本書では、これらの難易度が高い検査について、初学者が容易に視覚で検査動作を学べるように工夫がされている。また、判断が困難な検査判定については、基本動作と異常動作の違いと判別が深められるよう症例動画を収録。臨床経験を補完できる充実した内容となっている。異常動作のイメージ構築から、動作の評価力が身に付く評価・測定のスタンダード化を目指した一冊である。

※本書（新装版）は、前版まで付属DVDに収めていた動画をWeb配信に変更し、それに伴いシリーズ名と装丁を改めたものです。内容に変更はありません。

本書の詳細はこちら ▶

■ 主な内容 ■

第1章　片麻痺機能検査
片麻痺機能検査とは
【ブルンストローム片麻痺機能検査】
  1　上肢 stage Ⅲ
  2　上肢 stage Ⅱ
  3　上肢 stage Ⅳ
  4　上肢 stage Ⅴ
  5　上肢スピードテスト
  6　下肢 stage Ⅲ
  7　下肢 stage Ⅱ
  8　下肢 stage Ⅳ
  9　下肢 stage Ⅴ
  10　下肢 stage Ⅵ
  11　手　指

第2章　協調性検査
協調性検査とは
  1　指指試験
  2　指鼻試験
  3　鼻指鼻試験
  4　膝打ち試験
  5　過回内試験
  6　arm stopping test
  7　線引き試験
  8　手回内・回外検査
  9　finger wiggle
  10　腕叩打試験
  11　足趾手指試験
  12　膝踵試験
  13　向こう脛叩打試験
  14　foot pat
  15　ロンベルク検査
  16　スチュアート・ホームズ反跳現象
  17　協働収縮不能・協働収縮異常「症」の試験
  18　片足立ち検査
  19　マン試験
  20　つぎ足歩行

付　録
・関節可動域の確認（上肢・下肢）

● 定価 4,180円（本体 3,800円＋税10%）　B5　140頁／Web動画50分　2024年　ISBN 978-4-89590-812-2

お求めの三輪書店の出版物が小売書店にない場合は、その書店にご注文ください。お急ぎの場合は直接小社に。

三輪書店　〒113-0033 東京都文京区本郷6-17-9 本郷綱ビル
編集 ☎03-3816-7796　FAX 03-3816-7756　販売 ☎03-6801-8357　FAX 03-6801-8352
ホームページ：https://www.miwapubl.com

■ ADL上で困難と感じる動作を改善するためのヒントが満載！

パーキンソン病はこうすれば変わる！

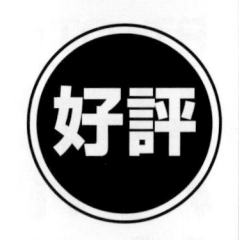

日常生活の工夫とパーキンソンダンスで生活機能を改善

「実践パーキンソンダンス」DVD付

好評

編集　高畑 進一・宮口 英樹
ダンス制作　橋本 弘子

「自分の手足がみえないと，動作が滞ります」，「目をつぶると怖くてシャワーができません」，「急がされたり，いやなことを言われると動けなくなります」……一般的にパーキンソン病の症状として知られるのは振戦，固縮，無動，姿勢調節障害等であるが，編者らは，長年患者さんと関わる中で，それら以外にも多くの不思議な現象が日常生活で起きていることを明らかにしてきた．

本書は，パーキンソン病の理解を深めるための疫学や治療，臨床像や心身機能評価に加え，運動イメージをパーキンソン病の治療にいかに役立てるか，患者さんが日常生活で感じる困難に対処するためのヒント，さらにパーキンソン病に効果的な動きを取り入れたダンスをDVD付で紹介する．これまでにない観点からパーキンソン病の方を理解・支援し，新しいトレーニングとしてダンスを取り入れたいと考える当事者・支援者に必ず役立つ1冊である．

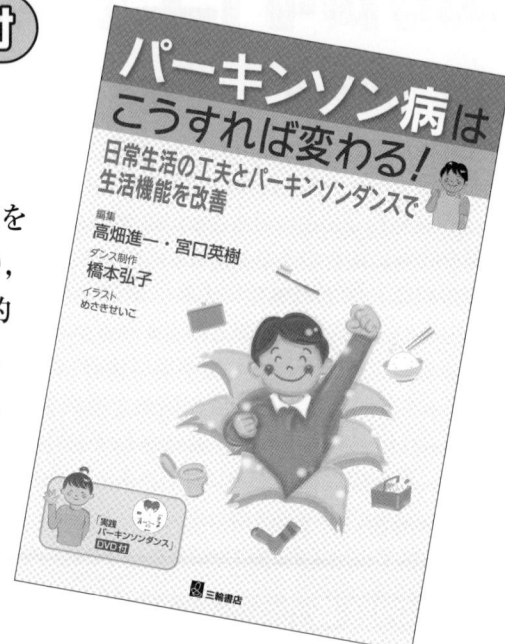

■ 主な内容 ■

第1部　パーキンソン病の生活機能障害
　第1章　パーキンソン病の日常生活動作の工夫
　第2章　パーキンソン病の生活機能障害とその特徴

第2部　パーキンソン病の理解のために
　第1章　疫学と治療
　　　　　―パーキンソン病の動向と最新療法
　第2章　パーキンソン病の臨床像と
　　　　　リハビリテーションの意義
　第3章　パーキンソン病の心身機能評価
　　　① パーキンソン病の機能評価
　　　② 身体図式評価
　　　③ 運動イメージの評価
　　　④ 新しい運動イメージ評価―同心円課題
　第4章　パーキンソン病と運動イメージ―その応用
　　　① 運動イメージとUPDRS
　　　② 手のメンタルローテーションとUPDRS，上肢機能
　　　③ 運動イメージ想起の臨床応用

第3部　実践　パーキンソンダンス
　第1章　パーキンソンダンスの要素と構成
　第2章　パーキンソンダンスの効果
　第3章　パーキンソンダンスDVD
　　　　　「Let's enjoy PD Dance!」
　　　　　その内容とポイント

● 定価3,080円（本体2,800円+税10%）　B5　132頁　2012年　ISBN 978-4-89590-413-1

お求めの三輪書店の出版物が小売書店にない場合は，その書店にご注文ください．お急ぎの場合は直接小社に．

〒113-0033
東京都文京区本郷6-17-9 本郷綱ビル

三輪書店

編集 ☎03-3816-7796　FAX 03-3816-7756
販売 ☎03-6801-8357　FAX 03-6801-8352
ホームページ：https://www.miwapubl.com